**Cuidados
Intensivos
Pediátricos**

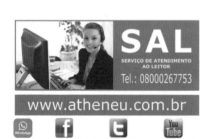

Cuidados Intensivos Pediátricos

Editores

Marcos Thomazin Lopes
Edi Toma
Magda Maria Maia

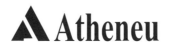

EDITORA ATHENEU

São Paulo	*Rua Jesuíno Pascoal, 30* *Tel.: (11) 2858-8750* *Fax: (11) 2858-8766* *E-mail: atheneu@atheneu.com.br*
Rio de Janeiro	*Rua Bambina, 74* *Tel.: (21) 3094-1295* *Fax: (21) 3094-1284* *E-mail: atheneu@atheneu.com.br*

CAPA: Equipe Atheneu

PRODUÇÃO EDITORIAL: MKX Editorial

CIP-BRASIL. CATALOGAÇÃO NA PUBLICAÇÃO
SINDICATO NACIONAL DOS EDITORES DE LIVROS, RJ

C973

Cuidados intensivos : pediátricos / editores Marcos Thomazin Lopes, Edi Toma, Magda Maria Maia. - 1. ed. - Rio de Janeiro : Atheneu, 2019.

Inclui bibliografia
ISBN 978-85-388-0955-5

1. Tratamento intensivo pediátrico.   2. Neonatologia.   3. Emergências pediátricas.   I. Lopes, Marcos Thomazin.   II. Toma, Edi.   III. Maia, Magda Maria.

19-54756

CDD: 618.920028
CDU: 616-083.98-053.2

Vanessa Mafra Xavier Salgado - Bibliotecária - CRB-7/6644
18/01/2019   21/01/2019

LOPES, M.T.; TOMA, E.; MAIA, M.M.

Cuidados Intensivos Pediátricos.

©Direitos reservados à Editora ATHENEU – São Paulo, Rio de Janeiro, 2019

Editores

Marcos Thomazin Lopes

Mestre, Doutor e Pós-Doutor em Ciências pelo Departamento de Pediatria da Faculdade de Medicina da Universidade de São Paulo (FMUSP). Graduado em Enfermagem pela Faculdade de Enfermagem da Universidade do Oeste Paulista (Unoeste). Enfermeiro das Unidades de Terapia Intensiva Neonatal e Pediátrica do Hospital Infantil Darcy Vargas. Professor Convidado de Cursos de Especialização em Neonatologia, Pediatria e Terapia Intensiva Pediátrica.

Edi Toma

Doutora em Ciências da Saúde (Neonatologia) pela Escola de Enfermagem da Universidade de São Paulo (EEUSP). Especialização em Administração em Saúde pela Fundação Getulio Vargas (FGV). *Fellow* na University of Alabama (EUA). Representante do Brasil no COINN (Conselho Internacional de Enfermagem Neonatológica).

Magda Maria Maia

Doutora em Ciências (Área de Concentração: Pediatria) pela Universidade de São Paulo (USP). Especialização em Concurso para Título de Especialista em Terapia Intensiva Neonatal e Pediátrica (TENTI – Prof. Abenti) e Enfermagem em Saúde Pública pela Universidade Federal de São Paulo (Unifesp). Graduada em Enfermagem e Obstetrícia pela Universidade Estadual de Londrina (UEL). Enfermeira do Programa de Triagem Neonatal e Doenças Raras da Secretaria de Estado da Saúde de São Paulo.

Colaboradores

Ana Maria Auricchio

Mestre em Enfermagem pela Escola de Enfermagem da Universidade de São Paulo (EEUSP). Especialista em Terapia Intensiva pelo Hospital das Clínicas da Faculdade de Medicina da USP (HCFMUSP).

Ana Paula Dias França Guareschi

Doutora em Ciências pela Universidade Federal de São Paulo (Unifesp). Mestra e Especialista em Enfermagem Pediátrica pela Unifesp. Especialista em Administração Hospitalar, Educação à Distância e Psicopedagogia.

Ângela Midori Matuhara

Enfermeira pela Escola de Enfermagem da Universidade de São Paulo (EEUSP). Aprimoramento em Pediatria pela Universidade de Guifu (Japão). Especialista em Enfermagem Neonatológica pelo Departamento de Enfermagem da Escola Paulista de Medicina da Universidade Federal de São Paulo (EPM/Unifesp). Mestre em Ciências pelo Programa de Pós-Graduação do Departamento de Enfermagem Pediátrica da Escola Paulista de Enfermagem da Unifesp (EPE/Unifesp). Supervisora de Seção do Centro de Tratamento Intensivo Neonatal do Instituto da Criança do Hospital das Clínicas da Faculdade de Medicina da Universidade de São Paulo (ICr-HCFMUSP). Coordenadora do Curso de Especialização em Enfermagem em Cuidados Intensivos e de Emergência ao Recém-Nascido, à Criança e ao Adolescente pela Escola de Educação Permanente do HCFMUSP (EEP-HCFMUSP). Coordenadora do Curso de Aprimoramento em Neonatologia do HCFMUSP. Docente do Programa de Residência em Enfermagem Neonatal do ICr-HCFMUSP.

Angélica Arantes Silva de Oliveira

Enfermeira pela Escola de Enfermagem da Universidade de São Paulo (EEUSP). Especialista em Enfermagem à Criança e ao Adolescente de Alto Risco pelo Instituto da Criança do Hospital das Clínicas da Faculdade de Medicina da USP (ICr-HCFMUSP). Mestre em Ciências pelo Programa de Pós-Graduação da EEUSP. Supervisora de Setor no Centro de Tratamento Intensivo (CTI) Neonatal do ICr-HCFMUSP. Docente e Coordenadora de Módulo no Curso de Especialização em Enfermagem em Cuidados Intensivos e de Emergência ao Recém-Nascido, à Criança e ao Adolescente pela Escola de Educação Permanente do HCFMUSP (EEP-HCFMUSP). Docente do Programa de Residência em Enfermagem Neonatal do ICr-HCFMUSP.

Carolina Perracini

Articuladora de Humanização do Núcleo Técnico de Humanização da Secretaria de Estado da Saúde de São Paulo. Graduada em Terapia Ocupacional pela Pontifícia Universidade Católica de Campinas (PUC-Campinas). Especialista em Saúde Coletiva pelo Departamento de Medicina Preventiva da Faculdade de Medicina da Universidade de São Paulo (FMUSP). Mestre em Ciências pelo Departamento de Medicina Preventiva da FMUSP.

Edna Aparecida Bussotti

Enfermeira Especialista em Pediatria pela Universidade de São Paulo (USP). Doutora em Ciências pela Escola Paulista de Enfermagem da Universidade Federal de São Paulo (EPE/Unifesp). Membro da Sociedade Brasileira para Estudo da Dor (SBED). Gerente Assistencial do Complexo Hospitalar dos Estivadores (Santos).

Evelim Freitas

Graduada em Fisioterapia pela Pontifícia Universidade Católica de Campinas (PUC-Campinas). Especialista em Fisioterapia Cardiorrespiratória pelo Instituto do Coração do Hospital das Clínicas da Faculdade de Medicina da Universidade de São Paulo (InCor-HCFMUSP). Especialista em Fisioterapia Intensiva Pediátrica e Neonatal pela Associação Brasileira de Fisioterapia Cardiorrespiratória e Fisioterapia em Terapia Intensiva (Assobrafir). Especialista em Fisiologia do Exercício pela Universidade Cidade de São Paulo (Unicid). Mestrado e Doutorado em Ciências da Reabilitação pela Universidade Nove de Julho (Uninove). Pós-Doutorado em Ciências da Reabilitação e Docente pela Uninove.

Fabíola Peixoto Ferreira La Torre

Pediatra Intensivista e Infectologista. Mestre em Ciências Médicas pelo Departamento de Pediatria da Faculdade de Medicina da Universidade de São Paulo (FMUSP).

Fernanda Machado Silva-Rodrigues

Doutoranda em Ciências pela Universidade de São Paulo (USP). Especialista em Oncologia pela Fundação Antônio Prudente – A.C. Camargo Cancer Center. Docente do Curso de Graduação em Enfermagem da Faculdade de Ciências Médicas da Santa Casa de São Paulo (FCMSCSP).

Giovana Muramoto

Mestra em Ciências na Área de Pediatria pela Universidade de São Paulo (USP). Graduada em Medicina pela Universidade Estadual de Campinas (Unicamp). Especialista em Medicina Intensiva Pediátrica pela Associação de Medicina Intensiva Brasileira (AMIB). Especialista em Nutrição Parenteral e Enteral pela Sociedade Brasileira de Nutrição Parenteral e Enteral (SBNPE). Médica Diarista da Unidade de Terapia Intensiva do Hospital Infantil Darcy Vargas. Professora do Curso de Medicina da Universidade Cidade de São Paulo (Unicid).

Graziela de Araujo Costa Zanatta

Mestra e Doutora em Ciências pelo Departamento de Pediatria da Faculdade de Medicina da Universidade de São Paulo (FMUSP). Médica da Unidade Semi-Intensiva e Unidade de Tratamento Intensivo (UTI) Pediátrica do Hospital Sírio-Libanês (HSL).

Graziela Fernanda Teodoro Bonfim

Graduação em Enfermagem pela Universidade Federal de São Paulo (Unifesp). Especialização em Enfermagem Pediátrica e Neonatal pela Unifesp. Especialização em Gerenciamento de Enfermagem pela Faculdade de Enfermagem do Hospital Israelita Albert Einstein (FEHIAE). Especialização em Terapia Infusional e Acessos Vasculares pela FEHIAE. Mestre pelo Mestrado Profissional em Enfermagem da Faculdade Israelita de Ciências da Saúde Albert Einstein (FICSAE). Enfermeira Sênior da Pediatria do Hospital Israelita Albert Einstein (HIAE).

João Domingos Montoni Silva

Nefrologista Pediátrico do Hospital Israelita Albert Einstein (HIAE). Nefrologista Pediátrico do Hospital Santa Catarina. Nefrologista Pediátrico do Hospital Estadual Mario Covas.

Juliana Caires de Oliveira Achili Ferreira

Pós-Doutoranda pelo Departamento de Pediatria da Faculdade de Medicina da Universidade de São Paulo (FMUSP). Doutora em Ciências (Pediatria) pela USP. Mestra e Bacharel em Enfermagem pela Escola de Enfermagem da USP (EEUSP). Docente e Vice-Coordenadora do Curso de Especialização de Enfermagem em Cuidados Intensivos e Emergência à Criança e ao Adolescente de Alto Risco. Coordenadora do Centro de Pesquisa Clínica. Responsável pela Comissão Multiprofissional de Pesquisa do Instituto da Criança do Hospital das Clínicas da FMUSP (ICr-HCFMUSP). Membro do Grupo Brasileiro de Lúpus Eritematoso Sistêmico Juvenil.

Juliana Regina Campana Mumme

Título de Especialista em Unidade de Terapia Intensiva Pediátrica. Enfermeira Encarregada da Unidade de Terapia Intensiva Oncológica Pediátrica do Instituto de Tratamento do Câncer Infantil (ITACI) do Instituto da Criança do Hospital das Clínicas da Faculdade de Medicina da Universidade de São Paulo (ICr-HCFMUSP).

Karina Peron

Graduada em Enfermagem e Obstetrícia pela Escola de Enfermagem de Ribeirão Preto da Universidade de São Paulo (EERP-USP). Especialista em Administração Hospitalar e Gestão de Controle de Infecção Hospitalar. Mestranda pelo Departamento de Pediatria da Faculdade de Medicina da USP (FMUSP). Enfermeira Encarregada do Serviço de Controle de Infecção Hospitalar do Instituto da Criança do Hospital das Clínicas da FMUSP (ICr-HCFMUSP).

Karolayne Priscilla Morais Dias

Especialização em Enfermagem Oncológica. Enfermeira da Unidade de Terapia Intensiva Oncológica Pediátrica do Instituto de Tratamento do Câncer Infantil (ITACI) do Instituto da Criança do Hospital das Clínicas da Faculdade de Medicina da Universidade de São Paulo (ICr-HCFMUSP). Enfermeira da Unidade de Transplante do Hospital Sírio-Libanês (HSL).

Luciana de Aguiar Pacheco

Enfermeira Especialista em Oncologia pela Faculdade de Medicina do ABC (FMABC). Estomaterapeuta pela Escola de Enfermagem da Universidade de São Paulo (EEUSP).

Luciano Alvarenga dos Santos

Pós-Graduação em Enfermagem em Nefrologia (Modalidade: Residência) na Universidade Federal de São Paulo (Unifesp). Responsável Técnico da Unidade de Terapia Renal Substitutiva do Instituto da Criança do Hospital das Clínicas da Faculdade de Medicina da Universidade de São Paulo (ICr-HCFMUSP).

Lucila Castanheira Nascimento

Professora-Associada do Departamento de Enfermagem Materno-Infantil e Saúde Pública da Escola de Enfermagem de Ribeirão Preto da Universidade de São Paulo (EERP-USP).

Maria de Jesus da Silva

Enfermeira do Centro Neonatal do Instituto da Criança do Hospital das Clínicas da Faculdade de Medicina da Universidade de São Paulo (ICr-HCFMUSP). Especialista em Neonatologia, Epidemiologia Hospitalar, Terapia Intravenosa e Acessos Venosos. Licenciatura em Saúde.

Maria Lucia Barbosa Maia dos Santos

Mestranda em Ciências da Saúde pelo Departamento de Pediatria da Faculdade de Medicina da Universidade de São Paulo (FMUSP). Enfermeira Especialista em Administração Hospitalar pela Universidade Nove de Julho (Uninove). Especialista em Cuidados de Urgência e Emergências ao Recém-Nascido, à Criança e ao Adolescente pela Escola de Educação Permanente do Hospital das Clínicas da FMUSP (EEP-HCFMUSP). Docente do Curso de Especialização de Enfermagem em Cuidados Intensivos e Emergência à Criança e ao Adolescente de Alto Risco. Enfermeira Coordenadora da Unidade de Terapia Intensiva (UTI) Pediátrica do Instituto da Criança do HCFMUSP (ICr-HCFMUSP).

Mariana Bueno

Enfermeira Neonatal. Mestre em Enfermagem e Doutora em Ciências. Pós-Doutoranda no The Hospital for Sick Children, Toronto (Canadá).

Mariana Lucas da Rocha Cunha

Graduada em Enfermagem pela Faculdade de Enfermagem do Hospital Israelita Albert Einstein (FEHIAE). Residência em Enfermagem Pediátrica e Especialização em Enfermagem em Oncologia pela FEHIAE. Mestre em Enfermagem Pediátrica e Doutora em Enfermagem Pediátrica pela Escola de Enfermagem da Universidade de São Paulo (EEUSP). MBA em Gestão dos Serviços de Saúde pelo INSPER. Coordenadora do Curso de Graduação em Enfermagem da Faculdade Israelita de Ciências da Saúde Albert Einstein (FICSAE). Docente e Orientadora do Curso de Mestrado Profissional em Enfermagem da FICSAE.

Mônica Taminato

Professora Adjunta do Departamento de Saúde Coletiva da Escola Paulista de Enfermagem da Universidade Federal de São Paulo (EPE/Unifesp). Pós-Doutoranda na Unifesp em Infecções em Transplantados Renais. Doutora pela Unifesp. Bolsista pelo Programa CAPES. Mestra em Ciências pela Unifesp. Especialização em Saúde Pública pela Unifesp. Graduação em Enfermagem pela Unifesp. Vice-Líder do Grupo de Pesquisa em Revisão Sistemática e Metanálise do CNPq. Pesquisadora do Grupo de Pesquisa em Nefrologia do CNPq.

Patrícia Ponce de Camargo

Enfermeira do Centro Neonatal do Instituto da Criança do Hospital das Clínicas da Faculdade de Medicina da Universidade de São Paulo (ICr-HCFMUSP). Doutora em Ciências da Saúde. Vice-Coordenadora do Aprimoramento Profissional em Enfermagem Neonatal e Tutora da Residência Multiprofissional em Enfermagem Neonatal. Docente do Curso de Especialização em Enfermagem em Cuidados Intensivos de Emergência ao Recém-Nascido, à Criança e ao Adolescente da Escola de Educação Permanente do HCFMUSP (EEP-HCFMUSP).

Patrícia Vendramim

Enfermeira graduada pela Escola de Enfermagem da Universidade de São Paulo (EEUSP). Especialista em Enfermagem em Terapia Intensiva Pediátrica pela Sociedade Brasileira de Enfermeiros em Terapia Intensiva (SOBETI). Mestre e Doutora em Ciências da Saúde pela Universidade Federal de São Paulo (Unifesp).

Sheila Fernanda Soares Carvalho

Especialista em Enfermagem Neonatal e Pediátrica Intensiva pela Universidade Nove de Julho (Uninove). Enfermeira Assistencial da Unidade de Terapia Intensiva (UTI) Neonatal da Santa Casa de Misericórdia de São Paulo (SCMSP).

Simone Brandi

Mestre em Enfermagem pela Faculdade Israelita de Ciências da Saúde Albert Einstein (FICSAE). Coordenadora de Enfermagem da Unidade de Internação Pediátrica e Centro de Terapia Intensiva Pediátrica (CTIP) do Hospital Israelita Albert Einstein (HIAE).

Suely Alves Costa Fonseca

Mestre e Especialista em Enfermagem Pediátrica. Docente do Curso de Enfermagem na Universidade Nove de Julho (Uninove). Enfermeira do Departamento de Pediatria da Santa Casa de São Paulo (SCSP).

Dedicatória

Às crianças e aos seus familiares, que enfrentam com coragem e sabedoria as dificuldades de estar na Unidade de Terapia Intensiva. A todos os colegas que escolheram dedicar a sua vida profissional ao Cuidado Intensivo Pediátrico.

Agradecimentos

Aos Editores da Atheneu, pelo apoio e credibilidade dispensados ao projeto inicial deste livro, assim como à equipe da editora, que nos orientou com profissionalismo durante o processo de escrita e por prezar pela qualidade na realização desta e das outras obras editadas.
Aos colaboradores, que aceitaram o convite para escrever este livro, por terem compartilhado o seu valioso conhecimento científico, acadêmico e sua experiência profissional no cuidado das crianças e de seus familiares na Unidade de Terapia Intensiva.

Apresentação

O desejo de organizar um livro sobre Cuidados Intensivos Pediátricos surgiu quando, enquanto professor de cursos de especialização nessa área e supervisor de unidades de terapia intensiva pediátrica, percebi as deficiências na formação dos profissionais da área de Saúde, sobretudo dos enfermeiros.

Ao mesmo tempo, percorrendo as prateleiras das livrarias e bibliotecas, notava a pouca disponibilidade de obras específicas, sendo reduzido o número daquelas organizadas por profissionais enfermeiros brasileiros e que, ao mesmo tempo, não reproduzissem as normas e rotinas de uma única instituição.

O próximo passo foi convidar as Doutoras **Edi Toma** e **Magda Maria Maia**, com quem tive o prazer de trabalhar e perceber a grandeza profissional de cada uma, para dividirem comigo as responsabilidades e os sucessos que porventura teremos. E, após escolhermos os temas, foi unânime a intenção de convidar, para colaborar nos capítulos, profissionais de diversas formações e instituições, a fim de reunir *expertises* e agregar ao livro conteúdos práticos do cuidado intensivo aplicados às diversas realidades do nosso país.

Assim, disponibilizamos uma obra que reflete os esforços de vários profissionais em oferecer conteúdos atualizados e, com isso, desejamos contribuir para uma prática assistencial segura.

Dr. Marcos Thomazin Lopes

Sumário

1 Admissão e Monitorização do Paciente Pediátrico Grave 1
Marcos Thomazin Lopes

2 Escores Preditivos e de Gravidade do Paciente
Pediátrico Crítico 27
Mariana Lucas da Rocha Cunha
Simone Brandi

3 Inserção, Manutenção e Remoção do Cateter Venoso Central
de Inserção Periférica em Unidade de Terapia Intensiva
Pediátrica e Neonatal 37
Ângela Midori Matuhara
Angélica Arantes Silva de Oliveira

4 Oxigenoterapia e Cuidados com Ventilação Não Invasiva e
Ventilação Pulmonar Mecânica 55
Evelim Leal de Freitas Dantas Gomes

5 Cuidados Críticos com o Paciente Oncológico Pediátrico 69
Fernanda Machado Silva-Rodrigues
Lucila Castanheira Nascimento

6 Manejo da Dor na Prática Clínica Pediátrica: Avaliação, Prevenção e Controle.. 91

Edna Aparecida Bussotti

Mariana Bueno

Patrícia Vendramim

7 Terapia Renal Substitutiva na Injúria Renal Aguda 111

Luciano Alvarenga dos Santos

João Domingos Montoni Silva

8 Terapia Intravenosa e Diluições de Medicamentos 131

Maria de Jesus da Silva

Patrícia Ponce de Camargo

9 Reanimação Cardiorrespiratória em UTI Pediátrica 149

Fabíola Peixoto Ferreira La Torre

10 Alterações e Emergências Neurológicas.. 169

Suely Alves Fonseca Costa

Sheila Fernanda Soares Carvalho

11 Terapia Nutricional na Criança Grave.. 183

Giovana Muramoto

12 Controle de Infecção em Unidade de Terapia Intensiva Pediátrica e Neonatal.. 197

Maria Lúcia Barbosa Maia dos Santos

Mônica Taminato

Juliana Caires de Oliveira Achili Ferreira

Karina Peron

13 Humanização do Cuidado Prestado à Criança Grave e à Família..213

Carolina Perracini

14 Aspectos Bioéticos no Cuidado à Criança em Terapia Intensiva 225

Ana Paula Dias França Guareschi

Ana Maria Auricchio

15 Cuidados com a Pele: Prevenção e Manejo da Lesão por Pressão em Terapia Intensiva Pediátrica 233

Magda Maria Maia

Luciana de Aguiar Pacheco

16 Choque 263

Graziela de Araujo Costa Zanatta

Juliana Regina Campana Mumme

Karolayne Priscilla Morais Dias

17 Indicadores de Qualidade 275

Edi Toma

18 Cuidado Centrado na Família na Unidade de Terapia Intensiva Pediátrica 289

Mariana Lucas da Rocha Cunha

Graziela Fernanda Teodoro Bonfim

Índice Remissivo 303

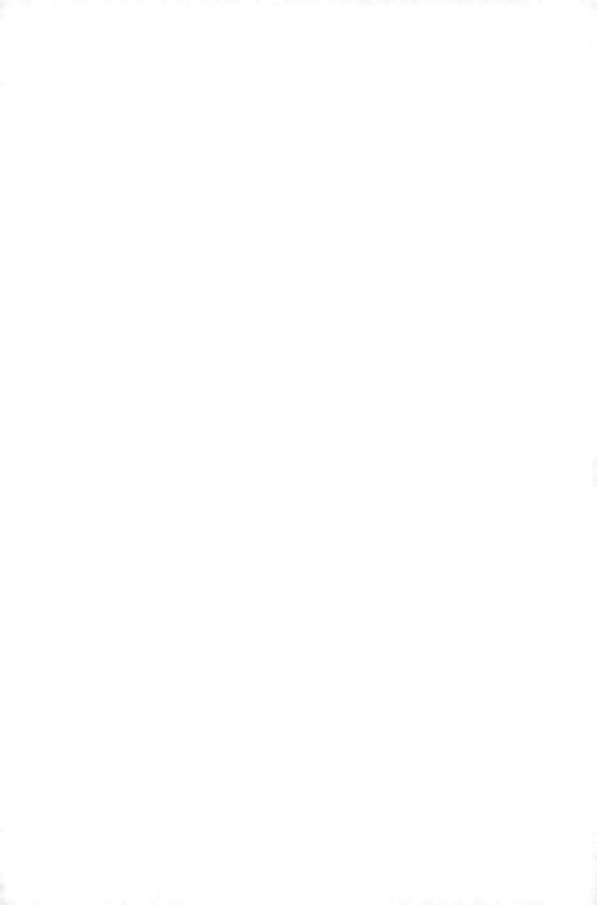

Admissão e Monitorização do Paciente Pediátrico Grave

1

Marcos Thomazin Lopes

Segundo a Resolução da Diretoria Colegiada (RDC) nº 7, de 24 de fevereiro de 2010, da Agência Nacional de Vigilância Sanitária (Anvisa), é considerado grave, ou crítico, "todo paciente que apresenta comprometimento de um ou mais dos principais sistemas fisiológicos, com perda de sua autorregulação e que necessita de assistência contínua" (**Figura 1.1**). Sendo assim, o local mais adequado para atender a criança que se encontra nessa condição clínica, e com risco iminente de morrer, é a unidade de terapia intensiva pediátrica (UTIP), a qual reúne espaço físico restrito e arsenal tecnológico capaz de preservar e manter a vida, além de ter uma equipe multiprofissional com conhecimentos avançados em cuidados intensivos.

A prioridade na transferência para uma UTIP é dada àquela criança que necessita de cuidados além dos rotineiros e tem chances de recuperação de sua condição atual. A decisão pela transferência incide na exata determinação do nível de gravidade, cabendo um consenso entre os médicos solicitantes e intensivista pediátrico. Nesse sentido, o parecer final deverá ser devidamente registrado em prontuário, a fim de fundamentar a conduta adotada, especialmente quando o número de leitos disponíveis não atende a demanda de solicitações por vagas.

A dinâmica de trabalho na UTIP envolve prover suporte à criança enquanto se recupera, e não o prolongamento da vida daquela em condições incompatíveis. Ciente disso, a admissão é um momento que provoca tensão na equipe intensivista, pois, embora se preconize que esteja estabilizada, algumas demandas imprevistas poderão exigir condutas rápidas e eficazes, medidas estas que, se não adotadas prontamente, tendem a repercutir negativamente na recuperação da criança.

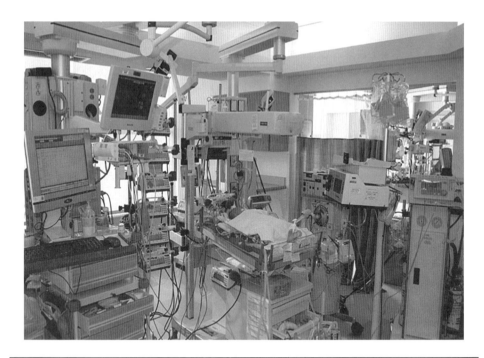

- **Figura 1.1.** Criança grave sendo monitorizada numa UTIP. Fonte: https://vector.childrenshospital.org/

Admissão da Criança Grave

O **preparo do leito** deve começar no momento da solicitação da vaga. O médico intensivista pediátrico que autoriza a transferência para a UTIP é responsável por obter o maior número de informações possível. Dados como nome, idade, sexo, peso, patologia de base, indicação para transferência para UTIP, medidas de suporte realizadas, presença de dispositivos e tipos de suportes a serem oferecidos são algumas delas que facilitarão o trabalho das equipes envolvidas e o sucesso na admissão.

A assistência imediata envolve providenciar os seguintes materiais e equipamentos:

- Bandeja com seringas, agulhas, *swabs* e ampolas, de acordo com o protocolo de admissão da instituição.
- Berço, cama ou incubadora. Se for incubadora, certificar-se, junto ao Serviço de Manutenção, ou de Engenharia Clínica, de que esteja própria para uso (alarmes testados, filtro no prazo de validade, nível de ruído dentro do preconizado e presença de demais acessórios, como colchão e sensores de temperatura e umidade).
- Eletrodos pediátricos, em conformidade com o número de cabos do eletrocardiograma (ECG).

- *Kits* para procedimentos, montados de acordo com o protocolo de admissão da instituição.
- Manguito apropriado para a idade: preferível disponibilizar três tamanhos diferentes.
- Material para aspiração de vias aéreas superiores (luvas estéreis, sondas e frasco de aspiração) conectado na rede de vácuo.
- Monitor multiparamétrico com cabos para monitorização da saturação de oxigênio, traçado cardíaco e pressão arterial não invasiva (**Figura 1.2**).

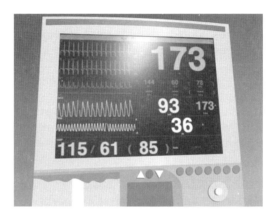

Figura 1.2. Monitor multiparamétrico para monitorização de crianças críticas.

- Rede de gases testada e com fluxômetro de oxigênio, ar comprimido e vácuo.
- Ventilador pulmonar manual (ambú) testado, conectado na rede de oxigênio e com máscara apropriada para a face da criança.
- Ventilador pulmonar mecânico testado e com circuitos adequados para o peso. Se a criança estiver precisando desse suporte, deixá-lo montado e com os parâmetros mínimos pré-ajustados.

Um enfermeiro, ou mais de um, dependendo da gravidade clínica da criança, deve estar presente na admissão. O enfermeiro considerado líder da equipe deve tomar a iniciativa em avaliar as condições de entrada da criança e designar as ações a serem realizadas, de acordo com a habilidade e a experiência de cada membro.

A primeira impressão percebida na admissão é fundamental para o sucesso da dinâmica. Devem-se observar, e registrar no prontuário, os seguintes aspectos: condição geral (nível de consciência, estado emocional, suporte ventilatório, presença de sondas, drenos e cateteres venosos e tipo de monitorização); composição da equipe responsável pelo transporte (médico, enfermeiro, técnico, fisioterapeuta e outros); tipo de transporte (cama, maca, incubadora ou outro); além da presença de familiar acompanhante. O exame físico completo é realizado após a acomodação e a estabilização no leito da UTIP.

Abordagem Inicial da Família da Criança Grave

Embora os novos modelos de gestão e os avanços tecnológicos tenham transformado as UTIP em ambientes de elevada segurança e com baixos índices de mortalidade, esses continuam considerados hostis para a maioria das famílias. Isso ocorre, pois, além de desconhecido, a internação da criança costuma ocorrer num momento de instabilidade clínica e de intensa fragilidade dos seus familiares.

Diversos fatores podem ser enumerados como estressantes para as famílias, tais como a ansiedade provocada pela separação, perda do controle, culpa e frustração, além das incertezas quando à condição da criança. Cientes de que muitos desses estão presentes no momento da admissão, os enfermeiros intensivistas pediátricos devem, após os cuidados prestados à criança e a consequente estabilização clínica, estabelecer os primeiros elos de comunicação e interação com as famílias.

Os contatos iniciais devem ser utilizados para explicar a condição clínica da criança, os alvos de tratamento, assim como os recursos tecnológicos utilizados no tratamento durante a permanência no ambiente intensivo, tais como monitores, bombas de infusão, ventilador pulmonar etc. Devem ser explicadas, também, as normas e rotinas da UTIP, enfatizando o comportamento esperado de cada membro da família.

Considerando que muitos pais experimentam o medo da perda da criança e as alterações nos seus papéis sociais, a presença de um deles deve ser garantida pela instituição, pois, segundo o Estatuto da Criança e do Adolescente (Lei 8069/1990), os hospitais devem "proporcionar condições para permanência em tempo integral de um dos pais ou responsável, nos casos de internação de criança ou adolescente". Acrescido a isso, à medida que a criança apresenta melhora clínica, os pais podem ser incluídos nos cuidados básicos e incentivados a interagir com ela.

Monitorização da Criança Grave

Monitorizar significa controlar, supervisionar, acompanhar e avaliar. As crianças que precisam de uma UTIP são aquelas que necessitam de monitorização constante, sendo a hemodinâmica a mais comum, realizada por meios diretos ou indiretos, a fim de detectar precocemente as intercorrências, ao mesmo tempo em que subsidia as decisões mais adequadas e as avaliações das respostas clínicas.

Independentemente do nível de gravidade estimado, as principais funções vitais precisam de algum tipo de monitorização. Porém, tendo em vista a variedade de estratégias disponíveis, os profissionais devem ser competentes em escolher o que for mais apropriado, além de saber executá-lo e interpretar os resultados. Ademais, devem ser cautelosos quanto a evitar excessos de dispositivos instalados – algumas vezes desnecessários e que tendem a prejudicar os cuidados e o manuseio da criança.

Não existe um tipo de monitorização considerada totalmente superior a outra. O melhor a ser adotado varia conforme a doença que acomete a criança, o que determinará quão complexa será a monitorização. Para fins didáticos, no entanto, a complexidade das principais monitorizações é separada em dois grupos: invasiva e não invasiva. Consideram-se invasivas aquelas realizadas por meio da implantação de algum tipo de cateter, como para monitorar pressão arterial invasiva (PAI), pressão intra-abdominal (PIA) e pressão venosa central (PVC); enquanto as não invasivas, menos agressivas e mais comuns, incluem capnometria, ECG, oximetria de pulso e pressão arterial não invasiva (PANI).

Monitorizações Invasivas

Pressão arterial invasiva

A monitorização contínua da PA por meio de um cateter arterial é chamada de monitorização da PAI. Esse método é considerado mais sensível, confiável e fidedigno, quando comparado ao não invasivos, sendo de grande importância na abordagem dos pacientes com instabilidade hemodinâmica, a fim de sustentar medidas terapêuticas, cuja finalidade é manter a perfusão tecidual.

Essa mensuração dá-se por um cateter inserido num vaso arterial em sítios variáveis, incluindo as artérias pediosa, femoral, braquial ou radial. As artérias radiais são o vaso de escolha em virtude do menor risco de complicações, porém antes do procedimento, recomenda-se realizar o teste de Allen, a fim de avaliar o suprimento sanguíneo (**Figura 1.3**). Embora o teste não apresente valor específico, havendo evidências de comprometimento vascular, o membro não deverá ser puncionado. O acesso arterial costuma ser realizado por meio de punção, mas, havendo falha no procedimento, a dissecção é o procedimento de escolha.

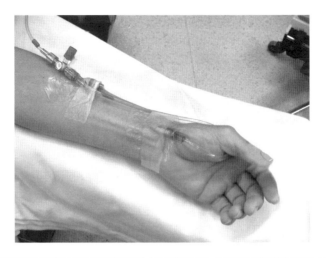

▬ **Figura 1.3.** Artéria radial puncionada para monitorização da pressão arterial.

Após sucesso na realização do acesso arterial, deve-se acoplar o sistema, previamente montado e preenchido com solução fisiológica (SF) a 0,9%, e conectado ao monitor multiparamétrico. Os dados imediatamente obtidos na monitorização refletem a conversão da pressão mecânica em impulso elétrico, sendo interpretada na membrana isolante do domo, que é sensível às deformidades provocadas pela pressão no diafragma do transdutor, e convertida em valores numéricos.

As interferências na monitorização são provocadas, em geral, por hematoma, fluxo retrógrado do sistema, hemorragia ou consequente às condições clínicas dos pacientes, tais como hipovolemia, hipertensão e arritmia. Importante estar ciente da pressurização da bolsa a ser mantida em 300 mmHg, ou de acordo com as orientações do fabricante do sistema, e do *flush* contínuo de 2 a 3 mL/hora de SF 0,9%, que o sistema mantém para garantir a permeabilidade do cateter, sendo necessária a anotação no impresso de balanço hídrico (na ausência desse tipo de sistema, uma bomba infusora poderá ser programada para infundir a mesma velocidade de SF 0,9%).

A monitorização contínua da PA proporciona diagnóstico precoce das alterações clínicas e intervenções mais seguras. Além disso, a permanência de um acesso arterial permite a obtenção de amostras sanguíneas frequentes para dosagem de gasometria e outros exames laboratoriais.

Principais cuidados na monitorização da PAI

1. Realizar o procedimento de inserção do cateter com precauções de barreira (gorro, máscara e luvas, avental e campos estéreis) a fim de evitar infecção.
2. Troca o equipo a cada 96 horas ou de acordo com o protocolo do hospital.
3. Manter o cateter arterial por tempo máximo de 5 dias ou removê-lo assim que deixar de ser necessário (Anvisa, 2010).
4. Utilizar somente SF 0,9% no sistema e trocar a bolsa diariamente.
5. Manter o transdutor (domo) nivelado em relação à linha axilar média ("zero hidrostático"). Zerar o sistema sempre que for manipulado para coleta de exames ou ocorra algum tipo de mudança no leito (**Figura 1.4**).
6. Atentar quanto à perfusão do membro puncionado, inspecionando frequentemente coloração, temperatura e presença de edema.
7. Manter curativo transparente para verificação constante do local de inserção.
8. Não utilizar o membro puncionado para nenhum outro tipo de monitorização.
9. Não reaproveitar o sistema de monitorização.
10. Acompanhar frequentemente a morfologia da curva para detectar alterações clínicas ou no sistema.

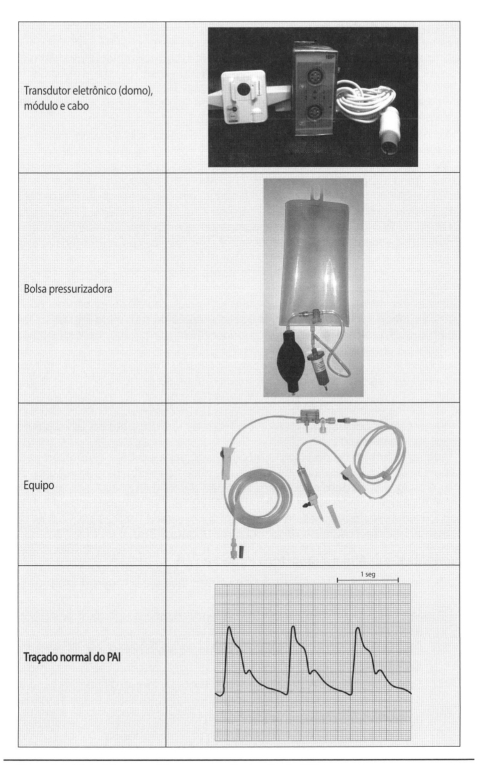

Figura 1.4. Materiais necessários para monitorização da PAI.

Pressão Intra-Abdominal

A cavidade abdominal é um compartimento com complacência limitada e acomoda diversos órgãos de maneira que não exerçam grandes pressões entre si. A pressão existente em seu interior determina a PIA e mantém valor aproximado de 0 a 5 mmHg (0 a 6,7 cmH$_2$O), variando com os movimentos respiratórios.

As alterações nas pressões da cavidade abdominal representam importante morbimortalidade nas crianças gravemente enfermas. A suspeita do aumento da PIA tem origem na avaliação clínica, quando se observam expansibilidade abdominal limitada e repercussões clínicas. Isso pode ser provocado por acúmulo de sangue, ascite, tumor, trauma abdominal grave, cirurgia abdominal, diálise peritoneal e posição prona.

Os aumentos da PIA são classificados de acordo com os valores obtidos. Denominam-se hipertensão intra-abdominal (HIA) os valores acima de 12 mmHg (16,3 cmH$_2$O), quando aferidos em três mensurações distintas; os acima de 20 mmHg (27,2 cmH$_2$O) são classificados como síndrome compartimental abdominal (SCA). Nessas situações, já se observam sinais de comprometimento na mecânica respiratória, e nas trocas gasosas, e redução do fluxo sanguíneo dos órgãos, podendo evoluir para síndrome de disfunção de múltiplos órgãos (SDMO) e óbito, o que reforça a necessidade de identificar precocemente os fatores de risco para evitar esses desfechos.

Embora pouco discutida na literatura e pouco praticada nas UTIP, a mensuração da PIA tem sido descrita como segura e rápida, sendo feita de maneira direta e indireta. O método direto, mais invasivo, é realizado com a inserção de um cateter de diálise peritoneal no abdômen (técnica descrita no Capítulo 7), enquanto o indireto é feito com sonda gástrica ou cateter urinário, sendo esse último o método mais praticado.

Independentemente do tipo de medida, a técnica envolve a conexão de um equipo de soro em Y ("equipo de PVC") ao cateter, ou sonda, para infusão de SF a 0,9%. A criança deve permanecer em decúbito dorsal e o ponto "zero" utilizado é a linha da sínfise púbica. No método indireto, via cateter urinário, após esvaziar a bexiga, deve-se fechar o sistema de drenagem e injetar 1 mL/kg de SF 0,9%, com volume mínimo de 3 mL e máximo de 25 mL (**Figura 1.5**).

Principais cuidados na monitorização da PIA

1. Assegurar que o ponto zero de referência seja o mesmo em todas as mensurações.
2. Manter o sistema fechado, removendo-o assim que as mensurações não sejam mais necessárias.
3. Observar o padrão respiratório da criança e a oximetria de pulso, especialmente durante as infusões.
4. Se a mensuração for realizada pelo método indireto (via cateter urinário), descontar o volume infundido de solução fisiológica da diurese presente no sistema coletor.
5. "Zerar" o sistema em relação à pressão atmosférica.

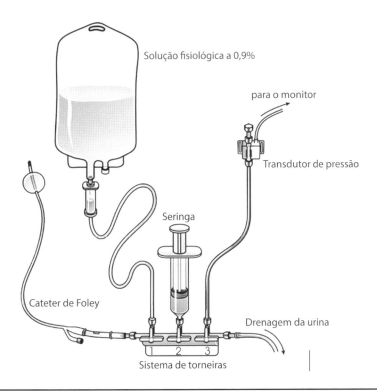

Figura 1.5. Sistema para monitorização indireta da PIA via cateter urinário.

Pressão Venosa Central

A PVC é muito utilizada para se avaliar o estado hemodinâmico, sendo considerada fundamental na percepção da função cardíaca e da volemia intravascular ou pré-carga do ventrículo direito. Sua monitorização está indicada para crianças em choque, desconforto respiratório, sepse, lesão renal aguda e uso de drogas vasodilatadoras, vasoativas, vasopressoras e inotrópicas.

A medida da PVC é feita de maneira simples, à beira do leito, sendo necessário um cateter venoso, de um (ou mais) lúmen, introduzido numa veia periférica e com a ponta localizada na parte distal da veia inominada ou próxima da veia cava superior, sendo identificado como central após confirmação radiológica. As veias comumente utilizadas, em ordem de preferência, são jugular, subclávia e femoral, quando implantado um cateter central de inserção periférica (CCIP/PICC).

A PVC pode ser estimada continuamente de maneira eletrônica, por meio de um transdutor de pressão calibrado em mmHg e tem, como referência, os valores entre 0 e 6. Na ausência de dispositivos eletrônicos, faz-se a mensuração por meio de coluna de água, que é menos precisa, porém mais simples e mais acessível nos serviços hospitalares. Nesse caso, os valores são obtidos em cmH_2O e sua conversão para mmHg dá-se pela divisão por 1,36 (referência em cmH_2O).

O ponto "zero" de referência a ser utilizado é o da linha axilar média, que corresponde à desembocadura das veias cavas no átrio direito. Para sua identificação, a criança deve estar em decúbito dorsal e supina, sendo importante padronizar sua localização para evitar medidas discrepantes. Além disso, em virtude de possíveis alterações entre as mensurações, sugere-se que seja localizado o ponto "zero" a cada medida.

A via a ser utilizada para a mensuração da PVC deve estar livre de infusão de medicamentos, pois podem alterar o seu valor final. A vantagem de se utilizar um cateter com vários lumens é o de manter uma via exclusiva para a medida, porém, mesmo assim, é importante testar o fluxo por meio da infusão de SF 0,9% antes de cada procedimento.

As alterações nos valores refletem especialmente a volemia intravascular. Valores elevados representam falência do ventrículo direito em relação à sobrecarga hídrica, enquanto os muito baixos podem indicar insuficiência volêmica.

Principais cuidados na monitorização da PVC

1. Identificar o "zero hidrostático", no eixo flebostático (átrio direito) localizado na linha axilar média do quarto espaço intercostal.
2. Preencher o cateter e as demais extensões com SF 0,9%, retirando bolhas ou coágulos.
3. "Zerar" o sistema em relação à pressão atmosférica.
4. Se estiver em ventilação pulmonar mecânica devido aos riscos de descompensação, além de alterar os resultados obtidos.
5. Mensurar o valor no final da expiração, independentemente do tipo de suporte ventilatório oferecido.
6. Analisar a morfologia da curva, quando monitorizada eletronicamente (**Figura 1.6**).
7. Realizar a troca da solução de SF 0,9% a cada 24 horas e do equipo a cada 72 horas ou conforme o protocolo do hospital.

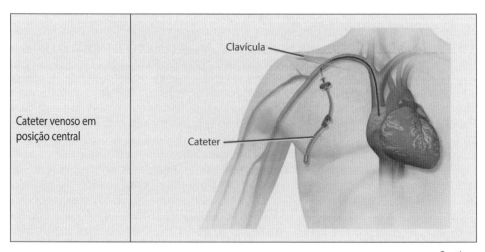

Continua

▶ **Figura 1.6.** Posicionamento do cateter venoso, localização do eixo flebostático e traçado eletrônico normal da PVC.

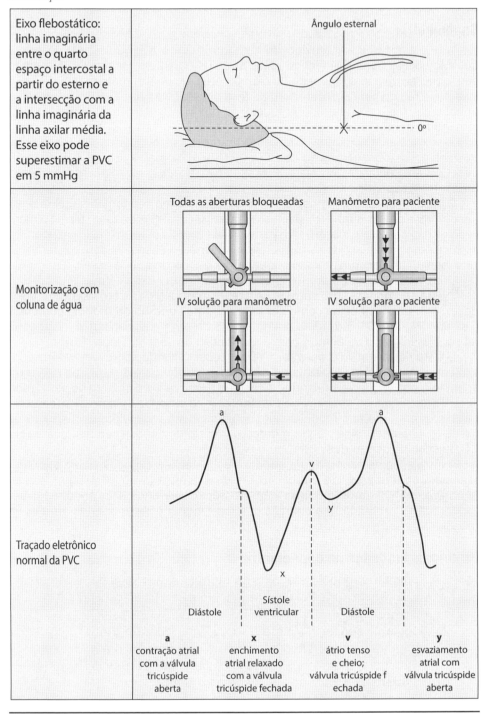

Figura 1.6. Posicionamento do cateter venoso, localização do eixo flebostático e traçado eletrônico normal da PVC.

Monitorizações Não Invasivas

Capnometria

O gás carbônico, ou dióxido de carbono (CO_2), é o produto final do metabolismo celular, sendo eliminado pelos alvéolos durante a respiração. A medida desse gás eliminado é chamada de capnometria, que é um método indireto, não invasivo e rápido para sua obtenção ao final da expiração ($EtCO_2$). Os valores são obtidos por meio do tubo endotraqueal, ou das vias aéreas (boca/nariz), e refletem indiretamente os níveis de CO_2 circulante e o padrão circulatório da criança, o que auxilia na detecção das alterações no metabolismo, perfusão sanguínea e/ou ventilação. A concentração de CO_2 obtida na gasometria arterial é de 35 a 45 mmHg e, em condições normais, a pressão parcial desse gás ($PaCO_2$) é em torno de 5 mmHg superior.

A maioria dos capnógrafos, aparelho utilizado para a capnometria, utiliza a espectrometria por luz infravermelha. Essa, ao passar pelo gás exalado, é parcialmente absorvida pelas moléculas e tem parte da sua energia consumida. O capnógrafo, assim, compara a quantidade de energia infravermelha absorvida com o referencial zero (sem CO_2), podendo, todavia, sofrer interferência de outros gases.

O conjunto utilizado para monitorar a capnometria das crianças intubadas é composto por monitor com entrada para realizar as medidas, câmara de absorção de luz, também conhecida como célula, e cabo de conexão do módulo contendo o sensor (**Figura 1.7**). É dividida em dois tipos de sistemas, aspirativo e não aspirativo, classificados de acordo com a localização do sensor (**Figura 1.8**).

O sistema aspirativo (*sidestream*) tem o sensor situado na via respiratória principal e as amostras de CO_2 exaladas são aspiradas por meio de um tubo lateral do adaptador tipo T, que se situa entre o tubo endotraqueal e o circuito do ventilador. O outro sistema, não aspirativo ou *mainstream*, é introduzido entre o circuito do ventilador e o tubo endotraqueal. Neste, os raios infravermelhos atravessam os gases respiratórios, alcançando o detector dentro do sensor, sendo a análise do CO_2 executada dentro dessa via.

A instalação da capnometria obedece a indicações específicas. Pode-se utilizar para confirmação da intubação traqueal, acoplada no ventilador manual (ambú) ou cânula endotraqueal, além de ser útil na anestesia geral, sedação moderada ou profunda, reanimação cardiopulmonar e desmame da ventilação mecânica.

Principais cuidados na capnometria

1. Conectar o módulo e o cabo ao monitor e, em seguida, a câmara de absorção de luz (célula) entre a via aérea artificial (cânula) e o circuito respiratório.
2. Acoplar o sensor na parte do cabo que contém um "0" (célula de zeragem) e observar o processo no monitor. Após a mensagem de calibragem, retirá-lo e encaixá-lo na parte que contém a "REF" (célula de referência), quando solicitado no monitor.
3. Observar, no monitor, o final do processo e o aparecimento da mensagem "calibração ok". Em seguida, conectar no sensor que se encontra entre a via aérea artificial e o circuito respiratório.

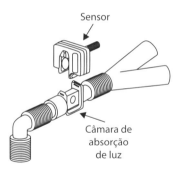

Figura 1.7. Conjunto utilizado para capnometria, composto por cabo de conexão do módulo contendo o sensor e a câmara de absorção de luz.

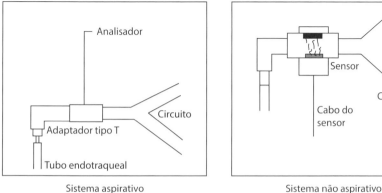

Figura 1.8. Classificações dos tipos de capnometria de acordo com a localização do sensor.

4. Observar, no monitor, a formação da curva (capnografia) e o valor exposto, ajustando os valores de referência de acordo com a expectativa clínica e/ou protocolo da instituição (**Figura 1.9**).
5. Ficar atento quanto à presença de umidade ou sujidade, que poderá dificultar as medidas. A umidade é evitada por meio do uso de filtros

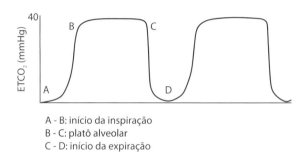

Figura 1.9. Traçado capnográfico normal do $ETCO_2$, em mmHg.

e as sujidades são retiradas com algodão, com posterior desinfecção com álcool a 70%.
6. Enviar a célula para esterilização após o término do uso, conforme o protocolo do hospital.
7. Recalibrar o sistema após as desconexões do sensor e/ou do circuito respiratório.
8. Observar que as alterações nos traçados capnográficos podem ser decorrentes de deslocamento do tubo traqueal, postura, temperatura e alteração na função cardiovascular (**Figura 1.10**).

A leitura do traçado, chamado de capnografia, considera a altura e a largura da onda, representando a quantidade numérica de CO_2 (em mmHg) e o tempo de expiração, respectivamente (**Figura 1.9**).

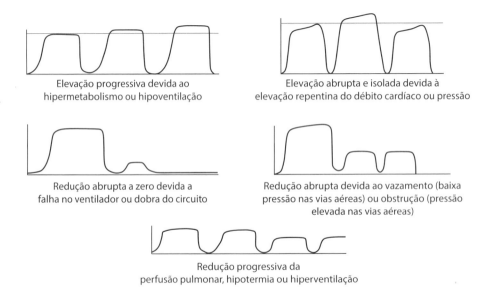

▪ **Figura 1.10.** Tipos de traçados capnográficos anormais.

As anormalidades nas alterações dos traçados são dependentes da relação ventilação/perfusão pulmonar (V/Q), sendo que cada seguimento tem uma correlação clínica. A linha basal (A) deve ser igual a zero e, quando alterada, pode significar reinalação de CO_2 ou alguma alteração no sistema. A linha ascendente (B) demonstra a transição entre o espaço morto, no qual não há troca gasosa, e o gás proveniente dos alvéolos e bronquíolos. Assim, alterações nessa parte representam problemas na liberação do CO_2, pelos pulmões, ou algum tipo de obstrução no sistema de ventilação.

Como ocorre na parte B, o segmento C (platô respiratório), que deve ser linear, pode estar alterado por algum tipo de obstrução ou decorrente de problemas circulatórios nos capilares pulmonares. Por sua vez, obstruções inspiratórias ou restrição à expansibilidade pulmonar podem prolongar o segmento D.

Oximetria de Pulso

A oximetria de pulso, ou saturimetria, é um método não invasivo utilizado para mensurar o nível de saturação de oxigênio no sangue arterial (SpO_2) ou a porcentagem de hemoglobina ligada ao oxigênio, assim como a frequência do pulso periférico. Essa mensuração contínua permite estimar os funcionamentos dos sistemas cardíaco e respiratório e é realizada por intermédio de sensor implantado nas extremidades (mãos, pés e lóbulo de orelha), assim como, em alguns casos, no septo nasal, nos artelhos e nas bochechas. Nos recém-nascidos, opta-se, também, pela região palmar, pelo dorso da mão ou braço.

O sensor que permite a monitorização é composto por uma parte emissora de luz, com dois fotodiodos emissores (LED), sendo um infravermelho e outro vermelho, ficando preferencialmente no lado superior do membro a ser monitorizado, e uma parte receptora de luz, ou fotodetectora, que detecta a diferença entre as luzes emitidas e as absorvidas pelas moléculas de hemoglobina (**Figura 1.11**).

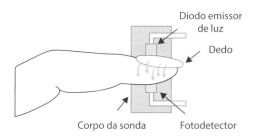

▪ **Figura 1.11.** Representação da parte emissora de luz e da receptora do sensor de oximetria.

O princípio fisiológico que rege o funcionamento do oxímetro envolve a espectrofotometria, que mede a quantidade de luz transmitida e absorvida. Os LED emitem feixes de luzes infravermelha e vermelha, de comprimentos 905 nm e 660 nm respectivamente, e que, estando num local bastante perfundido, serão absorvidas pelas moléculas de hemoglobina saturada e reduzida. O fotorreceptor, localizado no lado oposto, interpretará a diferença do que foi ou não absorvido e a demonstrará em porcentagem. Uma criança saudável, respirando em ar ambiente, terá saturação de oxigênio aproximada de 95%.

A acurácia da oximetria de pulso depende da saturação acima de 80% e do nível de hemoglobina. Os valores de referência da oximetria variam de acordo com a condição clínica, sendo aceitáveis acima de 95%; porém, em alguns casos, os valores abaixo disso são toleráveis diante da gravidade da condição clínica.

Principais cuidados na oximetria

1. Rodiziar o sensor de acordo com a condição clínica da criança. Se o tempo de enchimento capilar for superior a 3 segundos, o rodízio deverá ser intensificado e anotado no prontuário.

2. Não fixar o sensor sob pressão e não utilizar fitas diretamente sobre a pele em virtude do risco de alterar a irrigação sanguínea e provocar lesão cutânea.
3. Manter vigilância constante do local em que se encontra o sensor, observando sinais de hiperemia e hipoperfusão, uma vez que o sensor pode gerar calor acima de 41° C e provocar queimaduras de 2° e 3° graus.
4. Dar preferência aos sensores descartáveis em razão do risco de infecção. Para limpar e desinfetar os sensores reutilizáveis, utilizar álcool a 70%. Não os imergir em nenhum tipo de solução.
5. Escolher o tipo de sensor mais apropriado para o local a ser monitorizado (em Y ou universal de dedo) e tamanho da criança.
6. Prevenir o desvio óptico colocando o sensor onde o pulso possa ser detectável e ajustar corretamente os lados emissor e receptor de luz.
7. Atentar para fatores que possam interferir na mensuração da oximetria, tais como as alterações na condição clínica, que incluem vasoconstrição periférica, hipotensão, edema, anemia e calafrios; a movimentação da extremidade em que se encontra o sensor, o que é muito comum na faixa etária pediátrica; e a interferência da luz ambiente.
8. Observar o traçado no monitor. Traçados regulares sugerem que a mensuração está correta (**Figura 1.12**).

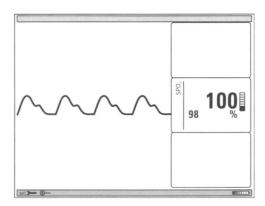

■ **Figura 1.12.** Traçado regular da oximetria.

Pressão Arterial Não Invasiva

A adequada PA é responsável pela perfusão dos órgãos, sendo dependente de débito cardíaco, resistência vascular periférica, viscosidade e volume sanguíneos. Essa pressão é avaliada indiretamente, por meio de pulsos, preenchimento capilar, volume urinário e PA, que proporcionam estimativas importantes acerca da condição clínica.

A aferição da PA na infância deve ser realizada anualmente, após o 3º ano de vida, segundo a VII Diretrizes Brasileiras de Hipertensão. Abaixo dessa idade é recomendada somente para os grupos de risco, que incluem histórico de cateterização umbilical, malformações do sistema geniturinário, intubação traqueal, uso crônico de corticosteroides e história familiar de HA.

No ambiente intensivo, a maioria das mensurações da PA é realizada por meio não invasivo (pressão arterial não invasiva (PANI)), com técnica oscilométrica, que é sensível à pressão realizada na parede da braçadeira e interpretada com a ajuda de equipamentos eletrônicos (**Figura 1.13**). Isso apresenta inúmeras vantagens, tais como praticidade e maior precisão. No entanto, para que os valores obtidos sejam confiáveis, são necessários cuidados como manutenção periódica do equipamento, de acordo com a orientação do fabricante, e escolha correta do tamanho da braçadeira.

A escolha da braçadeira de tamanho mais adequado é essencial para a precisão na obtenção dos valores da PA. Para tanto, deve-se obedecer aos seguintes passos: medir o tamanho do osso braquial, desde o acrômio até o olécrano, além da circunferência do braço. A câmara interna de borracha, que insufla, deve ter a parte vertical, ou altura, correspondente a dois terços do tamanho do osso, enquanto a parte horizontal deve circundar o meio do braço entre 80 e 100% (**Figura 1.14**). Na ausência da braçadeira adequada, recomenda-se o uso

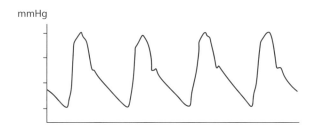

▶ **Figura 1.13.** Curva normal da PANI no monitor multiparamétrico.

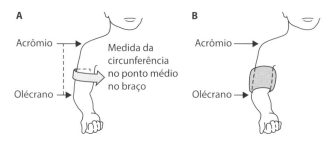

▶ **Figura 1.14.** Técnica para escolha da braçadeira mais apropriada ao tamanho da criança.

de uma de tamanho imediatamente superior. No entanto, braçadeiras muito grandes provêm valores falsamente baixos, enquanto as menores os superestimam.

Ainda com relação à escolha da braçadeira (**Figura 1.15**), o membro superior direito é o escolhido para a realização das medidas dos tamanhos, uma vez que os valores de referência foram estabelecidos baseados nele (**Tabela 1.1**). Caso o membro escolhido seja o inferior, deve-se utilizar a região da panturrilha, sendo que a braçadeira deve cobrir dois terços da distância entre o joelho e o tornozelo. Importante considerar a presença de valores mais elevados nessas aferições.

Os valores das PA normais na infância variam conforme a idade, o sexo e o tamanho da criança, diferentemente dos adultos, que os têm padronizados. Para saber o mais apropriado para cada criança, primeiramente deve ser estimado o percentil (p) de referência à altura, de acordo com o quadro relativo a sexo e curva de comprimento/estatura publicado pela Organização Mundial de Saúde (OMS) (**Figura 1.16**). Após estabelecido o p, utilizar o quadro de referência para PA e localizar o valor do p90 da PA sistólica (S) e diastólica (D), segundo a idade e o sexo (**Tabela 1.2**).

A PA é considerada normal quando valores sistólicos e diastólicos são inferiores aos encontrados no p90 para a idade e o sexo. Por sua vez, classifica-se a pré-hipertensão quando os valores da PAS e/ou da PAD são iguais ou superiores ao p90 e inferiores ao p95; a hipertensão arterial (HA) pediátrica é classificada a partir de valores superiores ao p95, sempre para idade, sexo e percentil de estatura.

Os valores obtidos na aferição dos membros inferiores são entre 5 e 10 mmHg acima dos padronizados nos superiores. Se ocorrer o contrário, deve-se suspeitar de coarctação de aorta. Por isso, é importante anotar o membro utilizado na obtenção da pressão, bem como os valores exatos, sem arredondamentos.

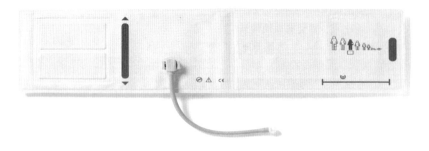

Figura 1.15. Braçadeira utilizada para monitorização da PANI em crianças.

Tabela 1.1. Dimensões da câmara de borracha das braçadeiras mais comuns, de acordo com a circunferência do braço

Classificação da braçadeira	Circunferência braquial	Braçadeira (em cm)	
		Vertical (largura)	Horizontal (comprimento)
Recém-nascido	Menor ou igual a 10	4	8
Criança	11 a 15	6	12
Infantil	16 a 22	9	18
Adulto pequeno	20 a 26	10	17

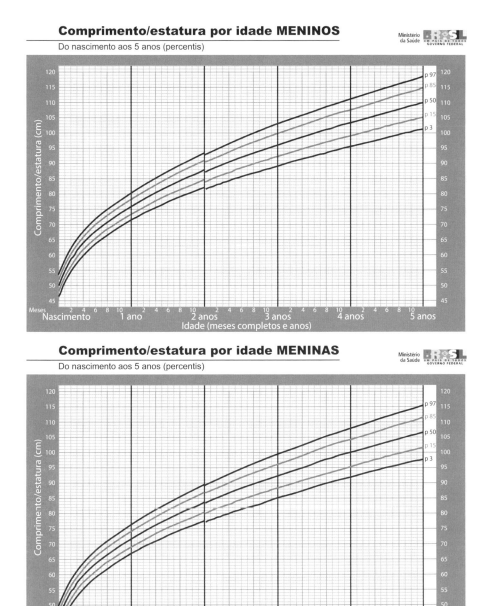

▶ **Figura 1.16.** Curvas de comprimento/estatura, de acordo com sexo e idade, do nascimento aos 5 anos de idade, segundo a Organização Mundial da Saúde.

◀ Tabela 1.2. Valores de referência para pressão arterial sistólica (S) e diastólica (D), segundo os percentis comprimento/estatura, na horizontal, e percentis 90 e 95 da pressão arterial esperada, de acordo com a idade e sexo. (PARTE 1)

Meninas														
Idade	Percentil	5		10		25		50		75		90		95	
		S	D	S	D	S	D	S	D	S	D	S	D	S	D
1 ano	90	97	53	98	53	99	53	100	53	102	55	103	56	104	56
	95	101	57	102	57	103	57	104	58	105	59	107	60	107	60
2 anos	90	99	57	99	57	100	58	102	58	103	59	104	60	105	61
	95	102	61	103	61	104	62	105	62	107	63	108	64	109	65
3 anos	90	100	61	100	61	102	61	103	62	104	63	105	63	106	64
	95	104	65	104	65	105	66	107	66	108	67	109	67	110	68
4 anos	90	101	63	102	63	103	64	104	65	106	65	107	66	108	67
	95	105	67	106	67	107	68	108	69	109	69	111	70	111	71
5 anos	90	103	65	103	66	104	66	106	67	107	68	108	68	109	69
	95	107	69	107	70	108	70	110	81	111	72	112	72	113	73
6 anos	90	104	67	105	67	106	68	107	69	109	69	110	70	111	71
	95	108	71	109	71	110	72	111	73	112	73	114	74	114	75
7 anos	90	106	69	107	69	108	69	109	70	110	71	112	72	112	72
	95	110	73	110	73	112	73	113	74	114	75	115	76	116	76
8 anos	90	108	70	109	70	110	71	111	71	112	72	113	73	114	74
	95	112	74	112	74	113	75	115	75	116	76	117	77	118	78
9 anos	90	110	71	110	72	112	72	113	73	114	74	115	74	116	75
	95	114	75	114	76	115	76	117	77	118	78	119	78	120	79
10 anos	90	112	73	112	73	114	73	115	74	116	75	117	76	118	76
	95	116	77	116	77	117	77	119	78	120	79	121	80	122	80
11 anos	90	114	74	114	74	116	75	117	75	118	76	119	77	120	77
	95	118	78	118	78	119	79	121	79	122	80	123	81	124	81
12 anos	90	116	75	116	75	118	76	119	76	120	77	121	78	122	78
	95	120	79	120	79	121	80	123	80	124	81	125	82	126	82
13 anos	90	118	76	118	76	119	77	121	80	123	78	123	79	124	80
	95	121	80	122	80	123	81	125	84	126	82	127	83	128	84
14 anos	90	119	77	120	77	121	78	122	79	124	79	125	80	126	81
	95	123	81	124	81	125	82	126	83	128	83	129	84	130	85
15 anos	90	121	78	121	78	122	79	124	82	125	80	126	81	127	82
	95	124	82	125	82	123	86	128	86	129	84	130	85	131	86
16 anos	90	122	79	122	79	123	79	125	80	126	81	127	82	128	82
	95	125	83	126	83	127	83	128	84	130	85	131	86	132	86
17 anos	90	122	79	123	79	124	79	125	80	126	81	128	82	128	82
	95	126	83	126	83	127	83	129	84	130	85	131	86	132	86

Os valores da PA na infância não devem ser arredondados

◀ **Tabela 1.2.** Valores de referência para pressão arterial sistólica (S) e diastólica (D), segundo os percentis comprimento/estatura, na horizontal, e percentis 90 e 95 da pressão arterial esperada, de acordo com a idade e sexo. (PARTE 2)

Idade	Percentil	Meninos													
		5		10		25		50		75		90		95	
		S	D	S	D	S	D	S	D	S	D	S	D	S	D
1 ano	90	94	50	95	51	97	52	98	53	100	54	102	54	102	55
	95	98	55	99	55	101	56	102	57	104	58	106	59	106	59
2 anos	90	98	55	99	55	100	56	102	57	104	58	105	59	106	59
	95	101	59	102	59	104	60	106	61	108	62	109	63	110	63
3 anos	90	100	59	101	59	103	60	105	61	107	62	108	63	109	63
	95	104	63	105	63	107	64	109	65	111	66	112	67	113	67
4 anos	90	102	62	103	62	105	63	107	64	109	65	110	66	111	66
	95	106	66	107	67	109	67	111	68	113	69	114	70	115	71
5 anos	90	104	65	105	65	106	66	108	67	110	68	112	69	112	69
	95	108	69	109	70	110	70	112	71	114	72	115	73	116	74
6 anos	90	105	67	106	68	108	69	110	70	111	70	113	71	114	72
	95	109	72	110	72	112	73	114	74	115	75	117	76	117	76
7 anos	90	106	69	107	70	109	71	111	72	113	72	114	73	115	74
	95	110	74	111	74	113	75	115	76	116	77	118	78	119	78
8 anos	90	107	71	108	71	110	72	112	73	114	74	115	75	116	75
	95	111	75	112	76	114	76	116	77	118	78	119	79	120	80
9 anos	90	109	72	110	73	112	73	113	74	115	75	117	76	117	77
	95	113	76	114	77	116	78	117	79	119	80	121	80	121	81
10 anos	90	110	73	112	74	113	74	115	75	117	76	118	77	119	78
	95	114	77	115	78	117	79	119	80	121	80	122	81	123	82
11 anos	90	112	74	113	74	115	75	117	76	119	77	120	78	121	78
	95	116	78	117	79	119	79	121	80	123	81	124	82	125	83
12 anos	90	115	75	116	75	117	76	119	77	121	78	123	78	123	79
	95	119	79	120	79	121	80	123	81	125	82	126	83	127	83
13 anos	90	117	75	118	76	120	76	122	77	124	78	125	79	126	80
	95	121	79	122	80	124	81	126	82	128	83	129	83	130	84
14 anos	90	120	76	121	76	123	77	125	78	126	79	128	80	128	80
	95	124	80	125	81	127	81	128	82	130	83	132	84	132	85
15 anos	90	123	77	124	77	125	78	127	79	129	80	131	81	131	81
	95	127	81	128	82	129	83	131	83	133	84	134	85	135	86
16 anos	90	125	79	126	79	128	80	130	81	132	82	133	82	134	83
	95	129	83	130	83	132	84	134	85	136	86	137	87	138	87
17 anos	90	128	81	129	81	131	82	133	83	134	84	136	85	136	85
	95	132	85	133	85	135	86	136	87	138	88	140	89	140	89

Os valores da PA na infância não devem ser arredondados

Pressão Arterial Média

A PAM é a média da pressão durante o ciclo cardíaco e determina a intensidade média do fluxo sanguíneo nos vasos periféricos. Seu valor é estimado, grosseiramente, pela fórmula: PAM = PAS – 1/3 (PAS – PAD)

Avaliação rápida da pressão arterial

As alterações pressóricas costumam ser um sinal tardio da manifestação do choque e declinam rapidamente quando se encontra descompensado. Para a avaliação rápida dos níveis pressóricos, nessa condição clínica, utiliza-se somente o valor da PAS, estabelecendo como aceitável o que é visto na **Tabela 1.3**.

◀ **Tabela 1.3.** Valores da avaliação rápida da PAS para descartar hipotensão arterial segundo a idade da criança

Idade	PAS (em mmHg) superior a
Recém-nascidos	60
Lactentes (1 a 12 meses)	70
Crianças de 1 a 10 anos	70 + 2 vezes a idade (em anos)
Adolescentes acima de 10 anos	90

Monitorização Cardíaca

O coração é um órgão muscular inervado e funciona com um ciclo de despolarização e repolarização, chamado de ciclo cardíaco. Esse, quando em ritmo normal, tem seu início nas células do nó sinusal, que é o marca-passo do ritmo cardíaco, percorre o nó atrioventricular, passando pelo feixe de His e atingindo a rede de Purkinje.

O ECG representa graficamente a atividade elétrica cardíaca, de maneira não invasiva, contínua e rápida, detectando anormalidades no ritmo e na frequência. O registro normal apresenta variações no decorrer do crescimento até a vida adulta, refletindo as modificações anatômicas e fisiológicas que marcam cada fase. Uma das importantes variações que ocorrem após o nascimento, por exemplo, é a redução das forças do lado direito do coração (átrio e ventrículo direitos), em detrimento das do lado esquerdo (átrio e ventrículo esquerdos).

Para realizar a monitorização, são necessários sensores conectados em eletrodos posicionados no tórax, geralmente cinco, e conectados por fios ao monitor multiparamétrico. O posicionamento dos eletrodos deve ser na parte anterior do tórax, em locais móveis ou próximos a osso, permitindo a interpretação mais fidedigna do padrão elétrico cardíaco. Além disso, os alarmes do monitor devem ser ajustados de acordo com a frequência cardíaca esperada para a condição clínica da criança e a velocidade do traçado deve estar em 25 milímetros por segundo.

Após a colocação dos eletrodos, observar o formato da onda normal (**Figura 1.17**). Se houver alguma falha na monitorização, verificar o posicionamento correto deles, não devendo estar sobre as proeminências ósseas (**Figura 1.18**). Além disso, sugere-se que os eletrodos sejam hipoalergênicos e trocados a cada 24 horas, evitando-se a colocação nos mesmos locais.

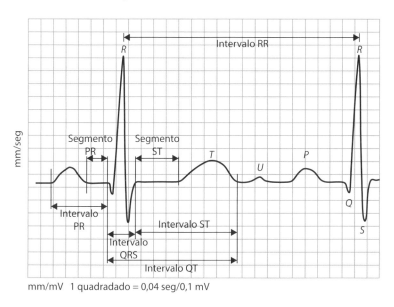

▶ **Figura 1.17.** Traçado cardíaco normal em ritmo sinusal.

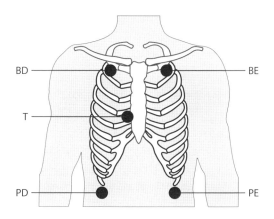

▶ **Figura 1.18.** Posicionamento dos eletrodos de cinco cabos no tórax.

O ECG normal permite a avaliação de ritmo e frequência cardíaca, onda P, intervalos PR e QRS, complexo QRS, segmento ST, onda T e intervalo QT. No entanto, apresenta várias diferenças entre os traçados da criança e do adulto.

O ritmo cardíaco normal em qualquer idade é o sinusal, ou seja, uma onda P sinusal precedendo um complexo QRS. A variação ocorre na FC, que apresenta amplas oscilações dentro de um padrão de normalidade, pois, ao passo que cresce, se reduz em relação ao nascimento. Uma das formas de calculá-la é dividir o número 1.500 pelo número de quadrados existentes entre dois pontos idênticos em dois complexos.

Algumas instituições utilizam dispositivos de monitorização descartáveis. Em outros casos, o rodízio dos dispositivos deve obedecer desinfecção e/ou esterilização prévias, de acordo com as orientações da Comissão de Controle de Infecção Hospitalar (CCIH).

Referências Bibliográficas

1. Amaral JLG, Ferreira ACP, Ferez D, Geretto P. Monitorização da respiração: oximetria e capnografia. Rev Bras Anest 1992;42:51-8.
2. ANVISA. Infecção de corrente sanguínea: orientações para prevenção de infecção primária de corrente sanguínea. Unidade de investigação e prevenção das infecções e dos efeitos adversos – UIPEA. Gerência Geral de Tecnologia em Serviços de Saúde – GGTES. Brasília. agosto de 2010.
3. Azevedo LCP, Taniguchi LU, Ladeira JP. Medicina Intensiva: abordagem prática. São Paulo: Manole. 2013;100-25.
4. Belela ASC, Pedreira MLG, Peterlini MAS, Kusahara DM, Carvalho WB, Gentil GC. Variabilidade na determinação do ponto externo de referência para a medida de pressão venosa central em crianças. J Pediatr. 2006;82:389-94.
5. BRASIL. Estatuto da Criança e do Adolescente. Lei Federal nº 8069, de 13 de julho de 1990.
6. Caldeira VMH, Silva Júnior JM, Oliveira MMRR, Rezende S, Araújo LAG, Santana MRO, Amêndola CP, Rezende E. Critérios para admissão de pacientes na unidade de terapia intensiva e mortalidade. Rev Assoc Med Bras 2010;56;528-34.
7. Consenso Brasileiro de Monitorização e Suporte Hemodinâmico. Parte II: Monitorização Hemodinâmica Básica e Cateter de Artéria Pulmonar. Rev Bras Ter Intens. 2006;18:63-77.
8. Delgado AF, Kimura HM, Troster EJ. Pediatria: Terapia intensiva. São Paulo: Manole. 2010, 411p.
9. Dias FS, Rezende E, Mendes CL, Réa-Neto A, David CM, Schettino G et al. Consenso Brasileiro de Monitorização e Suporte Hemodinâmico. Parte II: Monitorização Hemodinâmica. Rev Bras Ter Intens. 2006;18(1): 63-77.
10. Hockenberry MJ, Winkelstein W. Wong Fundamento de Enfermagem Pediátrica. 7 ed. Rio: Elsevier; 2006;141-5, 769, 770.
11. Japiassú AM, Falcão H, Freitas F, Freitas S, Souza PCP, Lanner R, Sato RI, et al. Mensuração da pressão intra-abdominal nas unidades de tratamento intensivo. Rev Bras Ter Intens. 2007;19:186-91.
12. Kalil NA, Pinto F, Mastalir E. Medida da pressão intra-abdominal: aplicação clínica e considerações técnicas. Rev Med Res. 2006;8:69-72.
13. Kirkpatrick AW, Roberts DJ, Waele JD, Jaeschke R, Malbrain MLNG, Keulenaer BD, Duchesne J, et al. Intra-abdominal hypertension and the abdominal compartment syndrome: updated consensus definitions and clinical practice guidelines from the World Society of the abdominal compartment syndrome. Intensive Care Med (2013);39:1190–206.
14. Laselva CR, Moura Júnior DF. Terapia intensiva: enfermagem. São Paulo: Atheneu; 2006;231-40, 503-10.
15. Molina RCM, Fonseca EL, Waidman MAP, Marcon SS. A percepção da família sobre a sua presença na unidade de terapia intensiva pediátrica e neonatal. Rev Esc Enf USP. 2009;43:630-8.
16. Nunes WA, Terzi RGG. Oximetria de pulso na avaliação do transporte de oxigênio em pacientes críticos. Rev Latino-am Enf. 1999;2:79-85.
17. Nunes WA, Terzi RGG. Oximetria de pulso na avaliação do transporte de oxigênio em pacientes críticos. Rev Latino-Am enferm. 1999;7:79-85.

18. Prado LFA, Alves Júnior A, Cardoso ES, Andrade RS, Fernandes MK. Pressão intra-abdominal em pacientes com trauma abdominal. Rev Col Bras Cir. 2005;32:83-9.
19. Salgado CM, Carvalhaes JTA. Hipertensão arterial na infância. J Pediatr. 2003;79:S115-24.
20. Santos AAC, Zanetta DMT, Cipullo JP, Burdmann EA. O diagnóstico da hipertensão arterial na criança e no adolescente. Pediatr. 2003;25:174-83.
21. Schvartsman C, Reis AG, Farhat SCL. Pediatria: Pronto-Socorro. São Paulo: Manole; 2009, 686p.
22. Veiga EV, Arcuri EAM, Cloutier L, Santos JLF. Medida da pressão arterial: circunferência braquial e disponibilidade de manguitos. Rev Latino-am Enferm. 2009;17:(4). revista online www.eerp.usp.br/rlae.
23. Whiteley SM, Bodenham A, Bellami MC. Intensive Care. 2 ed. Filadélfia: Elsevier; 2001, 406p.

Escores Preditivos e de Gravidade do Paciente Pediátrico Crítico

2

Mariana Lucas da Rocha Cunha
Simone Brandi

A complexidade da assistência à saúde pode ser ainda mais exacerbada quando as unidades pediátricas são o foco de atenção. No cenário pediátrico, existem fatores inerentes às condições da criança, como a abrangência de diferentes estágios de desenvolvimento e a dependência para o autocuidado, que interferem diretamente nos padrões de segurança no cuidado.

As unidades de terapia intensiva pediátrica (UTIP) são definidas como áreas críticas destinadas à internação de pacientes graves que requerem atenção profissional especializada, de modo contínuo; materiais específicos e tecnologias necessárias ao diagnóstico; monitorização e cuidado ao paciente. São destinadas à assistência aos pacientes com idade entre 29 dias a 14 ou 18 anos de idade, sendo esse limite definido de acordo com as rotinas de cada instituição.

O conhecimento dos dados epidemiológicos de morbimortalidade de uma unidade de saúde permite a tomada de decisões estratégicas visando ao aperfeiçoamento da qualidade de atenção. A aquisição de tecnologias, o treinamento dos recursos humanos, a reavaliação dos processos de atenção e a adaptação estrutural podem ser planejadas com vistas à adequação da unidade às características demográficas e de morbidade da população admitida nesse serviço. Os dados coletados permitem comparações com *benchmarks* e com outras unidades semelhantes, sejam elas regionais, internacionais ou, até mesmo, com a própria unidade de modo prospectivo, na busca contínua da qualidade na atenção à saúde.

Nos últimos anos, observa-se uma preocupação com a qualidade na prática da medicina e na área do cuidado crítico, pois há um impacto significante no resultado da assistência prestada ao paciente. As medidas de resultado comumente avaliadas são mortalidade, disfunção de órgão, tempo de permanência e a evolução funcional.

Desse modo, as UTIP começaram a utilizar modelos de predição de gravidade e mortalidade como instrumentos para a avaliação da qualidade dos serviços prestados. Os objetivos do uso desses modelos são poder ajustar as características dos pacientes e classificá-los por severidade e risco de mortalidade para comparação entre os serviços, propor ações de melhoria para o impacto no desfecho e na avaliação do prognóstico dos pacientes. Nesse sentido, são indicados também para auxiliar a tomada de decisão dos profissionais de saúde e dos pacientes.

Os estudos prognósticos na saúde buscam abordagens com o uso de multivariáveis para determinar importantes preditores dos resultados estudados, permitindo diferentes combinações entre os mesmos, subsidiando a estimativa das probabilidades do resultado estudado. Na área da saúde, a previsão diz respeito à probabilidade ou risco de o indivíduo desenvolver um estado de saúde ou resultado específico. Por isso, os modelos preditores devem ser utilizados no mesmo ambiente em que foram desenvolvidos com o intuito de se garantir a acurácia. Além disso, para que os dados sejam generalizados em uma nova população, as características devem estar dentro dos padrões pré-estabelecidos pelo modelo.

A capacidade preditiva dos escores depende da viabilidade da coleta das variáveis utilizadas para cálculo e da acurácia na obtenção dos dados. São necessárias pessoas treinadas e tempo disponibilizado para realizarem a coleta. A falha nos registros dessas informações relevantes leva à predição inadequada do risco de morte dos pacientes e, portanto, sugere-se que a amostra seja duplamente coletada e checada para cada paciente.

Existem vários escores de gravidade e disfunção orgânica que podem ser utilizados nas UTIP, e a aplicação dos modelos requer que as definições dos preditores não sejam ambíguas e sejam reprodutíveis, e claras, para todos os serviços que realizarem a sua aplicação.

Os escores preditivos disponíveis podem não ser aplicáveis a todas as UTIP, sobretudo nos países em desenvolvimento, em virtude das características muito diferentes da população utilizada na construção do escore, como idade, condições de morbidade, diferentes recursos de alocação e práticas para o cuidado ou, ainda, se há um grande número de mortes em um grupo de pacientes de baixo risco.

Modelos de Escores Preditivos

Os escores preditivos foram desenvolvidos para medida das condições clínicas ou de gravidade e previsão com a máxima certeza do risco de morte das crianças gravemente doentes. Devem ser aplicados em grupos de pacientes e nunca individualmente. Os dois principais modelos utilizados em pediatria são o *Pediatric Risk of Mortality* (PRISM) e o *Pediatric Index of Mortality* (PIM).

O PRISM é o escore mais utilizado nas UTIP (**Tabela 2.1**). Foi publicado em 1988 e tem uma versão disponível desde 1996 que é o PRISM III, que considera um menor número de variáveis. No entanto, essa versão é patenteada e, para o uso, é necessário pagar licenças, o que de certo modo limita sua utilização.

O PRISM tem uma excelente atuação e utiliza 14 variáveis fisiológicas e dados laboratoriais: pressão arterial sistólica, pressão arterial diastólica, frequência cardíaca, frequência respiratória, relação entre pressão parcial de oxigênio no sangue arterial e a fração de oxigênio inspirado (PaO_2/FiO_2) que avalia o grau de lesão pulmonar, $PaCO_2$, escala de coma de Glasgow, reações pupilares, tempo de protrombina/tempo de tromboplastina parcialmente ativada (TP/TTPa), bilirrubina

▶ Tabela 2.1. Variáveis fisiológicas do *Pediatric Risk of Mortality* (PRISM)

Variáveis	Variação de acordo com a idade		Pontos
PAS (mmHg)	Lactente 130-160	Crianças	
	55-65	150-200	2
	< 160	65-75	2
	40-54	> 200	6
	< 40	50-64	6
		< 50	7
PAD (mmHg)	Todas as idades > 110		6
Frequência cardíaca (bpm)	> 160	> 150	4
	< 90	< 80	4
PaO_2/FiO_2[1]	Todas as idades		
	200-300		2
	< 200		3
$PaCO_2$ (mmHg)[2]	Todas as idades		
	54-65		1
	> 65		5
Escala de coma de Glasgow[3]	Todas as idades > 8		6
Reações pupilares	Todas as idades		
	Anisocóricas ou dilatadas		4
	Fixas e dilatadas		10
TP/TTPa	Todas as idades		
	> 1,5 x controle		2
Bilirrubina total (mg/dL)	Maiores que 1 mês		
	> 3,5		6
Potássio(mg/dL)	Todas as idades		
	3-3,5		1
	6,5-7,5		1
	< 3,0		5
	> 7,5		5
Cálcio (mg/dL)	Todas as idades		
	7-8		2
	12-15		2
	< 7		6
	> 15		6
Glicemia (mg/dL)	Todas as idades		
	40-60		4
	250-400		4
	< 40		8
	> 400		8
Bicarbonato (mEq/L)	Todas as idades		
	< 16		3
	> 32		3

Fonte: Costa, GA (2011).

PAS: pressão arterial sistólica; PAD: pressão arterial diastólica; TP: tempo de protrombina; TTPa: tempo de tromboplastina parcialmente ativada total, potássio, cálcio, glicemia e bicarbonato. Os dados devem ser registrados nas primeiras 24 horas de internação.

O escore PIM foi desenvolvido em 1997 e apresenta menor número de variáveis. Em 2003, criou-se o PIM2 e, após vários estudos, aumentou-se para 10 o número de variáveis avaliadas: pressão arterial sistólica, reação pupilar, $PaCO_2$ e fração inspirada de oxigênio (FiO_2), excesso de base, ventilação mecânica, admissão eletiva, recuperação de cirurgia ou procedimento como principal causa da internação na UTIP, admissão após circulação extracorpórea, diagnósticos de alto risco e baixo risco (**Tabela 2.2**).

➡ **Tabela 2.2.** Variáveis da *Pediatric Index Morality 2* (PIM2)

Variáveis	Escores
Pressão arterial sistólica (PAS) (mmHg)	Desconhecido = 120
Reação pupilar à luz	> 3 mm e fixas = 1 Outros ou desconhecido = 0
PaO_2 (mmHg) FiO_2 no momento da PaO_2 (se oxigênio por TOT ou capuz)	Desconhecido = 0 Desconhecido = 0
Base excesso (nmol/L)	Desconhecido = 0
Ventilação mecânica	Não = 0 Sim = 1
Admissão eletiva	Não = 0 Sim = 1
Recuperação pós-cirúrgica ou procedimento como principal causa e internação na UTI	Não = 0 Sim = 1
Admissão após circulação extracorpórea	Não = 0 Sim = 1
Diagnóstico de alto risco	0 = nenhum 1 = Parada cardíaca antes da internação 2 = Deficiência imune combinada grave 3 = Leucemia ou linfoma após primeira indução 4 = Hemorragia cerebral espontânea 5 = Miocardiopatia ou miocardite 6 = Sd do coração esquerdo hipoplásico 7 = Infecção por HIV 8 = Falência hepática como principal motivo de internação 9 = Desordem neurodegenerativa
Diagnóstico de baixo risco	1 = Asma 2 = Bronquiolite 3 = Croupe 4 = Apneia obstrutiva do sono 5 = Cetoacidose diabética

TOT: tubo orotraqueal; HIV: *Human Immunodeficiency Virus*; PaO_2: inspirada de oxigênio; FiO_2: fração inspirada de oxigênio. Fonte: Zanatta GAC (2016).

Os dados do escore PIM devem ser coletados na 1ª hora de internação, o que evita a influência das intervenções de tratamento após admissão. Além disso, é indicado que a coleta seja realizada por um número limitado de profissionais para se evitarem erros de interpretação.

Em 2013, foi publicado o PIM3, baseado em dados mais recentes, que considerou a reclassificação dos diagnósticos e alteração da pressão sistólica no cálculo do escore. Essas mudanças aprimoram a acurácia da avaliação do risco de mortalidade.

O escore *Pediatric Logistic Organ Disfunction* (PELOD) foi desenvolvido em 1997 e validado em 2003 na França, Canadá e Suíça e, em 2010, no Brasil. O objetivo é avaliar a condição fisiológica em crianças, especificamente o grau de disfunção de órgãos. Pode ser utilizado para computar o risco previsto de mortalidade e iniciou a utilização da disfunção de órgão como um substituto da probabilidade de morte na construção do escore PELOD, pois a morte como resultado primário apresenta baixa taxa de ocorrência na maioria dos serviços, e optou-se pela medida de resultados que apresentassem maior frequência nas UTIP.

O escore PELOD utiliza as variáveis fisiológicas frequência cardíaca, pressão arterial sistólica, relação PaO_2/FiO_2 que avalia o grau de lesão pulmonar, $PaCO_2$ ventilação mecânica, creatinina, escala de Glasgow, reação pupilar, número de leucócitos, número de plaquetas, dosagem de transaminase glutâmica oxalacética (TGO) e tempo de protrombina (**Tabela 2.3**). O escore é um marcador da disfunção de órgão, graduado de acordo com a gravidade da doença e tem amplitude que varia de 0 a 71. Além disso, pode ser aplicado diariamente e não somente no momento da internação, permitindo medir as variações da disfunção orgânica ao longo da internação.

Os índices prognósticos são importantes para avaliação da melhoria da qualidade nas UTIP e, quando utilizados adequadamente, podem trazer benefícios para os serviços. No entanto, dependem de fatores estatísticos como o tamanho da população avaliada, taxa de mortalidade em cada nível de gravidade, características da população própria de cada UTIP, entre outros.

Espera-se atualmente, frente às mudanças no que tange à administração dos serviços de saúde e das informações referentes ao planejamento da assistência ao paciente, nos diferentes momentos que compreende este cuidado, um papel ativo do enfermeiro na busca constante por ganhos de eficiência operacional, redução de desperdício e, consequentemente, de custos. O objetivo, então, é melhorar a qualidade da assistência ao paciente (assistência segura, efetiva e confiável) e, ao mesmo tempo, reduzir os custos.

Os escores de gravidade podem auxiliar o enfermeiro a conhecer o perfil de pacientes atendidos e, com isso, auxiliar no dimensionamento de recursos humanos de Enfermagem. Ademais, correlacionar os índices prognósticos com os desfechos e os indicadores de cuidados de Enfermagem como, lesões por pressão e erros de administração de medicamentos, pode demonstrar indiretamente a qualidade do cuidado.

Cuidados Intensivos Pediátricos

■ Tabela 2.3. Variáveis da *Pediatric Logistic Organ Disfunction* (PELOD)

Variáveis	Escores
Cardiovascular (frequência cardíaca)	< 12 anos, ≤ 195
	< 12 anos, > 195
	≤ 12 anos, > 150
	≤ 12 anos, > 150
Pressão arterial sistólica	< 1m, > 65
	< 1m, 35-65
	< 1m, <35
	> 1m, < 1 ano, > 75
	> 1m, < 1 ano, > 35-75
	> 1 m, < 1 ano, < 35
	≥ 1 ano, < 12 anos, > 85
	≥ 1 ano, < 12 anos, 45-85
	≥ 1m, < 12 anos, < 45
	≥ 12 anos, > 95
	≥ 12 anos, > 55-95
	≥ 12 anos, < 55
PaO_2/FiO_2	< 70
	≥ 70
$PaCO_2$	≥ 90
	> 90
Ventilação mecânica	Sim
	Não
Creatina	< 7 dias, < 1,59 mg/dL
	< 7 dias, ≥ 1,59 mg/dL
	≤ 7 dias, < 1 ano, < 0,62 mg/dL
	≤ 7 dias, < 1 ano, ≥ 0,62 mg/dL
	≥ 1 ano, < 12 anos, > 1,13 mg/dL
	≥ 1 ano, < 12 anos, ≥ 1,13 mg/dL
	≥ 12 anos, > 1,59 mg/dL
	≥ 12 anos, ≥ 1,59 mg/dL
	≥ 12 anos, < 1,59 mg/dL
Neurológico (Glasgow)	12-15
	7-11
	4-6
	3
Reação pupilar	Ambo reativas
	Ambos fixas
Leucócitos $10^9/L$	≥ 4,5
	15-44
	< 1,5

Continua

Continuação

Variáveis	Escores
Plaquetas 10⁹/L	≥ 35 < 35
Hepático (TGO)	< 950 UI/L ≥ 950 UI/L
Tempo de protrombina	> 60% ≤ 60%

Fonte: Giongo MS, 2007.
TGO: transaminase glutâmica oxalacética.

Experiência de Proposta de um Modelo Preditor de Risco em Relação ao Tempo de Permanência em uma UTIP

O objetivo do estudo foi propor um modelo preditor de risco em relação ao tempo de permanência das crianças na UTIP, considerando-se as variáveis idade, sexo, indicação de admissão (eletiva, urgência ou emergência), origem (Pediatria, Unidade de Pronto Atendimento, Centro Cirúrgico, Ambulatório de Especialidades Pediátricas, Transplante de Medula Óssea ou Externo), readmissão em 48 horas, motivo de admissão, escore de disfunção orgânica PELOD, presença de acesso venoso no momento da admissão.

O tempo de permanência é definido como a data de alta menos a data de admissão, considerando a admissão e a alta ocorrendo em dias diferentes no calendário. O tempo de permanência determina o fluxo do paciente e a necessidade de leitos de terapia intensiva. Pode ser considerado um marcador da eficiência da utilização dos recursos e do leito na UTI, repercute a qualidade e o resultado do cuidado, ou seja, é uma medida indireta da utilização de recursos, da gestão financeira e assistencial da unidade.

Em referência à gestão do cuidado, para o enfermeiro é importante estimar o tempo de permanência e conseguir gerenciar o fluxo do paciente, pois isso pode influenciar, entre outras questões, a possibilidade da redução do risco de infecções e as complicações nos pacientes. Além disso, direcionar intervenções que incluam a redução do TP e o desenvolvimento de protocolos ou tecnologias para o cuidado.

A vantagem em reconhecer precocemente os pacientes com risco de tempo de permanência prolongado ou curto na UTI, no momento da admissão, é orientar a tomada de decisão frente ao cuidado que visa alternativas como programação de alta domiciliar, transferências para setores de pacientes com doenças crônicas ou cuidados intermediários, favorecendo a gestão adequada do fluxo dos pacientes.

Em razão da importância de se conhecer o tempo de permanência , com o intuito de se acompanhar e gerenciar a ocupação dos leitos da UTIP, propôs-se, por meio deste estudo, um modelo preditor do risco de permanência, considerando-se as variáveis identificadas no momento da admissão como idade, gênero, motivo de admissão, entre outras.

O estudo foi conduzido em um hospital privado, de grande porte, com aproximadamente 600 leitos. A UTIP tem 15 leitos e é equipada com aparelho de ventilação adulto e pediátrico, monitor eletrocardiográficos com oximetria, monitores de pressões invasivas e não invasivas conectados a uma central de monitorização e equipamentos para terapia de substituição renal. Admite recém-nascidos externos até adolescentes de 17 anos e 11 meses críticos e semicríticos, com doenças clínicas e cirúrgicas de todas as especialidades médicas.

A unidade é organizada por turno com dois médicos, três enfermeiros e oito técnicos de enfermagem para os 15 leitos, além da equipe multidisciplinar composta por fisioterapeutas, nutricionistas e psicólogas. As características dos pacientes que se internam nesta unidade são crianças na faixa etária entre lactente e infante, sendo o principal motivo diagnóstico a insuficiência respiratória.

A instituição é acreditada pela Joint Commission on Accreditation of Healthcare Organizations (Joint Comission International) desde 2007 e, também, pelo Planetree – Programa de Certificação do Cuidado Centrado na Pessoa e instituições mais humanizadas desde 2011. Além disso, conta com um Sistema de Qualidade e Segurança do paciente que visa a qualidade do atendimento e a segurança do paciente e família.

Para elaboração do modelo preditor do risco do tempo de internação, foram analisadas informações de 1.815 admissões ocorridas em um período de 30 meses. Na construção do modelo preditor, foram utilizadas ferramentas estatísticas e a validação interna foi conduzida por meio da obtenção da curva *Receiver Operating Characterisitic* (ROC).

No modelo preditor da referida unidade, a mediana de tempo de permanência foi de 2 dias. Desse modo, as análises foram divididas em fatores preditores do risco de longa permanência (considerado tempo de permanência de 3 ou 4 dias) e do risco de longuíssima permanência (mais de 4 dias de tempo de permanência).

Na prática, os dados dos pacientes admitidos são inseridos em uma fórmula dentro de um programa computacional que pode ser preenchido tanto pelo enfermeiro como pelo médico. A estimativa do tempo de permanência é realizada no momento da admissão. As características de cada paciente são traduzidas num valor coeficiente, em uma fórmula, que calcula um escore de risco que define a possibilidade de permanência de acordo com a classificação citada anteriormente.

Os modelos preditores devem ser utilizados no mesmo ambiente que foram desenvolvidos e sua aplicação requer que as definições das variáveis utilizadas sejam passíveis de reprodução e não sejam ambíguas. Para que os dados sejam generalizados em uma nova população, as características devem estar dentro dos padrões adotados no modelo.

Os escores preditivos podem auxiliar na determinação do tempo de permanência da criança grave, no entanto, verificou-se que outros fatores também podem exercer influência nesta estimativa ou no resultado do tempo de permanência propriamente dito, como a infecção relacionada à assistência. Condições como essa levam à constatação de que o impacto na permanência não tem somente relação direta com a gravidade da doença. Nesse sentido, a permanência dos pacientes nas UTI tem sido associada também à exposição às complicações ou iatrogenias decorrentes do cuidado que podem resultar no prolongamento das internações.

Referências Bibliográficas

1. Alves DFS, Guirardello EB. Ambiente de trabalho da enfermagem, segurança do paciente e qualidade do cuidado em hospital pediátrico. Rev Gaúch Enferm. 2016 jun; 37(2):e58817.
2. Brandão MB. Avaliação do desempenho do escore Pediatric Index fo Mortatality II na predição de mortalidade em unidade de terapia intensiva pediátrica [tese de doutorado]. [São Paulo]: Universidade Estadual de Campinas, Faculdade de Ciências Médicas; 2011. 133p.
3. Brandi S. Fatores associados ao tempo de permanência de crianças na unidade de terapia intensiva: proposta de um modelo preditor [dissertação de mestrado]. [São Paulo]: Faculdade de Ciências da Saúde Israelita Albert Einstein; 2015 71 p.
4. Costa GA, Delgado AF, Ferraro A, Okay TS. Application oh the pediatric risk of mortality score (PRISM) score and determination of mortality risk factors in a tertiary pediatric intensive care unit. Clinics. 2010 65 (11):1087-1092.
5. Dias AT, Matta PO, Nunes WA. Índices de gravidade em unidade de terapia intensiva adulto: avaliação clínica e trabalho de enfermagem. Rev Bras. Ter Intensiva. 2006 Jul; 18(3):276-281.
6. Garcia PC, Eulmesekian P, Branco RG, Perez A, Sffogia A, Olivero L, Piva JP, Tasker RC. External validation of the paediatric logistic organ dysfunction score. Intensive Care med 2010 36 116-122.
7. Giongo MS. Comparação entre cinco escores de mortalidade em UTI pediátrica [dissertação de mestrado]. [São Paulo]: Pontifícia Universidade Católica do Rio Grande do Sul, Faculdade de Medicina; 2007. 97p.
8. Hsu BS, Lakhani S, Brazelton B. Relationship between severity of illness and length of stay on costs incurred during a pediatric critical care hospitalization. S D Med. 2015; 68(8):341-4.
9. Lanetzki CS, Oliveira CAC, Bass LM, Abramovici S, Troster EJ. O perfil epidemiológico do centro de terapia intensiva. Einstein. 2012;10(1):16-21.
10. Laselva CR, Cendoroglo Neto M, Terra CJ, Klajner S, Lottenber CL. Abordagem sistêmica para criar valor ao paciente. Harvard Business Review. 2016. Agosto. p. 65-72.
11. Leteurtre S, Martinot A, Duhamel A, François P, Grandbastien B, Cotting J, et al. Validation of the paediatric logstic organ dysfunction (PELOD) score: prospective, observational, multicentre study. Lancet 2003 jul, 362 192-197. Mari pintei a referencia em amarelo (esta no paragrafo que eu discuto o PELOD.
12. Marcin JP, Pollack MM. Review of acuity scoring systems for the pediatric intensive care unit and their use in quality improvement. J intensive care med. 2007 22(3):131-140.
13. Martha VF, Garcia PCR, Piva JP, Einloft PR, Bruno F, Rampon V. Comparação entre dois escores de prognóstico (PRISM e PIM) em unidade de terapia intensiva pediátrica. J Pediatr. 2005 81(3):259-264.
14. McMillan TR, Hyzy RC. Bringing quality improvement into the intensive care unit. Crit care med. 2007; 35(2 Suppl):S59-65.
15. Ministério da Saúde (BR). Agência Nacional de Vigilância Sanitária. Resolução RDC nº 7, de 24 de fevereiro de 2010. Brasil [resolução na internet]. [acesso em 2012 Nov 28]; [aproximadamente 01 p.]. Disponível em: www.anvisa.gov.br.
16. Moons KG, Royston P, Vergouwe Y, Grobbee DE, Altman DG. Prognosis and prognostics research: what, why, and how? Br med j. 2009 338:b375.
17. Rady HI, Mohamed AS, Mohssen NA, Elbaz M. Application of diferente scoring systems and their value in pediatric intensive care unit. Egyptian Pediatr Association Gazzete. 2014 62 59-64.
18. Sahnn F. Are we doing a god job: PRISM, PIM and all that. Intensive care med 2002 jan, 28: 105-107.
19. Sankar J, Chandel A, Dubey NK, Sreenivas V, Sankar J. Do interventions in na ICU affect the preditive ability of pediatric index mortality – 2 scores in a tertiary care hospital? Pediatr crit care med 2013 febr, 14(2):70-76.
20. Straney L, Clements A, Parslow RC, Pearson G, Math D, Shann F, et al. A. Paediatric index of mortality 3: na update model for predicting mortality in pediatr 97pic intensive care. Pediatr crit care med. 2013 sept, 14(7):673-681.

Inserção, Manutenção e Remoção do Cateter Venoso Central de Inserção Periférica em Unidade de Terapia Intensiva Pediátrica e Neonatal

3

Ângela Midori Matuhara
Angélica Arantes Silva de Oliveira

Nas últimas décadas, novas tecnologias trouxeram um universo amplo no cuidado da neonatologia e pediatria. Entre as intervenções realizadas para favorecer a sobrevida dessa população, destaca-se o cateter venoso central de inserção periférica (CCIP), como um dos procedimentos mais utilizados nas unidades de terapia intensiva pediátrica e neonatal (UTIP).

O dispositivo intravenoso PICC, sigla em inglês do Peripherally Inserted Central Catheter, ou CCIP, foi introduzido na década de 1970 e seu uso foi expandido na década de 1980, pela facilidade de inserção à beira do leito por enfermeiros capacitados. No Brasil, no final da década de 1990, começou a ser utilizado em pacientes oncológicos, pediátricos, neonatos e os internados no âmbito da UTIP.

O Conselho Federal de Enfermagem (COFEN), por meio da resolução n° 258/2001, reconhece o procedimento de inserção, manutenção e remoção do PICC como competência técnica e legal do enfermeiro. De acordo com o art. 2° dessa resolução, o enfermeiro, para realizar esse procedimento, deverá se submeter a um curso de qualificação ou capacitação profissional.

O PICC é um dispositivo longo e flexível, inserido por meio de uma agulha introdutora através de uma veia periférica até o terço distal da veia cava superior ou veia cava inferior, com localização central. Quanto ao material, podem ser constituídos de poliuretano ou silicone. Os cateteres de silicone são mais flexíveis e, em sua maioria, inertes por causarem menor irritação à parede dos vasos e interação medicamentosa, além de diâmetro interno reduzido, maior resistência a dobras e aos pinçamentos repetidos.

Os cateteres de poliuretano são menos maleáveis e, portanto, mais susceptíveis à memória, além de apresentarem paredes mais finas e diâmetro interno maior. Assim, suportam maior pressão, apresentam menor resistência a dobras e pinçamentos repetidos. Também existem no mercado, PICC confeccionados com poliuretano de marcas específicas que, segundo o fabricante, permitem a infusão de contraste por bomba em altas pressões, porém para a segurança de sua utilização são necessárias precauções apropriadas e protocolos institucionais.

Alguns estudos demonstraram que os PICC de poliuretano de 3ª geração apresentam maior durabilidade e menor risco de complicações. Esse material constitui-se de um polímero termoplástico e apresenta outras características como resistência química, dureza, moldabilidade, bioestabilidade e baixa trombo-genicidade (Anvisa, 2016).

Outras características do PICC variam quanto ao calibre, número de lúmens, comprimento, diâmetro interno, diâmetro externo e *priming* (volume interno), as quais devem estar especificadas na embalagem que acompanha o material. Quanto ao calibre, os cateteres podem apresentar entre 1.0 *French* (Fr), para a população de recém-nascidos pré-termo (RNPT), até 6.0 Fr para a população pe-diátrica e adulta.

Outra característica é o *Gauge*, que consiste no calibre da agulha, sendo que, quanto maior o seu valor, menor é o calibre. O cateter pode apresentar lú-men único, duplo ou triplo e o comprimento varia de 15 a 65 cm; a ponta pode ser distal aberta ou valvulada, e outros dispositivos têm a válvula localizada na extremidade proximal.

O diâmetro do cateter em french (Fr) deverá ser considerado de acordo com a vazão da solução prescrita e seguir as recomendações de cada fabricante (Tabelas 3.1, 3.2 e 3.3).

▶ **Tabela 3.1.** Descrição do calibre, comprimento e *priming* do PICC de silicone

Diâmetro do cateter (Fr)	Comprimento (cm)	Introdutor (Gauge)	*Priming* (mL)
1.9	50	26-24	0,13
2.8	50	22	0,19
3.0	65	20	0,26
4.0	65	18	0,33
5.0	65	16	0,41

Fonte: Filho JMB, Morais KM, Resende LAPR, Hoyler AC, Gomide GPM, Filho DC. Cateter central de inserção periférica (PICC) neonatal e pediátrico: implantação, manutenção e remoção. Núcleo de Protocolos Assistenciais Multiprofissionais. Material produzido pelo Serviço de Educação em Enfermagem (SEE) e Comitê de Terapia Infusional do Hospital de Clínicas da Universidade Federal do Triângulo Mineiro (HC-UFTM). Ebserh, 2017.

▶ **Tabela 3.2.** Descrição do calibre e vazão máxima permitida

Diâmetro do cateter (Fr)	Gotejamento por gravidade	Pressão por bomba de infusão
1.9	< 75 mL/h	< 150 mL/h
2.8-3.0	150 a 275 mL/h	450 a 750 mL/h
4.0	300 a 500 mL/h	850 a 1.000 mL/h
5.0	600 a 1.000	> 1.000 mL/h

Fonte: Filho JMB, Morais KM, Resende LAPR, Hoyler AC, Gomide GPM, Filho DC. Cateter central de inserção periférica (PICC) neonatal e pediátrico: implantação, manutenção e remoção. Núcleo de Protocolos Assistenciais Multiprofissionais. Material produzido pelo Serviço de Educação em Enfermagem (SEE) e Comitê de Terapia Infusional do Hospital de Clínicas da Universidade Federal do Triângulo Mineiro (HC-UFTM). Ebserh, 2017.

Tabela 3.3. Descrição do calibre e comprimento do PICC de poliuretano

French (Fr)	Comprimento (cm)	Introdutor (Gauge)	Priming (mL)	Vazão máxima
2,0	30	19	0,18 mL	300 mL/h

Fonte: Filho JMB, Morais KM, Resende LAPR, Hoyler AC, Gomide GPM, Filho DC. Cateter central de inserção periférica (PICC) neonatal e pediátrico: implantação, manutenção e remoção. Núcleo de Protocolos Assistenciais Multiprofissionais. Material produzido pelo Serviço de Educação em Enfermagem (SEE) e Comitê de Terapia Infusional do Hospital de Clínicas da Universidade Federal do Triângulo Mineiro (HC-UFTM). Ebserh, 2017.

Vantagens do PICC

Uma das vantagens da inserção de um PICC é a utilização de técnica menos invasiva, que se soma ao seu custo, pois é considerado economicamente mais viável em comparação à inserção dos cateteres venosos centrais implantados cirurgicamente, podendo ser utilizado também em terapia domiciliar.

Outras vantagens para o paciente consistem em ser um procedimento rápido e com redução da incidência de complicações quando comparado com outros cateteres venosos centrais. Permite à população neonatal, pediátrica e adulta de pele frágil, rede venosa periférica limitada e difícil, um acesso venoso central seguro, evitando também múltiplas punções, tornando-se, assim, imprescindível à sua sobrevivência.

Anatomia e Fisiologia da Pele e do Sistema Vascular

Um aspecto importante no que diz respeito ao procedimento de inserção, manutenção e remoção do PICC, é o conhecimento que o enfermeiro deve ter não só da técnica de inserção em si e de manipulação do dispositivo, mas também da anatomia e fisiologia da pele e do sistema vascular. Esse conhecimento confere embasamento teórico-prático, permitindo indicar junto à equipe médica a necessidade de inserção do cateter, de acordo com as condições clínicas do paciente, além de escolher o local e a veia de acesso mais adequados e identificar complicações relacionadas ao cateter até a decisão de sua remoção.

A pele é o maior órgão do corpo humano, protegendo-o e adaptando-o ao meio ambiente. Desempenha inúmeras funções vitais como proteção contra ações mecânicas, térmicas e químicas, agentes agressores infecciosos e tóxicos. Constitui-se de três camadas de tecido: epiderme, derme e a hipoderme.

A primeira camada, epiderme, é a mais externa, constituída por um epitélio estratificado, pavimentoso e queratinizado, tendo como célula principal o queratinócito, responsável pela proteção. A segunda camada, derme, está localizada entre a epiderme e a hipoderme, sendo formada de tecido conjuntivo que contém fibras proteicas, vasos sanguíneos e linfáticos, terminações nervosas, órgãos sensoriais e glândulas. A terceira camada, hipoderme, é formada basicamente por células de gordura e faz conexão entre a derme e a fáscia muscular. Permite que as duas primeiras camadas deslizem livremente sobre as outras estruturas do organismo e atua como reservatório energético, isolamento térmico, além de proteção contrachoques mecânicos e fixação dos órgãos.

O sistema vascular é responsável pelo transporte do sangue para todas as partes do corpo humano e destas para o coração e os pulmões, tendo a função de suprimento de oxigênio e nutrientes para os tecidos. Os vasos sanguíneos que o compõem são classificados em artérias, veias e capilares. As veias têm três camadas de tecido que formam a parede: túnica adventícia, túnica média e túnica íntima. Podem ser classificadas em vênulas, veias de pequeno e de médio calibre, e grandes veias ou de grande calibre; dependendo dessa classificação, a sua estrutura e constituição celular poderão variar.

As veias de pequeno calibre caracterizam-se por serem vasos com diâmetro compreendido entre 0,2 e 1 mm e por apresentarem apenas duas das camadas comuns de construção dos vasos, a íntima e a adventícia. Elas constituem a maioria em conjunto com as veias de médio calibre, sendo que estas últimas têm diâmetro entre 1 e 9 mm. Esses vasos apresentam as três camadas padrões constituintes dos vasos sanguíneos, ou seja, são compostos pelas túnicas íntimas, camada média, tipicamente formada por fibras musculares lisas e elásticas, e camada adventícia, constituídas por fibras colagenosas, que é bastante desenvolvida. As veias de grande calibre também apresentam as três camadas-padrão, porém, enquanto a íntima nesses vasos é bem desenvolvida, a camada média é extremamente reduzida, contendo poucas fibras musculares lisas e a adventícia é a camada mais evidente.

Uma das peculiaridades das veias, principalmente as de pequeno e de médio calibre, é que apresentam em seu interior estruturas denominadas válvulas, formadas a partir de dobras da camada íntima que fazem saliência para a luz do vaso e são constituídas de tecido conjuntivo elástico revestido de células endoteliais em suas duas faces. As válvulas exercem a importante função de direcionar o sangue para o coração e, por isso, estão frequentemente presentes nas veias dos membros inferiores e superiores, impedindo o retorno venoso para os membros.

Indicações para Inserção do PICC

- Terapias intravenosas de duração prolongada. No caso da população neonatal e pediátrica, considera-se, no mínimo, duração de 5 a 7 dias;
- Infusão de medicamentos vesicantes e irritantes (com pH não fisiológico, menor do que 4 ou maior do que 8);
- Infusão de soluções hiperosmolares (nutrição parenteral total com osmolaridade superior a 850 mmosmol/L) e solução glicosada com concentração maior que 12,5% de glicose;
- Pacientes com difícil acesso vascular.

Contraindicações para Inserção do PICC

- Infusão de grandes volumes em bolus e sob pressão;
- História de tromboflebite ou trombose no vaso a ser cateterizado;
- Síndrome hemorrágica (coagulograma com atividades abaixo de 50% do normal e/ou plaquetopenia menor que 50.000/μm);
- Única opção de punção;

- Infusão de hemocomponentes (para cateteres menores que 4.0 Fr), conforme as orientações do fabricante do cateter;
- Presença de infecções, escoriações ou alterações dérmicas no local da inserção e da fixação;
- Presença de malformações musculoesqueléticas que possam interferir na anatomia da região a ser puncionada;
- Alergia ao material empregado na confecção do cateter.

Embora existam várias vantagens e situações que indicam a inserção do PICC, os pacientes pediátricos são categoria diferenciada por apresentarem menor calibre das veias do que os adultos. Os RN, principalmente, são uma particularidade da Pediatria, pois a imaturidade do sistema vascular e a idade gestacional podem limitar a disponibilidade de veias apropriadas para a inserção do cateter, tornando-se, muitas vezes, um procedimento estressante e tecnicamente difícil.

Veias de Escolha para Inserção do PICC

A escolha das veias para a inserção é uma etapa primordial do procedimento e os critérios para a sua seleção devem considerar o tipo e a duração da terapia endovenosa, as condições clínicas do paciente, incluindo a idade, o diagnóstico e a integridade vascular.

As veias para inserção incluem as superficiais na parte superior do braço, entre elas a veia basílica que, em virtude de seu maior diâmetro e de seu menor número de válvulas, é a primeira veia de escolha. As veias cefálica, braquial e medial cubital são outras opções. Os RN e lactentes até 18 meses se diferenciam dos demais pacientes pediátricos e adultos por terem outras opções de inserção como as veias do couro cabeludo (veia temporal e retroauricular), do pescoço (veia jugular externa), axilar e extremidades inferiores. Para os RN de extremo baixo peso, as veias safena ou poplítea podem também ser utilizadas.

A **Tabela 3.4** resume as vantagens e desvantagens das veias para inserção do PICC na população neonatal e pediátrica.

Na impossibilidade de acesso às veias citadas, outras podem ser utilizadas, tais como a femoral e poplítea. A veia femoral é de grande calibre, localiza-se abaixo do ligamento inguinal, é pouco visível, de difícil punção e favorece o risco de punção arterial, podendo causar também complicações tromboembólicas. Quanto à veia poplítea, localiza-se na região posterior da perna, é de difícil punção, e deve ser puncionada com atenção por estar próxima à artéria poplítea, além da difícil fixação do cateter.

Procedimento de Inserção do PICC

Preparo

◀ Orientação aos pais ou responsável

Inicialmente, o profissional deve informar a família sobre o procedimento, orientar sobre a sua importância, os riscos que este oferece, esclarecer possíveis dúvidas e solicitar a assinatura do termo de consentimento livre e esclarecido ao responsável.

Tabela 3.4. Características das veias preferencialmente utilizadas para inserção do PICC

Nome da Veia	Localização anatômica e número de válvulas	Vantagens	Desvantagens
Veia basílica	Região antecubital, mais lateralizada no antebraço com 4 a 8 válvulas	Menos tortuosa e facilmente visualizada, possibilita maior segurança na fixação do cateter e apresenta baixa incidência de flebite.	Proximidade com a artéria braquial, o que aumenta o risco de punção arterial acidental.
Veia cefálica	Menor do que a basílica, curso variável, 6 a 10 válvulas, lado radial do antebraço	Escolhida por sua facilidade de visualização	Pode apresentar bifurcação, menor calibre e maior tortuosidade, potencial risco para flebite e mau posicionamento
Veia cubital	Junção entre as veias basílica e cefálica, no nível da fossa antecubital.	Muitas vezes acessível para punção venosa	Pode limitar o movimento do membro e, em virtude do local de flexão, levar ao deslocamento ou flebite mecânica
Veia axilar	Larga, localizada na união da basílica e braquial.	Tem grande calibre, o que torna a inserção do cateter mais fácil. Indicada para grandes volumes	Próximo à artéria axilar, difícil visualização em crianças maiores devido à presença de gordura subcutânea
Veia braquial	Plexo braquial próxima à artéria braquial.	Fácil punção	Indicação é restrita por estar situada próxima ao plexo braquial e à artéria braquial
Veia temporal	Grande e facilmente visualizada, adjacente com a artéria temporal.	Pode ser de fácil visualização no RN e lactente	Apresenta variação em relação ao seu calibre.
Veia retroauricular	Tamanho variável.	Pode ser de fácil visualização no RNPT	Mais frágil e apresenta variação de seu calibre
Veia jugular	Formada próximo do ângulo da mandíbula (imediatamente inferior à orelha) pela união da divisão posterior da veia retromandibular com a veia auricular posterior.	Maior calibre, facilmente palpável e visível	Pode ocorrer deslocamento do cateter
Veia grande safena	Localizada na região mediana da perna, tem de 7 a 15 válvulas.	Fácil visualização nos RN pré-termo	Pode desenvolver edema de MMII em razão da dificuldade de progressão do cateter

Fonte: Becton-Dickinson (BD). First PICC, 2000.
RNPT: recém-nascidos pré-termo; MMII: membros inferiores.

◀ Avaliação das condições clínicas do paciente

É de grande importância a avaliação do enfermeiro sobre o diagnóstico médico do paciente, as condições da pele, hidratação e rede venosa, mobilidade dos membros, bem como resultados de exames laboratoriais (plaquetopenia), pois algumas situações contraindicam a inserção do PICC.

◀ Tipo de tratamento e escolha do cateter

A composição e os tipos de cateteres são fatores que estão diretamente associados ao risco de infecções locais e sistêmicas. Também, não existe um material ou tipo de cateter com características ideais tanto para a inserção como para a manutenção e maior tempo de permanência. Cabe ao enfermeiro conhecer os tipos de cateteres existentes no mercado e pleitear o mais adequado para a sua população, lembrando que a escolha deve ser individualizada para cada paciente.

A escolha do número de lúmens está relacionada à necessidade da terapêutica. Tendo em vista a complexidade dos pacientes pediátricos e neonatais, fica clara a necessidade de cateteres com dois ou mais lúmens. Por outro lado, a literatura evidencia que, para cateteres centrais, o ideal é aquele com menos lúmens, pois o número de vias está diretamente atrelado ao risco de infecções relacionadas ao cateter.

Quanto ao tamanho do cateter, poderá variar de acordo com os fabricantes. A Infusion Nursing Society sugere critérios a serem considerados na escolha do calibre do cateter: em crianças com peso menor que 2 kg, deve-se inserir cateter 1.9 Fr (24G); com peso entre 2 e 6 kg, cateter 2.8 Fr (22G); peso entre 6 e 20 kg, cateter 3.0 Fr (20G); e peso superior a 20 kg, cateter 4.0 Fr (18G).

◀ Avaliação da rede venosa e da pele adjacente

A veia escolhida deve ser calibrosa o suficiente para permitir a implantação do cateter, ser visível, palpável, reta e a pele adjacente deve estar íntegra e sem sinais aparentes de hematomas, alterações anatômicas, edemas e flebites.

◀ Intervenções para o controle da dor e da agitação

O neonato ou a criança internada em UTIP é submetida a vários procedimentos dolorosos durante o período de internação e a inserção do PICC, assim como qualquer procedimento de punção venosa, é dolorosa. Para um melhor resultado no procedimento, recomenda-se realizá-lo em ambiente reservado, tranquilo, com a criança em posição confortável, emocionalmente preparada, com analgesia adequada e, se necessário, sedada.

O profissional de saúde tem à sua disposição uma diversidade de intervenções para alívio de dor, porém ainda não há consenso sobre o método farmacológico ou não farmacológico mais adequado para cada faixa etária, lembrando que a sedação ou analgesia podem levar a efeitos colaterais indesejáveis. Assim, pesquisaram-se evidências científicas sobre os métodos mais utilizados para controle da dor na inserção do PICC.

Em estudo descritivo realizado em uma unidade de terapia intensiva neonatal (UTIN) da região central do Rio Grande do Sul, buscou-se descrever as práticas da equipe de Enfermagem no manejo da dor em RN submetidos à inserção do PICC a partir de entrevistas semiestruturadas com enfermeiros e técnicos de enfermagem. O estudo evidenciou a utilização de práticas farmacológicas, tais como morfina, dipirona e paracetamol solução oral; e não farmacológicas, como sucção não nutritiva, glicose 25% e *swaddling* (enrolamento). Concluiu-se que as práticas utilizadas são eficazes no manejo da dor neonatal e contribuem para a qualificação do cuidado ao RN na UTIN (Kegler, 2016).

Outro estudo desenvolvido em uma UTIN de um hospital privado na cidade de São Paulo buscou caracterizar as estratégias de analgesia e de sedação em neonatos submetidos à instalação do cateter e relacioná-las ao número de punções venosas, duração do procedimento e posicionamento da ponta do cateter. Foram avaliadas 254 inserções. A adoção de estratégias analgésicas ou sedação ocorreu em 88 (34,6%) instalações do cateter e não esteve relacionada ao número de punções venosas, duração do procedimento ou posicionamento da ponta do cateter. As estratégias mais frequentes foram a administração endovenosa de midazolam em 47 (18,5%) e fentanil em 19 (7,3%) inserções do cateter. Como medidas não farmacológicas, utilizaram-se solução adocicada em 2,0% e solução adocicada associada à sucção não nutritiva em 0,4%. Recomendou-se maior adoção de estratégias analgésicas antes, durante e após o procedimento (Costa, 2013).

Protocolos de analgesia farmacológica e não farmacológica já existem na literatura científica. Por exemplo, um *guideline* desenvolvido pelo Grupo de Estudo da Dor da Sociedade Italiana que recomenda, para a instalação do PICC em RN, a utilização de sucção não nutritiva com sacarose ou leite humano e aplicação da mistura eutética de prilocaína e lidocaína a 5% (EMLA). Em algumas situações, deve-se utilizar analgésicos opioides sistêmicos em bolus, especialmente para neonatos em ventilação mecânica.

As estratégias não farmacológicas são métodos cientificamente eficazes no controle da dor neonatal e apresentam uma série de vantagens como baixo custo, facilidade de administração e efeito analgésico praticamente imediato. Entretanto, ressalta-se que, dependendo da gravidade, condições clínicas e dos dispositivos instalados no paciente, essas medidas não são passíveis de implementação, como nos casos de pacientes intubados e/ou com restrição de dieta oral.

No entanto, estudos sobre as estratégias para manejo da dor relacionadas à instalação do PICC ainda são escassos. Alguns achados publicados sobre estratégias farmacológicas e não farmacológicas no alívio da dor durante a inserção do cateter em RN apontaram, por exemplo, somente o uso de sedativos que apenas auxiliam na diminuição da agitação do indivíduo, sem aliviar a dor (Costa, 2013).

◀ Posicionamento do paciente e mensuração do cateter

Para uma correta aferição do comprimento do cateter, deve-se posicionar o paciente em decúbito dorsal. De acordo com a região escolhida, existem técnicas para se realizar uma adequada aferição do comprimento do cateter.

Se a veia de escolha se localizar nos membros superiores, estende-se o membro escolhido a um ângulo de 90° com o corpo, medindo com uma fita métrica a partir do ponto escolhido para inserção até a ponta da clavícula direita, seguindo até o 3º espaço intercostal direito (**Figura 3.1**). O mesmo procedimento seve ser executado tanto para inserção à direita como à esquerda.

Para as veias da cabeça e pescoço, afere-se do local de punção, seguindo pela região cervical lateral, até a cabeça da clavícula direita e, então, até o 3º espaço intercostal direito. Quando o local da punção for do lado esquerdo, men-

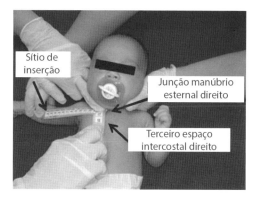

Figura 3.1. Mensuração do comprimento do cateter membro superior direito. Fonte: Arquivos do Centro de Tratamento Intensivo Neonatal.

surar do local escolhido até a junção manúbrio-esternal com a cabeça da clavícula direita, após descer até o 3º espaço intercostal.

Para inserção do PICC nos membros inferiores, coloca-se a fita métrica no local de punção, segue até a região inguinal, prosseguindo até a região umbilical e finaliza-se a mensuração um pouco acima do apêndice xifoide (**Figura 3.1**). Mensurar também o diâmetro do membro, acima e abaixo do local escolhido para a punção. Essa medida servirá de parâmetro para detecção de qualquer anormalidade posterior à inserção.

◀ Preparo do material

Para a inserção do PICC, é necessário utilizar a técnica de barreira máxima visando a segurança do paciente, iniciando-se pela correta higienização das mãos (**Figura 3.2**).

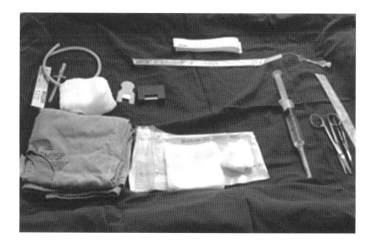

Figura 3.2. Materiais utilizados na passagem do PICC. Fonte: Arquivos do Centro de Tratamento Intensivo Neonatal.

O material básico necessário para o procedimento é:

- 1 cuba redonda;
- 1 tesoura;
- 1 pinça anatômica pequena não serrilhada;
- 2 a 3 campos médios;
- 1 campo fenestrado;
- compressas de gaze;
- 1 a 2 aventais cirúrgicos;
- 1 torniquete estéril;
- gorro, máscara, óculos;
- luvas estéreis;
- clorexidina a 2%;
- clorexidina alcoólica a 0,5%;
- solução salina a 0,9% (02 ampolas ou bolsa de SF0,9%);
- 1 seringa de 10 mL;
- agulha calibrosa;
- cateter de calibre adequado (conjunto de agulha e introdutor estéreis);
- fita adesiva impermeável e película transparente.

Técnica de inserção do PICC

Para a realização deste procedimento, o profissional que fará a punção deverá ser auxiliado por outro. Em caso de punção em membros superiores, posicionar a criança com a cabeça voltada para o lado do membro a ser puncionado antes de iniciar o procedimento.

◀ Preparo do campo cirúrgico e inserção

- Realizar a paramentação inicial com óculos, gorro e máscara (**Figura 3.3**);
- Higienizar as mãos;
- Abrir todo o material reunido previamente com técnica asséptica;
- Lavar e escovar as mãos com solução antisséptica degermante;
- Secar com compressas estéreis;
- Proceder à paramentação completa com técnica de barreira máxima: além dos óculos, gorro e máscara, vestir o avental e calçar as luvas estéreis (**Figura 3.3**);
- Organizar o campo de trabalho com o material necessário para o procedimento;
- Posicionar os campos simples e fenestrados;
- Permeabilizar o cateter com solução salina a 0,9%;
- Confirmar a medida do cateter com a fita métrica estéril e cortá-lo de acordo com a medida realizada anteriormente;
- Realizar a antissepsia com solução de clorexidina a 0,5% com movimentos circulares;

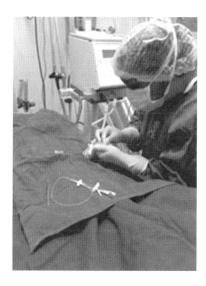

Figura 3.3. Barreira máxima para a inserção do PICC. Fonte: Arquivos do Centro de Tratamento Intensivo Neonatal.

- Realizar troca de luvas estéreis;
- Executar a punção introduzindo apenas o bisel da agulha;
- Observar o refluxo de sangue;
- Introduzir o cateter lentamente na luz do vaso através da agulha ou cateter introdutor, com auxílio da pinça anatômica;
- Retirar a agulha ou o cateter introdutor da luz do vaso, pressionando a pele;
- Avançar por completo o cateter utilizando a pinça auxiliar até alcançar a medida aferida previamente;
- Testar a permeabilidade do cateter, com solução salina a 0,9%;
- Se for utilizado o fio metálico flexível, retirá-lo;
- remover a bainha protetora;
- Solicitar radiografia de tórax para confirmar a posição do cateter;
- Realizar a limpeza do sítio de inserção com solução salina a 0,9% após confirmação radiológica;
- Preparar gaze e fita adesiva impermeável para fixação do cateter.

Fixar o cateter do seguinte modo:
- Colocar gaze no sítio de inserção sobre o cateter;
- Fixar o extensor com a fita adesiva impermeável;
- Fixar o cateter com película transparente;
- Retirar os campos;
- Retirar a paramentação;
- Higienizar as mãos;
- Realizar as anotações de acordo com o protocolo institucional.

◀ Técnica de Seldinger modificada

Esta técnica originalmente foi proposta por Ivar Sven Seldinger, em 1953, também referida como micropunção. Utiliza-se o introdutor com menor calibre permitindo a inserção do fio metálico flexível, que servirá de guia para introdução do cateter, após a remoção da agulha. É indicada nos casos de crianças com veia de difícil punção e a principal vantagem é possibilitar a inserção do cateter calibroso através da punção com agulha de menor calibre.

O uso da tecnologia de ultrassom em combinação com a técnica de Seldinger modificada (TSM) pode aumentar as chances de sucesso na localização do acesso vascular, contribuindo ainda para a redução da dor associada a diversas tentativas de punção. A utilização da ultrassonografia vascular (USV) por enfermeiros na punção periférica e inserção de PICC é relatada no Parecer nº 03 de 2009 do Conselho Regional de Enfermagem (COREN) de São Paulo sendo que, para a prática, o enfermeiro deverá ser submetido à capacitação.

Algumas recomendações também são importantes para a inserção do PICC, como:

- Estar atento para a ocorrência de hipotermia durante o procedimento de degermação e de antissepsia, principalmente do RN, além do risco de ocorrer arritmias. O paciente deverá estar sendo monitorizado;
- Evitar tocar no cateter com luvas, pois o talco poderá desencadear flebite química;
- Ao sentir resistência durante a introdução, não forçar a passagem do cateter. Pode-se injetar simultaneamente solução salina 0,9% para abrir as válvulas venosas, facilitando, assim, a progressão do cateter;
- Limitar o número de tentativas de punção em até três vezes ou conforme protocolo institucional. Número superior de tentativas tende a aumentar o risco de infecção;
- Não é recomendado o início da administração de drogas antes da confirmação da localização da ponta do cateter pela radiografia,
- Aferir as circunferências dos membros, pois um aumento nestes valores (acima de 2 cm), quando comparadas às medidas entre o membro puncionado e o contralateral ou em relação às medidas anteriores, indicará a suspeita de trombose ou extravasamento com necessidade de interrupção da terapia e avaliação do cateter;
- O procedimento e eventuais intercorrências devem ser registrados na Ficha de Protocolo de PICC padronizada na instituição e preenchida logo após a passagem do cateter.

Manutenção do cateter

Os cuidados na manutenção do cateter são essenciais para a prevenção de complicações, tais como o deslocamento, infecção e mau funcionamento. É necessário que o enfermeiro tenha habilidade, conhecimento e discernimento para executar as tarefas necessárias para os cuidados com o cateter.

Embora não haja tempo especificado para a permanência do cateter, uma das recomendações necessárias para a sua manutenção é a realização do *flush* de solução salina 0,9% ao término da infusão de medicamentos, como antibióticos, quimioterápicos e sangue, e a técnica de turbilhonamento para manutenção conforme a recomendação do fabricante para o *priming* de cada cateter e protocolo institucional.

Curativos do cateter

A finalidade do curativo é a proteção do local de inserção, evitando a migração do cateter. De acordo com as normas da INS 2011, os curativos devem ser trocados após as primeiras 24 a 48 horas da passagem e a cada sete dias conforme protocolo institucional, pelo enfermeiro habilitado, considerando as condições de estabilização e vedação da película transparente. Além disso, devem ser trocados quando o filme transparente estiver soltando, apresentando umidade ou sujidade, como resíduo de sangue.

Os sítios de inserção devem ser avaliados diariamente, observar as condições da pele do paciente, atentando à presença de alergias por adesivos ou película semipermeável.

O uso do dispositivo de estabilização pode ajudar a minimizar a migração do cateter, risco de flebite, risco de deslocamento e infecção. Existem diferentes tipos de métodos de estabilização, como o Statlock® e suturas de pele.

Durante a troca de curativo, avaliar o comprimento externo do cateter para determinar se ocorreu a migração do mesmo. Periodicamente, deve-se confirmar a posição da ponta do cateter pelo exame radiológico.

As diretrizes do CDC 2011 recomendam preparar a pele com clorexidina 0,5% antes da inserção do PICC e durante a troca do curativo.

Permeabilização do cateter

As principais recomendações para manter a permeabilidade são:

- Utilizar somente seringas acima de 10 mL de capacidade;
- Fazer técnica de turbilhonamento com pressão positiva para evitar refluxo sanguíneo, prevenindo obstrução da ponta do cateter;
- Realizar *flush* com SF 0,9% antes e depois das medicações e de acordo com a terapia intravenosa prescrita, podendo ser a cada 4 ou 6 horas, conforme protocolo institucional, considerando-se o dobro do *priming* do cateter;
- Administrar a solução de heparina. Nos neonatos, administrar a concentração de 1 a 10 U/mL considerando-se o peso e a idade gestacional. Nos pacientes pediátricos, solução de heparina na concentração de 10 a 50 U/mL, de acordo com o protocolo da instituição.

Quanto à periodicidade do *flushing*, considerar o tipo de cateter. Os cateteres não valvulados devem ser lavados a cada 12 horas, quando não estiverem em uso, e os cateteres valvulados devem ser permeabilizados pelo menos semanalmente.

Os cateteres valvulados apresentam a válvula longitudinal sensível à pressão, localizada na extremidade distal, conhecido com cateter de Groshong, nome dado pelo responsável do desenvolvimento desse dispositivo. Quando não está em uso, a válvula impede o refluxo de sangue e a embolia gasosa, permanecendo fechado a pressões de menos 7 a 80 mmHg. A pressão na veia cava superior deve exceder 80 mmHg para abrir a válvula para dentro, assim como a pressão negativa (vácuo) permitindo a aspiração de sangue. Por outro lado, a pressão positiva sobre o cateter (gravidade, bomba, seringa) abrirá a válvula para fora, permitindo a infusão de fluidos.

Coleta de amostras de sangue

A coleta de sangue do PICC poderá ser realizada somente nos cateteres de calibre maior que 4,0 Fr, de acordo com a recomendação do fabricante e conforme o protocolo institucional.

Troca de equipos e conectores valvulados

No caso de administração de soluções parenterais de infusão contínua, os equipos e conectores poderão ser trocados após permanência de 72 a 96 horas. Não há recomendação para troca dos equipos utilizados para infusões intermitentes.

Recomenda-se a troca dos conectores valvulados imediatamente após o término de hemocomponentes ou hemoderivados. No caso de administração de nutrição parenteral, devem ser substituídos a cada 24 horas, antes da instalação da nova solução.

Desobstrução do cateter

Uma das complicações do PICC é a sua obstrução por diversos fatores como a incompatibilidade das soluções administradas, a não permeabilização frequente conforme o protocolo institucional, entre outros.

Havendo resistência, não forçá-lo e empregar a "técnica da torneirinha": utilizar seringas de 5 e 10 mL com 1 mL de solução salina ou de heparina em cada uma, acopladas em cada uma das extremidades da torneira de três vias; realizar a aspiração com a seringa de menor volume e, ao mesmo tempo, abrir a torneira no sentido da seinga de 10 mL. Desse modo, garante-se que a solução entre no cateter, sem forçá-lo, na tentativa de dissolver o trombo.

Existem poucos estudos relacionados à melhor solução para a desobstrução do PICC nesses casos e faltam evidências científicas. Alguns estudos ainda estão sendo realizados *in vitro*.

Remoção do cateter

A retirada do PICC pode ser baseada na condição do paciente, final do tratamento da terapia intravenosa, presença de infecção, processo inflamatório ou mau posicionamento do cateter.

◀ Causas

Obstrução

A obstrução está entre as principais causas de remoção do cateter antes do final do tratamento. É definida como parcial ou completa e se caracteriza por impedir a aspiração de sangue e a infusão de drogas e soluções. Também podem ser classificadas como mecânicas consequentes a dobras ou compressão do lúmen do cateter, trombóticas em virtude da formação de coágulos ao redor do cateter e obstrução não trombótica pela precipitação de medicamentos incompatíveis.

Ruptura do cateter

Pode estar relacionado ao manuseio inadequado do cateter devido à utilização de seringas de tamanhos inadequados durante a terapia medicamentosa. Seringas pequenas geram altas pressões internas quando utilizadas e, se houver oclusão do cateter, a pressão de retorno pode não ser sentida, levando, então, ao rompimento do mesmo. Nesse caso, indica-se a remoção imediata.

Outra causa pode ser o contato do cateter com objeto pontiagudo.

Flebite

Consiste na inflamação das células endoteliais da parede venosa, podendo ser decorrente de traumatismo vascular durante o processo de introdução do cateter. Os sinais clínicos são: presença de eritema, edema, endurecimento ao longo do cateter formando um cordão fibroso palpável, podendo ou não ter a presença de secreção purulenta e dor local. Quanto à origem pode ser mecânica, infecciosa ou química.

A flebite mecânica decorre de um trauma durante a inserção do cateter e é evidenciada de 48 a 72 horas após a inserção ou retirada. A flebite infecciosa é uma inflamação da parede interna da veia associada a uma infecção bacteriana ou fúngica e está relacionada à contaminação durante a inserção, permanência ou da solução infundida.

A flebite química resulta da administração de medicamentos ou soluções irritantes, medicações diluídas inapropriadamente, velocidade da infusão, infusão intermitente com outras medicações, e presença de pequenas partículas na solução.

Segundo a INS de 2011, a flebite pode ser classificada conforme o grau de severidade de acordo com a **Tabela 3.5**.

Tabela 3.5. Classificação do grau de severidade de flebites

Grau	Sinais clínicos
0	Sem sinais clínicos
1	Presença de eritema Ausência ou presença de dor
2	Dor no local com presença de eritema e/ou edema
3	Dor no local com presença de eritema; Endurecimento; Cordão fibroso palpável
4	Dor no local com presença de eritema; Endurecimento; Cordão fibroso palpável > 2,5 cm; Presença de secreção purulenta

Fonte: INS 2011.

Infecção

A infecção da corrente sanguínea relacionada ao cateter (ICSRC) desenvolve-se em paciente com cateter vascular central (CVC) durante o período de 48 horas após a inserção. Ocorre presença de sinais e sintomas como eritema, calor e secreção purulenta no sítio de inserção, associado à hemocultura positiva ou cultura de ponta de cateter com crescimento maior ou igual a 15 unidades formadoras de colônia e sem nenhum outro foco aparente de infecção.

Trombose

Consiste na formação de plaquetas ou fibrina na veia puncionada, ou no cateter, consequente à lesão da camada íntima da veia, causada pela presença do dispositivo no lúmen do vaso. Os sinais clínicos incluem edema de extremidades, face, pescoço e ombros, dependendo do sítio de inserção do cateter. Os cateteres que não estiverem bem posicionados na veia cava superior aumentam a chance de formação de trombos.

Os cateteres de silicone têm maior chance de agregação de plaquetas e, consequentemente, aumenta a formação de trombos. Já o cateter de poliuretano, por apresentar um material mais rígido, pode provocar danos à camada íntima da veia evoluindo, também, para trombose.

Deslocamento do cateter

O deslocamento do cateter da posição adequada pode ocorrer espontaneamente ou pela movimentação do paciente, levando o cateter a uma posição mais periférica (tração) ou central (migração). No caso de tração, não é recomendado o reposicionamento do cateter em razão do risco de infecção.

Arritmia cardíaca

A arritmia cardíaca ocorre quando a ponta do cateter está mal posicionada, ou seja, abaixo do átrio direito ou abaixo do ventrículo direito, podendo trazer sérias complicações. Nesse caso, a taquicardia é o principal sinal indicativo dessa complicação. Recomenda-se o controle radiológico, identificando a localização da ponta do cateter e a sua tração, para que fique localizado na veia cava.

Infusão pericárdica e tamponamento cardíaco

A perfuração direta ou lesão tecidual endocárdica decorrem de infusão de solução hipertônica ou da aderência da extremidade do cateter ao miocárdio, com formação e deslocamento do trombo e posterior tamponamento cardíaco. Se não for detectada logo, e a infusão pericárdica drenada, pode levar o paciente à morte.

Hematomas

Consiste na coleção de sangue no extravascular sob o local do tecido injuriado, com coloração azulada, edema e presença de desconforto ao paciente. Pode ser classificada em leve, moderada e grave.

O enfermeiro deve estar atento aos fatores de risco que favorecem esta complicação como RNPT e com distúrbios de coagulação.

Infiltração

Deslocamento do cateter do interior da veia, com saída de solução ou medicamentos não vesicantes para os tecidos que a circundam, não provocando danos no local da lesão. Nesse caso, o paciente deve ser submetido à avaliação clínica e a confirmação da complicação é realizada por meio de investigação radiológica e posterior remoção do cateter.

Extravasamento

Consiste na saída de soluções ou medicamentos vesicantes para tecidos adjacentes. O grau de lesão está relacionado com o tipo, a concentração e volume da solução infiltrada nos tecidos intersticiais. Os principais fármacos que podem causar a complicação são os de alta vigilância como dopamina, norepinefrina, gluconato de cálcio, cloreto de potássio, drogas antineoplásicas e anfotericina B. Nesse caso, o cateter deverá ser removido.

Embolia

É uma complicação rara, porém grave e letal, ocorrendo por entrada de ar no sistema vascular. As bolhas de ar se deslocam para a válvula pulmonar, bloqueando o fluxo sanguíneo para as artérias pulmonares, levando à hipóxia e ao choque, podendo evoluir para óbito. As causas podem ser decorrentes da presença de ar no equipo e desconexão do sistema de infusão venosa.

Outra causa desta complicação pode ser a quebra do cateter e este pode migrar para o sistema vascular.

A remoção deve ser realizada por profissional qualificado, utilizando técnica asséptica, de modo lento e muito cuidadoso, sem forçá-lo, colocando-o após um curativo oclusivo. Após a retirada, conferir a medida com um segundo profissional para certificar-se de que todo o cateter foi retirado.

No caso de resistência durante a remoção, parar o procedimento devido ao risco de quebra do cateter. Recomenda-se a aplicação de compressa morna no trajeto do cateter por 20 minutos a fim de promover vasodilatação e facilitar a sua remoção. Mesmo adotando esta medida, se a resistência persistir, aplicar curativo oclusivo e aguardar por mais 12 a 24 horas, procedendo à técnica de aplicação da compressa morna durante esse tempo a cada 6 horas.

Referências Bibliográficas

1. Agência Nacional De Vigilância Sanitária. Prevenção de infecções em unidade de terapia intensiva. Brasília, DF: Disponível em: http://www.saude.mt.gov.br/portal/controleinfeccoes/documento/doc/mod_4_prev_infec_em_unid_de_terap_intensiva.pdf. Acessado em: 11 nov 2016.
2. Alexander M, Corrigan A, Gorski L, Phillips L. Core Curriculum for Infusion Nursing. 4 ed. Philadelphia, PA: Infusion Nurses Society; 2013.
3. Apostila do Curso de Certificação para Inserção do PICC Guiada por Ultrassom. MÓDULO VIII. 130. Hospital Mãe de Deus. Disponível em: http: Apostila_curso_PICC%20(3). pdf. Acessado em 15 dez 2016.
4. Cotogni P, Pittiruti PM. Focus on peripherally inserted central catheters in critically ill patients. World J CritCare Med. 2014;3(4):80-94.
5. Fetzer SJ, Manning GP. Safety e efficacy of the POP technique for restoring patency to occluded PICC catheters. ApplNurs Res. 2004; 17(4): 297-300.
6. Filho JMB, Morais KM, Resende LAPR, Hoyler AC, Gomide GPM, Filho DC. Cateter central de inserção periférica (PICC) neonatal e pediátrico: implantação, manutenção e remoção. Núcleo de Protocolos Assistenciais Multiprofissionais. Material produzido pelo Serviço de Educação em Enfermagem (SEE) e Comitê de Terapia Infusional do Hospital de Clínicas da Universidade Federal do Triângulo Mineiro (HC-UFTM). Ebserh, 2017.

7. Franceschi AT, Cunha MLC. Eventos adversos relacionados ao uso de cateteres venosos centrais em recém-nascidos hospitalizados. Rev. Latino-Am. Enfermagem, Ribeirão Preto. 2010;18(2):57-63.
8. Geddes LAB, Nichols HA. An overview of peripherally inserted central catheters. AdvPractNurs J. 2005;5(3):1-9.
9. Guyton AC, Hall JE. Tratado de Fisiologia Médica. 11 ed. Rio de Janeiro: Elsevier; 2006. 1115 ISBN 978-85-352-1641-7.
10. Kegler JJ, Paula CC, Neves ET, Jantsch L. Pain management in the use of the PICC in newborns. Escola Anna Nery. 2016; 20(4): e20160099.
11. Lamb J, Dougherty L. Infusion Nursing Standards of Pratice. J InfusNurs. 2006;29(6):338-45.
12. Lamblet LCR, Guastelli LR, Moura JDF, Alves M, Bittencourt AC, Teixeira APP, et al. Cateter Central de Inserção Periférica em Terapia Intensiva de Adultos. Revista Brasileira de Terapia Intensiva. 2005;17(1): 23-7.
13. Mccay AS, Elliott EC, Walden M. PICC Placement in theNeonate. N Engl J Med. 2014.
14. O'Grady N, Alexander M, Burns L, et.al. Guidelines for the Prevention of Intravascular Catheter-Related Infections, U.S. Department of Health and Human Services, Centers for Disease Control and Prevention. 2011: 1-83.
15. Ozkiraz S, Gokmen Z, Ince DA, Akcan AB, Kilicdag H, Ozel D, et al. Peripherally inserted central venous catheters in critically ill premature neonates. J Vasc Access. 2013;14(4):320-4.
16. Parecer COREN-SP CAT no 03/2009. Realização de ultrassonografia vascular por enfermeiros. São Paulo: COREN, 2009. Disponível em: http://www.corensp.org.br/sites/default/1.files/N%C2%BA%20 003009%20%20Realiza%C3%A7%C3%A3o%20de%20ultrassonografi a%20vascular%20por%20en-fermeiros.pdf. Acesso em: 15 dez 2016.
17. Paulson PR, Miller KM. Neonatal Peripherally Inserted Central Catheters: recommendations for prevention of insertion and postinsertion complications. Neonatal Network. 2008;27(4):245-57.
18. Pettit J, Wyckoff MM. Peripherally inserted central catheters: guideline for practice. 2 ed. National Association of Neonatal Nurses. 2007: 71. Disponível em: http://www.nann.org/pdf/PICCGuidelines. Acesso em: 15 dez 2016.
19. Pettit J. External jugular cannulation in infants and children. J InfusNurs. 2009;32(2):93-97.
20. Rogier CJ, Kees HP, Reinoud JBJG. Central venous catheter use in the pediatric patient: mechanical and infectious complications. Pediatric Critical Care Medicine. 2005;6(3):329-339.
21. Salis AL, Eclavea A, Johnson MS, Patel LH, Wong DG, Tennery G. Maximal flow rates possible during power injection through currently available PICCs: an in vitro study. Journal of Vascular and Interventional Radiology. The Society of Interventional Radiology.2004; 15:275-81.
22. Sharpe EL. Neonatal peripherally inserted central catheter practices and their association with demographics, training, and radiographic monitoring: results from a national survey. Adv Neonatal Care. 2014;14(5):329335.
23. Subramanian S, Moe DC, Vo JN. Ultrasound-guided tunneled lower extremity peripherally inserted central catheter placement in infants. J VascIntervRadiol. 2013;24(12):1910-1913.
24. Westergaard B, Classen V, Waither-Larsen S. Peripherally inserted central catheters in infants and children – indications, techniques, complications, and clinical recommendations. Acta Anaesthesiol Scand. 2013;57(3):278-287.

Oxigenoterapia e Cuidados com Ventilação Não Invasiva e Ventilação Pulmonar Mecânica

4

Evelim Leal de Freitas Dantas Gomes

Oxigênio

O oxigênio (O_2), descoberto por Scheele e Priestly entre 1772 e 1774, foi conceituado como essencial à vida e, ao mesmo tempo, tóxico. Foi somente em 1920 que o conceito do O_2 terapêutico foi introduzido por Barach, sendo utilizado em recém-nascidos (RN) na década de 1940 nos Estados Unidos. Desde então, houve um aprofundamento dos estudos nos efeitos desse gás no organismo, em especial nas crianças.

A toxicidade do O_2 em RN a termo (RNT) e nos prematuros (RNPT) vem sendo discutida há décadas, levando 30 anos para ser descrito um mecanismo denominado lesão por hipóxia/reoxigenação consequente ao acúmulo de hipoxantinas no sangue, que é um potencial gerador de radicais livres.

Efeitos da Hiperóxia

Fisiologicamente, o organismo foi preparado para se defender das situações de hipóxia. O fator HIF1α (*Hypoxia-Inducible Factor 1α*) é ativado durante a hipóxia fazendo a transcrição de muitos genes que defendem o organismo contra a hipóxia, provocando angiogênese, eritropoiese, aumento da ventilação e consumo de glicose na tentativa de reduzir o consumo de O_2 e aumentar sua distribuição para os tecidos.

Em níveis normais de O_2 e hiperóxia, o fator HIF1α é degradado. O organismo não tem as mesmas opções para responder à hiperóxia e esta, por tempo prolongado, poderá cursar com danos difusos em capilares pulmonares, endotélio e epitélio, gerando extensiva inflamação com infiltrados celulares e intersticiais, além de edema intra-alveolar. Essas situações patológicas pulmonares estão relacionadas à geração de espécies reativas de O_2 secundárias a esse evento.

Os achados experimentais com hiperóxia mostram disfunções como atelectasias, edema alveolar intersticial, derrame pleural e modificações na função e na estrutura celular. As alterações morfológicas decorrentes da inalação de concentrações elevadas de O_2 foram descritas inicialmente entre 1897 e 1899 por J. Lorraine Smith, que caracterizou os achados histológicos agudos incluindo atelectasia, inflamação, congestão vascular e edema alveolar relacionados à toxicidade.

Transição da vida fetal para pós-natal

O desenvolvimento embrionário e fetal ocorre em um ambiente com pouco O_2. No feto, a saturação de O_2 no sangue é em torno de 50 a 60%, sendo questionados os efeitos da alta fração inspirada desse gás em crianças prematuras que pode ser tão deletéria. Ao nascimento, é de extrema importância o aumento desta saturação para que haja adaptações cardiovasculares e circulatórias, porém níveis persistentes de 80 mmHg no sangue arterial podem levar a lesões cerebrais, oculares e pulmonares.

Efeitos do estresse oxidativo no cérebro e pulmões dos recém-nascidos

O cérebro do RNPT é mais suscetível ao estresse oxidativo em virtude da grande quantidade de gordura poli-insaturada e ferro associada a poucas enzimas antioxidantes, predispondo-o a inflamações mais intensas.

O óxido nítrico induzido (iNOS) está presente em grandes concentrações no cérebro imaturo, que também contribui para perpetuação do processo inflamatório afetando os pré e oligodendrócitos imaturos e que são mais suscetíveis ao estresse oxidativo, levando à degeneração neuronal e apoptose.

Os pulmões prematuros também são bastante afetados pelo estresse oxidativo, com destruição dos pneumócitos do tipo 1 e substituição dessas células por células epiteliais. A barreira alvéolo-capilar, antes fina, torna-se edemaciada e infiltrada de leucócitos, prejudicando a difusão dos gases, com aumento gradual do efeito *shunt* e redução da complacência pulmonar.

Fisiopatologia da Hipoxemia

Hipoxemia é o termo utilizado para indicar a redução da pressão parcial de O_2 no sangue (PaO_2) em níveis abaixo de 60 mmHg (RNT e RNPT < 55 mmHg) e saturação periférica de O_2 (SpO_2) menores que 90% (RNT e RNPT < 88%). Hipóxia, por sua vez, é a baixa distribuição de O_2 aos tecidos.

Existem quatro mecanismos possíveis para a ocorrência da hipoxemia:

- Hipoventilação alveolar: rebaixamento do nível de consciência, traumatismos crânio encefálicos e doenças neuromusculares;
- Altas altitudes: redução da fração inspirada de O_2 (FiO_2) no ar inspirado;
- Alteração na barreira alvéolo-capilar prejudicando a difusão: displasia broncopulmonar e congestão pulmonar;
- Alterações da relação ventilação/perfusão (V/Q): atelectasias, pneumonias e síndrome do desconforto respiratório neonatal.

Quando a hipoxemia se instala, vários mecanismos de compensação são ativados para tentar manter a distribuição de O_2 para os tecidos, sendo alguns benéficos, conforme a **Figura 4.1**.

A hipoxemia leva a alterações ou mecanismos compensatórios na tentativa de manter a oxigenação adequada para os tecidos. O aumento da ventilação por estimulação dos quimiorreceptores periféricos só ocorre em crianças maiores de 6 meses (de idade corrigida) devido aos bulbos carotídeos do RNPT, RN e no lactente jovem serem pouco inervados e, por sua vez, o controle respiratório se comporta como um prolongamento da respiração fetal, sendo inibida pela hipoxemia e estimulada com PaO_2 acima de 55 mmHg. O aumento da ventilação por tempo prolongado em condições de hipoxemia leva à fadiga dos músculos respiratórios e, nos RNPT e RN, à apneia e bradicardia.

A resposta ventilatória à hipóxia (RVH) na criança pequena é bifásica. No adulto, essa resposta atinge o pico em 3 a 5 minutos e é mantida entre 15 e 30 minutos. Na criança, a primeira fase é marcada por um aumento transitório da ventilação por até 2 minutos sendo, em seguida, por uma redução da ventilação a fim de reduzir a PaO_2 até níveis normais – chamada de fase depressiva. Ainda é controversa a idade exata em que ocorre uma equivalência do controle ventilatório da criança para o adulto, sendo importante entender que as respostas são diferentes além do impacto da administração de O_2 suplementar também.

Oxigenoterapia

É definida como administração de O_2 suplementar acima da fração inspirada do ambiente, que é de 21%. A administração desse suplemento aumenta a pressão alveolar de O_2, gerando um maior gradiente de pressão entre alvéolos e capilares, o que favorece a difusão do gás.

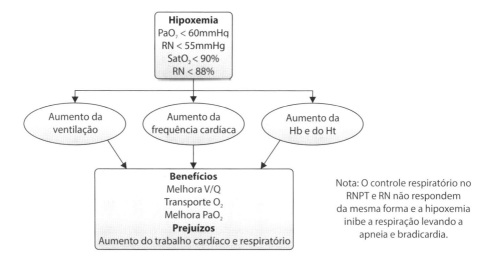

▶ **Figura 4.1.** Mecanismos adaptativos que ocorrem na presença de hipoxemia. Adaptado de Luna Paredes MC, et al., 2009.

Os objetivos gerais da oxigenoterapia incluem a manutenção da oxigenação tecidual adequada e a redução do trabalho cardiopulmonar, enquanto os clínicos visam corrigir a hipoxemia aguda, reduzir os sintomas da hipoxemia crônica, além da carga de trabalho que a hipoxemia impõe ao sistema cardiovascular.

Indicações da oxigenoterapia

A principal indicação é a hipoxemia comprovada que, em crianças e lactentes com mais de 28 dias, é demonstrada por uma PaO_2 menor do que 60 mmHg e saturação menor do que 90%; e RNT e RNPT, uma PaO_2 menor do que 50mmHg e saturação menor do que 87%.

◀ Precauções e complicações possíveis do excesso de O_2

- PaO_2 > 60 mmHg: depressão ventilatória em pacientes com hipercapnia crônica;
- PaO_2 > 80 mmHg em RNPT: pode ocorrer a retinopatia da prematuridade;
- FiO_2 > 50%: atelectasia de absorção, intoxicação por O_2 e depressão do batimento ciliar;
- Em cardiopatias canal-dependentes, o O_2 e a elevação da PaO_2 podem levar ao fechamento do canal arterial.

Riscos da oxigenoterapia

- Depressão da ventilação: na presença de hipercapnia crônica em crianças acima de 6 meses de vida, os quimiorreceptores periféricos param de responder quando há aumento da ventilação com o excesso de gás carbônico (CO_2) e passa a responder com a hipoxemia. Logo, a administração de O_2 suplementar corrige a hipoxemia e, consequentemente, há ausência de resposta ventilatória.
- Retinopatia: é multifatorial. A hiperóxia com PaO_2 maior do que 80 mmHg leva à necrose dos vasos da retina e a uma angiogênese aumentada e desordenada como resposta. Os outros fatores que corroboram com o aparecimento da retinopatia no prematuro são a hipotermia, alterações na pressão parcial de gás carbônico ($PaCO_2$), infecções, anemia e hipocalcemia.
- Atelectasia de absorção: o aumento na FiO_2 reduz a concentração de nitrogênio no ar inalado e leva ao aumento da concentração de O_2 alveolar, que, na ausência de nitrogênio, facilita a difusão do oxigênio para o sangue levando ao colapso alveolar.
- Hiperóxia: está associada ao aumento de radicais livres (aumento do estresse oxidativo) e lesões pulmonares e no sistema nervoso central (SNC), principalmente na criança prematura.
- Mecanismo de báscula: complicação potencial em pacientes pediátricos que ocorre quando a PaO_2 se reduz mais do que o esperado,

associado à redução da FiO_2 (efeito rebote), não retornando com o seu aumento. Isso ocorre com mais facilidade em crianças pequenas em razão da alta reatividade dos vasos pulmonares.

Sistemas de ofertas de oxigênio

Existem vários dispositivos de oferta de O_2 e o mais adequado dependerá da gravidade da hipoxemia, precisão requerida do controle da FiO_2, necessidade de umidificação e da tolerância da criança à terapêutica empregada. Quando o sistema é capaz de fornecer um fluxo maior do que o fluxo inspiratório do paciente e mantém a FiO_2 constante, é chamado de alto fluxo. Nesse sistema se incluem os dispositivos de Venturi.

O sistema de baixo fluxo administra O_2 a um fluxo menor do que o inspiratório do paciente e o O_2 administrado se mistura com o ar ambiente, resultando em uma FiO_2 variável, alta ou baixa, dependendo do dispositivo utilizado e do volume minuto do paciente. Esse sistema é indicado se a frequência respiratória é menor que 25 respirações por minuto e o padrão respiratório é estável. Os sistemas de baixo fluxo incluem a cânula, o cateter nasal e a máscara simples.

Na **Tabela 4.1,** estão divididas didaticamente as formas de administração de O_2 e descritas as principais vantagens e desvantagens de cada tipo de dispositivo.

Cuidados Relevantes com a Criança em Ventilação Não Invasiva

Definição

Ventilação não invasiva (VNI) é a aplicação de pressão positiva por interface como máscaras (faciais, nasais e *total face*) e prongas. A VNI foi um dos maiores avanços do cuidado respiratório na última década na prevenção da intubação, na condução do desmame da ventilação pulmonar mecânica (VPM) e na falência respiratória pós-extubação.

Indicações

- Redução do desconforto respiratório;
- Aumento da capacidade residual funcional (CRF);
- Melhora da relação ventilação/perfusão (V/Q);
- Melhora da oxigenação.

Tipos de interfaces e indicações

A escolha da interface e a fixação no paciente a ela são passos fundamentais para o sucesso da VNI. Vários modelos vêm sendo criados nos últimos anos e isso facilita a aplicação do método, porém eleger a interface mais adequada para cada paciente e situação pode ser um desafio para toda a equipe envolvida no cuidado da criança (**Tabela 4.2**).

Quanto maior a gama de interfaces à disposição da equipe, melhor será o resultado da VNI. A escolha da mais adequada é especialmente definida pelas

➡ Tabela 4.1. Vantagens e desvantagens dos dispositivos para oxigenoterapia

Método	Vantagens	Desvantagens	FiO_2
Cateter nasal	Simples e de baixo custo Umidificação não necessária	Obstrução de vias aéreas	Aproximadamente 21% + (n litros × 4)
Cânula nasal	Simples e de baixo custo; Permite a fala e a alimentação; Maior conforto e facilidade de aplicação	Obstrução de narinas; Incerteza na FiO_2	21% + (n litros × 4)
Máscara facial	Permite maiores concentrações de O_2; Usados em respiradores orais	Pouca tolerância; Difícil fixação; Obstrui saída do vômito	35 a 60%
Máscara com reinalação parcial	Máscara com bolsa reservatório; Quando o paciente exala, uma parte penetra no reservatório misturando com o O_2	As mesmas da máscara facial	50 a 60%
Máscara não reinalante	Tem válvulas nos orifícios de exalação para evitar a entrada de ar ambiente durante a inspiração e outra entre a máscara e o reservatório para evitar que o ar exalado entre no reservatório	As mesmas da máscara facial	95 a 100%
Máscara de Venturi	Precisão da concentração de O_2; Umidificação não necessária	As mesmas da máscara facial	24 a 50%
Tenda de oxigênio	Permite a mobilidade do paciente; Concentração de O_2 inspirado constante	Dificuldade de acesso ao tórax; Sensação de medo e/ou claustrofobia; Umidade do leito; Perda de O_2 cada vez que a tenda é aberta (báscula)	n litros ar × 21 + n litros O_2 × 100/n total de litros
Halo ou capacete	Concentração de O_2 inspirado constante; Fornece concentrações elevadas de O_2 Permite fácil recuperação da concentração de O_2	Dificulta os cuidados na cabeça da criança; Ruído elevado	n litros ar × 21 + n litros O_2 × 100/n total de litros
Incubadora	Fornece um ambiente termocontrolado passível de umidificação; Diminui o risco de contaminação	Perda de O_2 cada vez que a incubadora é aberta	40 a 50%

Fonte: Cedido por Martins e Tozato, 2017.

Tabela 4.2. Interfaces para VNI e suas aplicações

	Máscara oronasal	*Total face*	Helmet (capacete)	Máscara nasal	Prongas	Peças bucais
Fase aguda	•	•	•			
Aplicação fora da UTI	•	•		•	•	•
Menor claustrofobia				•	•	•
Maior chance de vazamento	•			•	•	•
Necessário VA superior patente				•	•	
Facilidade para tosse e expectoração				•	•	
Melhor adaptação à anatomia facial	•	•			•	•
Sem pressão na região nasal	•	•				•
Alto nível de ruído			•			
Necessidade de altos fluxos			•			
Irritação nos olhos	•			•		
Permite a fala			•	•	•	

Fonte: Adaptado de Brill, 2014.
VA: via aérea.

características anatômicas e idade da criança, porém também devem ser consideradas as questões financeiras da instituição e a experiência da equipe de saúde. Em casos de insuficiência respiratória aguda, por exemplo, normalmente os pacientes apresentam uma respiração oral (com exceção dos bebês menores de 6 meses), o que torna necessários melhor pressurização e menor escape de ar, mas é preciso escolher aquelas interfaces que envolvam nariz e cavidade oral (orofacial, *total face* e Helmet).

A intolerância à interface escolhida e a falha durante a terapia podem ser determinadas por alguns fatores, como excesso de pressão da máscara orofacial contra o rosto da criança e vazamentos para a região dos olhos – o que pode provocar lesões por excesso de pressão (ver capítulo 16 – Cuidados com a pele). Essas lesões também resultam da falta de suprimento de oxigênio e de nutrientes nos tecidos decorrente da pressão que os tecidos moles sofrem junto a uma proeminência óssea por longos períodos.

Nas VNI por tempos prolongados, recomenda-se o uso de interfaces com mínima pressão na região nasal e com menores vazamentos, como a *total face* (**Figura 4.2A** e **B**).

Em unidades neonatais, é comum a utilização de prongas e de máscaras nasais por tempos prolongados, o que pode favorecer o aparecimento de lesões de septo nasal, como na **Figura 4.3**.

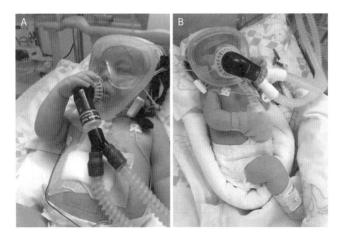

Figura 4.2. (A) Máscara *total face* pediátrica e (B) neonatal. Fonte: arquivo pessoal.

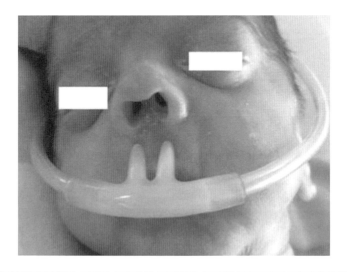

Figura 4.3. Lesão de septo nasal. Fonte: Maruccia, 2013.

Outros fatores também têm sido associados a lesões por pressão (LP), conforme **Tabela 4.3**. Existem no mercado proteção para septo nasal e máscaras de diversos modelos que auxiliam na prevenção de LP, conforme exposto no capítulo 17.

◖ Indicação dos modos de ventilação não invasiva

Existem basicamente três modalidades de VNI pediátrica e neonatal. Em pediatria, pode ser utilizado binível pressórico ou pressão positiva contínua nas vias aéreas (CPAP, do inglês *Continuous Positive Airway Pressure*), enquanto nos RN podem ser utilizados CPAP ou NIPPV (do inglês *Nasal Intermittent Positive Pressure Ventilation)*, que é um modo assistido e controlado em VNI. A **Tabela 4.4** mostra as indicações e particularidades de cada uma dessas modalidades.

Tabela 4.3. Fatores de risco para o desenvolvimento de lesões por pressão pela interface da VNI

Risco Geral	Fatores Extrínsecos	Outros
Medicamentos (analgesia, corticosteroide e outros); Desnutrição e desidratação; Condição da pele; História prévia de LP; Alteração de sensibilidade; Doença aguda ou crônica; Hipóxia/hipotensão; Estado psíquico alterado; Doença vascular	Cabresto ou fixação muito apertada; Tamanho inadequado da interface e/ ou do cabresto; Forças mecânicas como pressão e atrito.	Lesão na pele/escoriações; Edema; Anatomia da face e do nariz; Tempo de aplicação da pressão na pele; Inabilidade do paciente em ajustar a máscara (RN e lactentes).

Fonte: Adaptado de Brill, 2014.
LP: lesões por pressão.

Tabela 4.4. Indicações e particularidades da VNI

Modos e equipamentos	Alteração *drive* respiratório	RNPT	Crianças com menos de 10 kg	Crianças com mais de 10 kg	Hipoxemia	Hipercapnia
CPAP no VM		•	•	•	•	
PS + PEEP na VM			•	•	•	•
Binível com circuito único				•	•	•
NIPPV	•	•				•
CPAP gerador de fluxo				•	•	

PS: pressão de suporte; PEEP (*Positive End Expiratory Pressure*): pressão positiva expiratória final; RNPT: recém--nascido pré-termo.
Fonte: Gomes, 2018

Cuidados Relevantes com a Criança em Ventilação Pulmonar Mecânica

A criança em VPM está sujeita a inúmeras complicações associadas à sua condição clínica e/ou aos cuidados prestados. As complicações clínicas mais comuns são as alterações da dinâmica respiratória, infecção e lesão, evoluindo para pneumotórax, acidose respiratória, alcalose respiratória, instabilidade hemodinâmica, pneumonia associada à VPM (PAV) e estridor laríngeo pós-extubação. Entre as não clínicas, estão relacionadas à qualidade do cuidado prestado, que podem ser trauma por aspiração, intubação orotraqueal seletiva, extubação acidental, lesão cutânea no local da fixação e obstrução da cânula orotraqueal (COT).

Em relação ao trauma provocado durante a aspiração, a American Association for Respiratory Care (AARC) recomenda que a retirada de secreções deva ser realizada em resposta aos sinais clínicos e sintomas, como piora do desconforto respiratório, presença de secreção visível no interior da cânula, agitação e queda de saturação. Em crianças, o procedimento de aspiração de secreções traqueais está associado a várias complicações, como hipoxemia, bradicardia, atelectasias, trauma de mucosa/sangramento, aumento da pressão intracraniana, bacteremia, pneumotórax e óbito.

É estabelecido na literatura que os maiores problemas em relação à aspiração se referem à instilação de soro fisiológico, que não é recomendada, o tamanho adequado da sonda de aspiração em relação ao diâmetro interno da cânula e a pressão de vácuo. O procedimento não deve exceder 15 segundos com pressão de vácuo inferior a 100 mmHg e a aspiração só deve ser realizada na presença de secreção, não deve ser realizada de rotina ou com horários pré-agendados.

A **intubação seletiva** da COT para o brônquio-fonte direito é comum devido à anatomia e angulação desse brônquio; além disso é comum, no RNPT, evoluir com pneumotórax pela baixa complacência pulmonar e ausência de tecido elástico que surge nos pulmões a partir da 36ª semana de idade gestacional (**Figura 4.4**). Para evitar tal ocorrência, o posicionamento da COT deve obedecer a algumas regras, tais como:

- Pediatria: número da COT × 3;
- Crianças > 2 anos: [idade (anos)/2] + 12;
- RNPT: 6 + peso da criança (kg).

A **extubação acidental** é a remoção prematura da COT pelo paciente, ou equipe, de modo acidental, sendo considerado um marcador de qualidade da assistência prestada. Os fatores de risco incluem a agitação da criança (13 a 89% dos casos), fixação do tubo molhada ou sem cola (8,5 a 31%), manipulação (17 a 30%), extubação acidental prévia (47%), tempo de permanência na VPM (3% de risco diário) e maneira de fixação da COT. As complicações

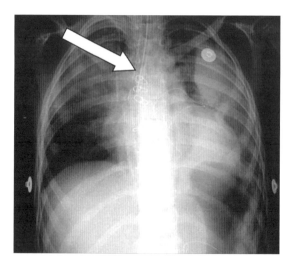

■ **Figura 4.4.** IOT seletiva a D. Fonte: arquivo pessoal.

imediatas incluem bradicardia (39 a 46%), necessidade de ressuscitação cardiopulmonar (5 a 13%), reintubação (8,3 a 100%) e maior tempo de VPM e permanência na UTI.

Medidas preventivas para evitar a extubação acidental:
- Protocolos de desmame e extubação, a fim de detectar precocemente o momento de extubar;
- Fixação adequada da COT com bandagem elástica adesiva (**Figuras 4.5 a 4.7**).
- Maior vigilância com as crianças com extubação acidental prévia;
- Manuseio da criança em dupla durante a troca de fixação da COT;
- Contenção da criança, desde que em prescrição médica e autorizada pelos pais;
- Monitorização do nível de consciência e grau de agitação.

A presença de **lesão cutânea** está relacionada ao tempo de VM, à troca frequente dos adesivos, ao tipo de fixação e à agitação da criança. A **obstrução da COT**, na maioria das vezes, ocorre quando rolhas são formadas por déficit de umidificação e aquecimento dos gases. Por isso, recomenda-se o uso de filtros umidificadores higroscópicos HME (*heat and moisture exchanger*), devendo ser trocados entre 48 e 72 horas.

Parâmetros iniciais da VM

Após a IOT, o posicionamento correto da COT e da criança ou RN, levar em consideração a faixa etária e tamanho da criança para o ajuste inicial do ventilador mecânico. A seguir, uma tabela de sugestão de parâmetros iniciais (**Tabela 4.5**). É necessária a avaliação constante da condição clínica, nível de consciência para melhor sincronia do paciente, bem como avaliação das condições de mecânica respiratória.

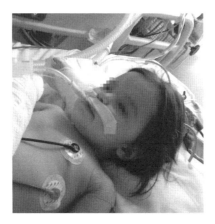

▶ **Figura 4.5.** Fixação da COT na criança. Fonte: arquivo pessoal.

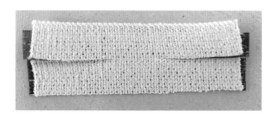

> **Figura 4.6.** Bandagem elástica adesiva para fixação da COT (arquivo pessoal).

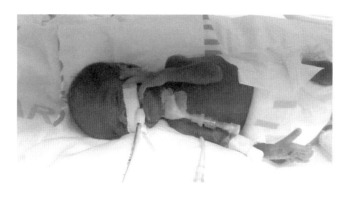

> **Figura 4.7.** Fixação da COT no RNPT (arquivo pessoal).

> **Tabela 4.5.** Ajuste inicial da ventilação mecânica

Idade	PIP	VC	PEEP	FR	TI
RN	15 a 20	6 a 8	5	30 a 40	0,4–0,6
Lactentes	15 a 20	6 a 8	5	20 a 30	0,5–0,7
Pré-escolares	15 a 20	6 a 8	5	15 a 25	0,7–0,9
Escolares	15 a 20	6 a 8	5	12 a 20	0,8–1
Adolescentes	15 a 25	6 a 8	5	10 a 15	1,0–1,3
Adultos	20 a 25	6 a 8	5	8 a 10	1,0–1,3

PIP: pressão inspiratória de pico (cmH$_2$O); VC: volume corrente (mL/kg); PEEP: pressão positiva expiratória final (cmH$_2$O); FR: frequência respiratória (ipm); TI: tempo inspiratório (s).
Fonte: Adaptado de Carmona 2012.

Referências Bibliográficas

1. American Association for Respiratory Care. Endotracheal suctioning of mechanically ventilated adults and children with artificial airways. Respir Care 1993; 38:500-4.
2. Apold J, Rydrych D. Preventing device-related pressure ulcers: using data to guide statewide change. J Nurs Care Qual 2012; 27: 28–34.
3. Brill AK. How to avoid interface problems in acute noninvasive ventilation. Breath 2014. 10(3):231-42.
4. Bueno FU, Eckert G, Piva JP, Garcia PCR. Profundidade de inserção do tubo endotraqueal em crianças submetidas a ventilação mecânica. Rev Bras Ter Intensiva. 2005;17(3):198-201.
5. Carmona F. Ventilação mecânica em crianças. Medicina (Ribeirão Preto) 2012;45(2): 185-96.

6. Carnevalli LP, Oliveira CS, Gomes ELFD. Avaliação do uso dos dispositivos de oxigenoterapia na enfermaria pediátrica. Fisioterapia Brasil 2012; 13(5): 348-52.
7. Clayton CE, et al. Inhaled carbon monoxide and hyperoxic lung injury in rats. American Journal of Physiol Lung Cellular and Molecular Physiology, Washington, USA, v. 281, n. 4, p. 949-957, 2001.
8. Comité Nacional de Neumonología, SAP. Guías para el manejo de la oxigenoterapia domiciliaria en pediatría. Parte 1: Generalidades, indicaciones y monitoreo. Arch Argent Pediatr. 2013;111(5):448-54.
9. Crapo JD. Morphologic changes in pulmonary oxygen toxicity. Annual Reviews Physiology, North Carolina, USA, v. 48, n. 1, p. 721-731, 1986.
10. Farias JF, Monteverde E. We need to predict extubation failure. J Pediatr (Rio J). 2006;82(5): 3224.
11. Gonçalves RL, Tsuzuki LM, Carvalho MGS. Aspiração endotraqueal em recém-nascidos intubados: uma revisão integrativa da literatura. Rev Bras Ter Intensiva. 2015;27(3):284-292.
12. Horne RSC, Parslow PM, Harding R. Postnatal development of ventilatory and arousal responses to hypoxia in human infants Respiratory Physiology & Neurobiology 2005; 149:257-271.
13. Jenkinson SC. Oxygen toxicity in acute respiratory failure. Resp Care 1983; 28:614-17.
14. Kopelman B, Myoshi M, Guinsburg R. Distúrbios respiratórios do período neonatal. São Paulo:Ed. Atheneu; 1998.
15. Leddy R, Wilkinson JM. Endotracheal suctioning practices of nurses and respiratory therapists: I Ihow well do they align with clinical practice guidelines? Can J Respir Ther 2015.51(3).
16. Lellouche F, Maggiore SM, Lyazidi A, et al. Water content of delivered gases during non-invasive ventilation in healthy subjects. Intensive Care Med 2009; 35: 987-995.
17. Manja V, Lakshminrusimha S, Cook DJ. Oxygen saturation target range for extremely preterm infants. A systematic review and meta- analysis. JAMA Pediatr. 2015;169(4):332-40.
18. Martins LMA, Tozatto C. Oxigenoterapia em pediatria e neonatologia. In: Fisioterapia hospitalar em pediatria. São Paulo:2017. Editora Manole; 2017.
19. Maruccia M, Ruggieri M, Onesti MG. Facial skin breakdown in patients with non-invasive ventilation devices: report of two cases and indications for treatment and prevention. Int Wound J 2013; doi: 10.1111/iwj.12135.
20. Meregalli CN, Barón FAJ, D'Alessandro MA, Danzi EP, Debaisi GE. Impact of a quality improvement intervention on the incidence of unplanned extubations in a pediatric intensive care unit. Arch Argent Pediatr 2013;111(5):391-397.
21. Merkel L, Kimberly B, Lewis MM, Stauffer J, Mujsce DJ, Kresch MJ. Reducing Unplanned Extubations in the NICU. Pediatrics 2014;133:e1367-e1372.
22. Morrow B, and Argent AC. A comprehensive review of pediatric endotracheal suctioning: Eeffects, indications, and clinical practice. Pediatr Crit Care Med 2008.9(5): 465-77.
23. Niwas R. Malposition of endotracheal tube: association with pneumothorax in ventilated neonates. Arch Dis Child Fetal Neonatal Ed 2007;92:F233-F234.
24. Paredes MCL, Cruz OA, Aznar AIC, et al. Fundamentos de la oxigenoterapia en situaciones agudas y crónicas: indicaciones, métodos, controles y seguimiento. AnPediatr(Barc).2009;71(2):161—74.
25. Rsovac S, Milosevic K, Nestorovic B, Nikolic A. Complications of mechanical ventilation in pediatric patients in Serbia. Adv Clin Exp Med 2014, 23, 1, 57-61.
26. Sahni R, Schiaratura M, Polin RA. Strategies for the prevention of continuous positive airway pressure failure. Seminars in Fetal & Neonatal Medicine (2016) 1 e 8.
27. Saugstad OD. Hyperoxia in the term newborn: more evidence is still needed for optimal oxygen therapy. Acta Pædiatrica 2012;101 (Suppl. 464):34-38.
28. Saugstad OD. Is oxygen more toxic than currently believed? Pediatrics 2001; 108; 1203.
29. Severinghaus JW. Simple, accurate equations for human blood O_2 dissociation computation. J Appl Physiol 1979; 46:599-602.
30. Solomita M, Palmer LB, Daroowalla F, Liu J, Miller D, LeBlanc DS, Smaldone GC. Humidification and secretion volume in mechanically ventilated patients. Respir Care 2009;54(10):1329-1335.

Cuidados Críticos com o Paciente Oncológico Pediátrico

5

Fernanda Machado Silva-Rodrigues
Lucila Castanheira Nascimento

Estima-se que, anualmente, sejam diagnosticados cerca de 12.500 casos de câncer em crianças e adolescentes no Brasil. Os tumores pediátricos mais comuns são as leucemias, os tumores do sistema nervoso central (SNC) e os linfomas.

Embora o câncer seja a causa de morte por doença mais comum em crianças no mundo desenvolvido, a mortalidade por câncer não está somente relacionada à progressão da doença, mas também ao tratamento. A causa mais frequente de óbito precoce durante o 1º mês de tratamento ocorre consequente à toxicidade da quimioterapia e está relacionada à sepse em pacientes com neutropenia. Outras causas incluem as complicações do período imediato após procedimento cirúrgico, a toxicidade neurológica, cardíaca e renal.

Crianças diagnosticadas com câncer são tipicamente admitidas na unidade de terapia intensiva pediátrica (UTIP) por complicações resultantes tanto das manifestações locais e sistêmicas da doença maligna, como dos eventos adversos da terapia antineoplásica.

Câncer Infantil e Cuidados Intensivos Pediátricos

Na década de 1950, a sobrevida das crianças e adolescentes com câncer era inferior a 10%. Hoje, aproximadamente 80% das crianças sobrevivem à doença. Somente no início da década de 1960 foi iniciado o uso de agentes quimioterápicos combinados para o tratamento da leucemia e, com essa prática, não só observou-se maior sobrevida dos pacientes pediátricos, como também o aumento da susceptibilidade às infecções, especialmente septicemias, uma das causas frequentes de admissão desses pacientes na UTIP.

Outras indicações para a admissão de crianças em tratamento para o câncer na UTIP incluem os efeitos diretos da doença no funcionamento dos órgãos, a toxicidade das drogas, as complicações metabólicas, como a síndrome de lise tumoral, além de hemorragias associadas à trombocitopenia severa. Tais eventos são geralmente reversíveis e, com a melhora do prognóstico global e a admissão nas UTIP com toda a sua infraestrutura, é considerada essencial para a obtenção de resultados positivos.

No passado, o cuidado intensivo ao paciente oncológico pediátrico era controverso, visto com pessimismo, pois havia pouca informação sobre consequências positivas a longo prazo e mais de 80% das crianças oncológicas admitidas em UTIP evoluíam ao óbito em razão de insuficiência respiratória sob ventilação ou insuficiência circulatória que requeria o uso de drogas inotrópicas. Os altos índices de óbito indicavam que o tratamento das malignidades na infância deveria ser melhorado significativamente ou os médicos deveriam ser realistas e trabalhar com a hipótese de que as crianças já iniciavam o tratamento com altas chances de requererem tratamento intensivo.

Muitos fatores são responsáveis pelo aumento da sobrevida global no câncer infantil e um dos principais refere-se às melhorias nas UTI e à consciência da equipe médica da necessidade de oferecer suporte intensivo nos quadros agudos apresentados por esses pacientes ao longo do tratamento. O manejo precoce da sepse, por meio do uso de antimicrobianos de amplo espectro, fluidos, inotrópicos, associados ao uso de fatores estimuladores de colônias foram também determinantes do maior sucesso da terapia aguda no cenário dos cuidados intensivos.

A hospitalização em UTIP envolve intervenções terapêuticas onerosas e para tomar a decisão de encaminhar a criança com câncer para esta unidade, a avaliação clínica racional da equipe médica é essencial. Entre as causas de admissão de crianças em tratamento oncológico na UTIP, destacam-se as manifestações locais ou sistêmicas do tumor ou da doença maligna e os efeitos adversos da terapia antineoplásica. Além dessas, observam-se também admissões relacionadas aos cuidados pós-operatórios, insuficiência respiratória, emergências oncológicas e complicações neurológicas.

Complicações Gerais no Paciente Oncológico Pediátrico

Eventos adversos da terapia e complicações graves

Os eventos adversos (EA) da terapia referem-se a qualquer ocorrência médica ou achado clínico anormal em pacientes expostos a uma determinada substância. Esses eventos geralmente são desfavoráveis e não intencionais (p. ex.: um achado laboratorial anormal), que se manifestam na forma de sintomas ou doença temporariamente associada ao uso de medicamentos, relacionada ou não a eles. Tais eventos provêm do uso combinado de quimioterápicos, da via de administração dessas medicações, das propriedades dos fármacos ou dose, inclusive overdose. Os EA mais comuns são: alterações hematológicas (anemia, neutropenia, trombocitopenia); náuseas e vômitos; dor; depressão; fadiga, entre outras sensações e alterações desagradáveis.

As complicações graves podem ser decorrentes da progressão da doença, bem como da terapêutica empregada, e envolvem situações clínicas potencialmente ameaçadoras à vida. As principais e que serão de interesse para este capítulo são:

- Neutropenia, infecção e sepse;
- Tamponamento cardíaco;

- Insuficiência respiratória;
- Complicações neurológicas;
- Hemorragias;
- Tiflite;
- Síndrome de lise tumoral;
- Síndrome da veia cava superior;
- Síndrome de compressão medular;
- Hiperleucocitose; e
- Complicações relacionadas ao TCTH.

O cuidado ao paciente neutropênico em UTIP

A neutropenia é o maior desafio ao longo da terapêutica oncológica em pediatria e para toda a equipe que atua na UTIP.

Crianças que receberam agentes antineoplásicos e/ou radioterapia ou que foram submetidas ao transplante de células tronco hematopoiéticas (TCTH) frequentemente se apresentarão neutropênicas ou trombocitopênicas em algum momento da doença ou do regime terapêutico empregado.

O risco de infecção será maior quando o número de neutrófilos circulantes for menor que 1.000/mm^3, sendo o risco para processos infecciosos diretamente relacionado à extensão e duração do estado neutropênico. A neutropenia severa corresponde a uma contagem absoluta de neutrófilos igual ou inferior a 500/mm^3 e, ainda que isoladamente, é considerada um importante fator de risco para infecções.

O número reduzido de neutrófilos em crianças com doenças malignas resulta da produção inadequada dessas células pela medula óssea, como observado nas leucemias agudas, ou da produção anormal de granulócitos incapazes de participar da fagocitose. A quimioterapia, a radioterapia e outras intervenções farmacológicas utilizadas no tratamento oncológico, como a administração de esteroides, contribuem para a imunossupressão e neutropenia. Além disso, a mielossupressão que causa a neutropenia geralmente causa trombocitopenia concomitantemente, o que predispõe o paciente a um maior risco para hemorragias e coagulopatias.

No **Quadro 5.1**, são apresentados alguns parâmetros e considerações para a criança com neutropenia e trombocitopenia.

Como supracitado, o paciente pediátrico diagnosticado com uma doença maligna vivenciará períodos de comprometimento imunológico causado pela doença e pela terapia.

Embora os avanços terapêuticos no tratamento do câncer infantil tenham caminhado a passos largos nos últimos anos, as complicações relacionadas aos **processos infecciosos e sepse** mantêm altos índices de morbidade e mortalidade. Antes da existência do suporte da UTIP, as taxas de mortalidade de crianças com esse quadro eram superiores a 50%, taxa esta que diminuiu significativamente com o surgimento dessas unidades, a ênfase na administração de antimicrobianos e o rápido manejo de sintomas.

Embora o controle das infecções e sepse tenha aumentado ao longo do tempo, observa-se que atualmente morrem mais crianças de sepse do que vítimas da doença oncológica propriamente dita.

Quadro 5.1. Parâmetros de avaliação e cuidados direcionados à criança com câncer

Sinais vitais • Temperatura igual ou superior a 37,8 °C deve ser verificada a cada 2 horas em pacientes não febris e a cada 1 hora em pacientes febris.	**Considerações para o cuidado** • Lavagem das mãos; • Monitorar parâmetros hematológicos (contagem de neutrófilos, por exemplo); • Orientar o cuidado limitado com pessoas recentemente imunizadas com vacinas de vírus vivos; • Manter integridade da pele e excelente higiene; • Orientar e utilizar loções para hidratação da pele, além do uso de sabonetes hidratantes; • Prevenir trauma retal, evitando enema ou o uso de supositórios; • Administrar medicações que promovem o amolecimento das fezes; • Evitar a via intramuscular para administração de drogas, devido ao risco para a formação de abcessos na pele; • Orientar as adolescentes a não utilizarem absorventes internos; • Avaliar potenciais sinais de infecção do SNC; • Nos cuidados à cavidade oral, usar escova dental macia e/ou enxaguantes bucais; • Manter técnicas assépticas ao realizar procedimentos invasivos ou manipular tubos e cateteres; • Orientar o paciente a evitar o contato com alimentos que podem introduzir patógenos no trato gastrointestinal (i.e. carnes cruas ou mal cozidas, verduras ou vegetais não lavados, água da torneira ou não filtrada).
Pele • Avaliação de fissuras, lesões, dor, vermelhidão, especialmente em áreas menos visíveis (i.e dobras da pele, nádegas, axilas, períneo, regiões perianal e mamária e escroto).	
Avaliação neurológica • Avaliar queixas de cefaleia, rigidez de nuca, tontura e alterações visuais. • Avaliar queixas de pressão na região sinusal, dor e congestão.	
Avaliação pulmonar • Avaliar padrão de respiração e sons respiratórios para a presença, ausência ou modificações no padrão, esforço ou frequência. • Avaliar mudanças na quantidade e cor da expectoração.	
Aparelho genitourinário • Avaliar mudanças na função genitourinária (frequência, cor, aparência da urina e disúria).	
Funções gastrointestinais • Avaliar função intestinal (consistência, dor, frequência, cor e quantidade) • Avaliar cavidade oral quanto à presença de estomatites, úlceras, placas esbranquiçadas; secura; eritema e problemas dentais. • Atentar-se às queixas de dor e disfagia.	
Dispositivos para acesso vascular • Avaliar a inserção do cateter quanto e sutura para sinais de infecção (fissuras, eritema, dor, endurecimento da pele, saída de secreção, inchaço ou calor).	
LEMBRE-SE: Atente-se sempre a presença de febre. Sinais ou sintomas habituais da resposta imune normal podem estar diminuídos em pacientes severamente neutropênicos ou pacientes que estejam recebendo terapia com esteroides; a febre pode ser o único sinal que indicará infecção!	

Quanto mais agressivo for o tratamento, mais longo será o estado de imunossupressão e, consequentemente, a susceptibilidade às infecções. Além disso, o tipo de tumor e o estádio da doença também contribuem para a frequência e tipo de infecção.

A criança em estado de imunossupressão se apresentará na UTIP com manifestações clínicas de sepse ou choque séptico. O reconhecimento precoce de sinais clínicos de infecção e sepse e intervenções rápidas diminuem significativamente o risco de mortalidade associada a essas complicações.

◀ Patogênese do processo infeccioso e terapêutica

Basicamente, o desenvolvimento de infecções na criança com câncer partirá do comprometimento das defesas do organismo. A natureza da doença e a ação imunossupressora da quimioterapia e da radiação resultam em alterações imunes que limitam a capacidade da criança em combater as infecções. Corpos estranhos, como acessos e cateteres venosos, além das transfusões, são portas de entrada para a introdução de diversos patógenos na corrente sanguínea. Além disso, desnutrição decorrente do apetite diminuído, lesões teciduais e náuseas relacionadas à quimioterapia contribuem para a diminuição da velocidade de cicatrização e possibilitam a colonização bacteriana.

Em alguns casos, o próprio tumor predispõe a criança à infecção. Tumores primários e secundários podem causar obstruções que favorecem a colonização local por microrganismos. Por exemplo, uma criança com tumor de Wilms é mais susceptível a infecções do trato urinário em virtude da obstrução causada pelo tumor. A massa tumoral ainda avança por barreiras de proteção do organismo, como a pele e mucosas e permitem o acesso de patógenos à corrente sanguínea.

Certas malignidades têm sido associadas a um maior potencial para infecções. Sabe-se que crianças com doença de Hodgkin e linfoma não Hodgkin têm função comprometida de linfócitos T e monócitos, além da diminuição das funções dos linfócitos B, ao passo que crianças com leucemia apresentam deficiência na imunidade mediada por células.

Os efeitos adversos do tratamento também abrem margem a outras fontes de infecção, como as mucosites, os danos à mucosa intestinal e fissuras anais, todos consequentes do uso de drogas citotóxicas. Bactérias como a *Escherichia coli, Klebsiella pneumonia e Pseudomonas aeruginosa* são os tipos de microrganismos comumente identificados em pacientes neutropênicos, além de fungos (Aspergillus e Candida) e alguns vírus (citomegalovírus).

Fatores como o quadro infeccioso persistente na presença de inflamação leva à falência de múltiplos órgãos. Além disso, a resposta inflamatória provoca alterações dos fatores de coagulação, o que leva à coagulação intravascular disseminada (CIVD) e trombose.

O tratamento da sepse associada à neutropenia inclui terapias de amplo espectro, que cubra microrganismos gram-negativos e gram-positivos, antifúngicos e fatores estimuladores de colônia (GCSF, do inglês *Granulocytes Colony-Stimulating Factors*), os quais promovem a produção de glóbulos brancos. Exames iniciais de cultura de amostras sanguíneas, além de coletas frequentes são esperados durante a permanência na UTIP. Também fazem parte da terapia a monitorização do tempo de coagulação, a contagem de plaquetas nas sepses e o tratamento com hemocomponentes.

Crianças com febre persistente e neutropenia na vigência do uso de antibióticos geralmente são tratadas com antifúngico, sendo a anfotericina B um dos mais empregados. Trata-se de uma medicação que requer cuidados especiais para sua administração, que deve ser lenta e por meio do uso de bomba de infusão, além de ser uma medicação com grande potencial para a interação com outras drogas e estar associada a frequentes reações de hipersensibilidade. Infelizmente, seu uso também está associado a sérias complicações ao organismo, notadamente anafilaxia e nefrotoxicidade (**Tabela 5.1**).

Além das infecções fúngicas, são comuns as infecções virais e parasitárias nas crianças neutropênicas. Nesse caso, são empregadas medicações como ganciclovir e imunoglobulinas ou aciclovir. Sendo esse último mais utilizado no tratamento da varicela-zóster, herpes simples e herpes zoster.

Para a profilaxia em pacientes neutropênicos, é comum a utilização de sulfametoxazol e trimetoprim (Bactrim), principalmente na prevenção da pneumonia causada pelo *Pneumocystis carinii*.

Tabela 5.1. Precauções para a administração de Anfotericina B

1. Principais interações medicamentosas	Amifostina, amicacina, ampicilina, ampicilina+sulbactam, atonolol, bicarbonato de sódio, bleomicina, caspofungina, ciprofloxacino, cisplatina, dacarbazina, daunorrubicina, doxorrubicina, diazepam, dobutamina, dopamina, fenitoína, etoposido, fluconazol, irinotecano, mesna, metronidazol, midazolam, mitoxantrona, morfina, propranolol, soro fisiológico 0,9%, sulfametoxazol + trimetoprima, topotecano, vancomicina e voriconazol.
2. Principais complicações associadas à droga	Anafilaxia e nefrotoxicidade. É comum que a criança apresente reação moderada a severa durante a administração da droga. Geralmente apresentando-se na forma de tremores e hipertermia.
3. Cuidados de enfermagem na administração da droga	• Hidratação prévia (2 horas antes) com solução salina e KCl para prevenção de dano renal e hipocalemia. • Atenção à dosagem que varia de 0,25 a 1,0 mg/kg/dia, em infusão intravenosa contínua, com a duranção de 2 a 6 horas. Sendo 4 horas o tempo médio de infusão. • Não misturar a droga à solução salina, pois precipita. • Usar uma via de administração exclusivamente para a Anfotericina B durante a infusão. • A temperatura do paciente, pulso, respiração e pressão arterial devem ser monitorados a cada 30 minutos durante toda a infusão. • Na vigência de febre e tremores, a administração da droga deverá ser interrompida. • Administração de difenidramina, meperidina e antitérmico, antes da infusão ou na vigência de reações adversas durante a administração da droga. Em reações severas, pode-se também administrar hidrocortisona. Todas essas medicações devem ser prescritas pelo médico.

◀ A neutropenia e a febre

O aumento da temperatura corporal na vigência de neutropenia instala o frequente quadro de neutopenia febril em crianças e adolescentes em terapia contra o câncer. Essa é uma das principais emergências oncológicas que se não tratadas a tempo, instalarão um quadro de sepse que demandará a retaguarda em UTIP e que, a depender de sua gravidade, será irreversível.

A neutropenia febril requer hospitalização e introdução de antibioticoterapia empírica. Define-se febre nesses pacientes como uma medida única de temperatura oral igual ou superior a 38,3 °C ou temperatura axilar igual ou superior a 37,8 °C por 1 hora contínua ou em dois episódios com intervalo de, pelo menos, 12 horas.

A febre no paciente oncológico sinaliza quadro de emergência e seu controle, não se restringe ao uso de antitérmicos, mas, sobretudo, à introdução precoce de antibioticoterapia empírica, coleta de exames de hemocultura (periférica e de cateteres venosos centrais), exames de imagem, principalmente radiografia de tórax e análise de amostra urinária para fins de confirmação da etiologia do quadro febril. A terapia com antifúngicos deve ser iniciada em torno de 96 horas após a implementação do tratamento empírico com antimicrobianos, na persistência de quadro febril.

◀ Quadros infecciosos e sepse

Sempre que o quadro infeccioso progride para choque séptico, o estado de choque é tratado da mesma maneira que os demais pacientes pediátricos que se apresentam com sepse ou em choque séptico. O único inconveniente para o paciente oncológico pediátrico é que a administração repetida de agentes quimioterápicos, entre eles agentes cardiotóxicos, leva à disfunção do miocárdio que, na vigência de sepse, diminui a tolerância da criança para a reposição de líquidos.

Assim, o manejo do quadro com a reposição de fluídos e drogas inotrópicas nesses casos deverá ser cautelosa e acompanhada por monitoração hemodinâmica, inclusive invasiva.

Tamponamento cardíaco

O tamponamento cardíaco não é frequente em crianças oncológicas e, quando ocorre, sua etiologia difere das comumente observadas no público pediátrico em terapia intensiva. O tamponamento pericárdico pode ocorrer por invasão direta da massa tumoral no pericárdio, por invasão metastática (doença de Hodgkin e leucemia linfocítica aguda), infecções ou inflamações severas ou como sequela da radioterapia, manifestando-se tanto como efusão pericárdica, em que há excesso de líquido devido à inflamação na membrana serosa, como por fibrose constritiva. Efusões pericárdicas são mais comuns em crianças com tumor de Wilms, neoplasia renal em que são comuns trombos tumorais que atingem as câmaras cardíacas.

Como já dito, esse não é um quadro tão comum em crianças oncológicas quanto em outras patologias, pois o acúmulo crônico de líquidos permite que o pericárdio se alongue gradualmente ao longo do tempo e acomode grande quantidade de líquido, antes que o tamponamento ocorra.

◀ Apresentação clínica

Os sinais e sintomas clássicos de tamponamento cardíaco não diferem do observado em crianças não oncológicas. Por isso, ressaltam-se as peculiaridades dessa população, como a apresentação clínica insidiosa em pacientes oncológicos pediátricos. O acúmulo de líquido apresenta-se por meio de sinais e sintomas sutis, como fadiga, dispneia, tosse, dor no peito, distensão abdominal e sinais e sintomas de insuficiência cardíaca congestiva. É de suma importância que o enfermeiro reconheça esse quadro precocemente para intervenção rápida e apropriada junto à equipe médica.

O manejo clínico depende do grau do comprometimento circulatório. A pericardiocentese deve ser realizada com cautela, pois frequentemente a criança oncológica apresenta trombocitopenia ou outras coagulopatias, sendo necessária a administração de hemocomponentes antes da realização do procedimento. Uma das particularidades da pericardiocentese na criança com câncer é que ela não só é terapêutica, mas permite a coleta de amostra de líquido para o diagnóstico de malignidade ou acompanhamento da progressão da doença. A instalação de cateteres, como o Pigtail/duplo J, permitirá a drenagem de líquido remanescente, portanto há ainda a cautela quanto ao risco infeccioso e possível miocardite, sendo imprescindível a cautela quanto à realização de técnicas assépticas na manutenção desse e de outros dispositivos.

A terapia definitiva para o quadro de tamponamento cardíaco consiste no tratamento da patologia de base, no caso de malignidades hematológicas o tratamento será com quimioterapia e os tumores sólidos devem ser removidos ou ter sua área diminuída com radioterapia local. Nesse contexto, o enfermeiro é o responsável pelo provimento de conforto máximo ao paciente, por meio de posicionamento adequado, hidratação e controle da oxigenoterapia prescrita.

Insuficiência respiratória aguda no paciente oncológico pediátrico

O desenvolvimento de insuficiência respiratória aguda no paciente pediátrico com uma doença oncológica requererá cuidados críticos. A inabilidade para ventilar e promover trocas gasosas decorre de uma série de quadros infecciosos e não infecciosos, incluindo infecções pulmonares oportunistas ou desordens pulmonares induzidas pelas toxicidades dos quimioterápicos e/ou da radioterapia.

A epidemiologia das malignidades na infância nos mostra que tumores pulmonares primários em crianças são raros, portanto as admissões não decorrentes dos quadros pulmonares supracitados são geralmente atribuídas à existência de massa mediastinal comprimindo os pulmões. As massas mediastinais anteriores são as mais comuns na infância e os linfomas são os responsáveis por grande parte dessas formações. Os linfomas de Hodgkin, que geralmente ocorrem antes da 1ª década de vida, em 85% dos casos apresentam envolvimento intratorácico ao diagnóstico em virtude do acometimento dos linfonodos mediastinais anteriores. Tais linfomas podem ainda se manifestar como múltiplos nódulos pulmonares e consolidações multifocais.

Nos linfomas não Hodgkin, cerca de 50% dos casos mostram envolvimento intratorácico. As cadeias linfonodais anteriores e posteriores são igualmente envolvidas, e o envolvimento pleural manifesta-se na forma de efusões ou massas pleurais.

◀ Fusões pleurais

Consistem no acúmulo de líquido entre a pleura e a cavidade torácica e ocorrem por diversas razões, entre elas, a irritação da membrana pleural por células cancerígenas, infecções, crescimento do tumor, obstrução linfática ou venosa da pleura pela massa mediastinal. As crianças mais predispostas a esse quadro são aquelas com diagnóstico oncológico de leucemias, doença de Hodgkin e linfoma não Hodgkin, sarcomas, neuroblastoma e tumor de Wilms.

Os sinais e sintomas de efusão pleural incluem dispneia, tosse, dor no peito, taquipneia e taquicardia. O acúmulo de líquido geralmente é confirmado pela presença de fluido no espaço pleural, sendo examinado quanto à presença de células malignas ou para descartar infecção. A toracocentese e a instalação de um dreno de tórax são indicadas para drenagem.

Cabe ao enfermeiro a propedêutica pulmonar e respiratória, além da monitorização e constante avaliação da criança que apresenta quadro de efusão pulmonar. O enfermeiro deve, ainda, atentar para possíveis complicações dos procedimentos de toracocentese e drenagem torácica.

◀ Infiltrado pulmonar

Em pacientes não neutropênicos, os infiltrados pulmonares geralmente são atribuídos a quadros de pneumonia adquiridas na comunidade. Entretanto, nas crianças oncológicas neutropênicas, as pneumonias bacterianas são a causa mais comum dos infiltrados e são responsáveis por altas taxas de mortalidade. Os microrganismos gram-positivos são os patógenos mais comuns, porém agentes fúngicos, virais ou parasitas também são considerados as principais causas de pneumonia infecciosa em pacientes com neutropenia prolongada.

O uso do sulfametoxazol + trimetoprima (SMX-TMP) profilático diminui significativamente o risco de pneumonias causadas pelo *Pneumocystis jirovecii* (antes referido como *Pneumocystis carinii* (PCP)), ainda assim, elas são frequentes nos pacientes imunossuprimidos. As pneumonias fúngicas são as mais observadas em crianças neutropênicas que receberam agentes antibacterianos por tempo prolongado sem evidência de melhora clínica, enquanto o *Aspergillus* e a *Candida* são os agentes fúngicos mais frequentes.

Uma das peculiaridades da criança oncológica, já mencionada anteriormente, é que os danos pulmonares podem ser causados pela toxicidade decorrente das drogas empregadas no tratamento (**Tabela 5.2**). Danos como esses são de difícil detecção porque são insidiosos e costumam piorar na vigência de quadros infecciosos, radiação ou metástase pulmonar.

▶ **Tabela 5.2.** Agentes quimioterápicos com potencial para dano pulmonar

Adriamicina
Bleomicina
Busulfan
Ciclofosfamida
Metotrexate

Complicações neurológicas

Assim como outras emergências oncológicas, as convulsões nas crianças com câncer acontecem por uma série de razões, incluindo crescimento tumoral, doença metastática ou em virtude de toxicidade causada pela própria terapia, além da progressão da doença. Tumores como astrocitomas, ependimomas e gliomas podem estar localizados no hemisfério central e levar a convulsões, bem como linfomas, retinoblastomas e rabdomiossarcomas quando se disseminam pela emissão de metástases, causando episódios convulsivos.

Algumas drogas antineoplásicas, como o metotrexate intratecal, L-asparaginase e vincristina, têm as convulsões como efeito adverso, assim como as alterações metabólicas associadas à disfunção de alguns órgãos, como hipocalcemia, hipoglicemia, hiponatremia e uremia. Há ainda o agravante da neutropenia e trombocitopenia, que aumentam o risco de infecções no SNC, tais como meningite, abscessos cerebrais ou hemorragias intracerebrais.

A despeito da causa, as convulsões na criança oncológica são tratadas da mesma forma que nas demais crianças com outros quadros clínicos ou doenças de base. A manutenção da permeabilidade de vias aéreas e a ventilação adequada devem ser prioritárias, já que a maioria das convulsões é autolimitada.

◀ Aumento da pressão intracraniana

O aumento da pressão intracraniana (PIC) é preocupante em qualquer paciente pediátrico e, nos oncológicos, apresenta etiologias diferentes e tem início rápido ou insidioso.

Por motivos óbvios, uma criança que tenha um tumor cerebral apresenta maior risco para o aumento da PIC. No entanto, esse risco é bastante aumentado para crianças com outras malignidades em virtude dos efeitos da neutropenia e/ou trombocitopenia.

O risco de aumento da PIC também está associado às infecções no SNC, que resultam em edema cerebral. Abscessos cerebrais decorrentes de processos infecciosos, causados por bactérias ou fungos levam ao aumento da PIC, principalmente em crianças neutropênicas.

Uma das causas mais preocupantes para o aumento da PIC são as hemorragias cerebrais causadas por trombocitopenia. O sangramento intracraniano tende a resultar em rápida herniação e morte cerebral.

Os sinais e sintomas de aumento da PIC não são diferentes na população de crianças com câncer, se comparada aos demais pacientes em tratamento intensivo. Entretanto, há detalhes sutis na apresentação clínica nos pacientes neutropênicos e trombocitopênicos, pois qualquer mínima alteração no nível de consciência ou queixas de cefaleia, náusea ou vômitos serão investigadas a fim de descartar a possibilidade de alterações intracranianas. O controle de quadros como esse é bastante desafiador para a equipe, pois muitos dos tratamentos para doenças oncológicas rotineiramente causam sedação, letargia, náuseas e vômitos. Por isso, o reconhecimento de sinais de aumento da PIC e a intervenção precoces são essenciais para prevenir as sequelas graves. O tratamento consiste na eliminação da causa, sendo indicadas intervenções cirúrgicas para remover lesões ou cessar sangramentos intracerebrais, embora esses pacientes apresentem riscos cirúrgicos.

As infecções em SNC são tratadas com antibióticos e, em alguns casos, a irradiação da área reduz o rápido crescimento tumoral. Se houver a suspeita de sangramento, haverá a necessidade de administrar plaquetas ou plasma congelado fresco. O uso de monitores de PIC é controverso em pacientes pediátricos oncológicos em razão do risco de sangramento e infecções quando neutropênicos ou trombocitopênicos.

Hemorragias

A hemorragia em pacientes oncológicos pediátricos é, na maior parte das vezes, resultado de trombocitopenia, coagulopatia ou a combinação de ambos. Embora os fatores que causam episódios hemorrágicos sejam particulares para esse tipo de paciente, os mecanismos clínicos são semelhantes a qualquer outro paciente pediátrico com distúrbio na hemostasia e hematopoiese.

Em geral, considera-se trombocitopenia a contagem de plaquetas inferiores a 175.000 mm^3, resultado do envolvimento da medula óssea na progressão tumoral, mielossupressão causada pela quimioterapia ou radioterapia, aumento da destruição de plaquetas ou hiperesplenismo, condição em que a esplenomegalia aumenta a capacidade do baço em reter células sanguíneas, levando à diminuição do número de leucócitos, eritrócitos e plaquetas circulantes.

A apresentação clínica é a mesma de qualquer outra criança com sangramento agudo e/ou coagulopatias, com presença de sangramento de mucosas, petéquias, equimoses, epistaxe, sangramento gastrintestinal e urogenital. Os sinais variam de um sutil aumento da circunferência abdominal, ou alteração no nível de consciência, até epistaxe severa ou franco sangramento por sonda nasogástrica, por exemplo.

Geralmente, observa-se sangramento quando os níveis de plaquetas estão abaixo de 20.000/mm^3. A transfusão é recomendada na presença de sangramento mucocutâneo ou gastrintestinal evidente; nas leucemias em fase de indução e contagem inferior a 20.000/mm^3; e antes de procedimentos cirúrgicos ou invasivos, nas crianças que apresentam contagem inferior a 50.000/mm^3. A depender do procedimento a ser realizado, considera-se limítrofe a contagem de 20.000/mm^3 (**Tabela 5.3**).

◀ Cuidados críticos

A cautela em todo paciente trombocitopênico é sempre bem-vinda a fim de prevenir quebra de integridade da pele e mucosas ou qualquer outro risco para

Tabela 5.3. Indicações e limiares clínicos para transfusão de plaquetas em crianças com câncer

Na presença de hemorragia	Na ausência de hemorragia
• Trombocitopenia de qualquer severidade (hemorragia significativa não ocorre se a contagem de plaquetas é superior a 20.000/mm^3 a menos que outros fatores estejam presentes, ou seja, infecções, lesão local).	• Antes de procedimentos cirúrgicos se a contagem de plaquetas for inferior a 50.000/mm^3 • Em pacientes febris com contagem de plaquetas inferior a 20.000/mm^3, especialmente em crianças graves; • Contagem de plaquetas inferior a 5.000/mm^3 com poucas chances de aumento iminente (1 a 2 dias); • Antes de punção lombar ou procedimentos cirúrgicos de menor porte se a contagem de plaquetas for inferior a 20.000/mm^3.

sangramento espontâneo. Apesar da existência de recomendações e *guidelines* para a transfusão de plaquetas, ainda há controvérsias em relação aos valores limítrofes para sua indicação. Na maioria dos casos, o sangramento intracraniano parece ocorrer quando a contagem de plaquetas é inferior a 5.000/mm^3, por isso há oncologista pediátricos que defendem a manutenção da contagem de plaquetas superior a 20.000/mm^3 como profilaxia para eventos hemorrágicos graves. Outros profissionais defendem que as transfusões devem ser reservadas para as contagens inferiores a 5.000/mm^3 ou entre 5.000 e 20.000/mm^3 que apresentem sinais de alerta, como sangramento repentino de pele e mucosas, lesões orais ou sangramentos oculares.

◀ Tiflite

Pacientes oncológicos pediátricos apresentam abdômen agudo pelas mesmas razões que crianças com outras patologias. Todavia, na maioria dos casos, esse quadro está diretamente relacionado à doença maligna de base. O estado de imunodeficiência coloca essas crianças em risco para o desenvolvimento de esofagite, hemorragia gástrica, abscesso perianal, pancreatite ou hepatomegalia aguda.

Outras causas de complicações do trato gastrintestinal incluem as relacionadas à terapia, como o íleo paralítico induzido pelo tratamento quimioterápico e os efeitos diretos e indiretos da massa tumoral, como obstrução causada pelo tumor ou envolvimento metastático do trato gastrintestinal, sendo a tiflite um dos mais preocupantes quadros em pacientes imunossuprimidos.

◀ Fisiopatologia

A tiflite é uma colite necrosante no ceco que tipicamente ocorre após a administração de agentes quimioterápicos ou neutropenia induzida pela doença oncológica. Embora na maior parte das vezes esteja associada ao tratamento das leucemias, pode acometer qualquer paciente neutropênico. Nos casos em que se apresenta, em especial nas crianças que têm leucemias agudas mielocíticas ou linfocíticas, é comum que os pacientes se encontrem em regime quimioterápico intenso, em transplante, em neutropenias cíclicas, anemias aplásicas ou síndromes mielodisplásicas.

A fisiopatologia do quadro é multifatorial, envolve a perda da integridade da parede intestinal, invasão da mucosa por bactérias (*Clostridium septicum* ou bactérias gram-negativas, como as *Pseudomonas aeruginosa*) e queda das defesas do hospedeiro. Essa sequência de fatores leva à bacteremia e inflamação das paredes intestinais que progride para necrose, hemorragia e potencial perfuração.

◀ Apresentação clínica

Dor em quadrante inferior direito é comumente um dos primeiros sintomas, com ou sem febre. Outros sinais e sintomas incluem distensão abdominal, náuseas, vômitos e diarreia aquosa e sanguinolenta. Culturas sanguíneas são úteis para identificar o microrganismo causador e direcionar a terapia. No entanto, o diagnóstico mais comum é baseado no exame físico e nos exames de imagem, como a tomografia computadorizada e ultrassonografia.

❰ Manejo clínico

O principal tratamento da tiflite é a administração de antibioticoterapia de amplo espectro e controle da neutropenia. A intervenção cirúrgica é controversa, pois apresenta taxas de mortalidade elevadas, mas é uma opção para a ressecção das áreas afetadas do colo quando se suspeita de perfuração ou dano isquêmico. Indicações absolutas para procedimento cirúrgico se restringem aos casos em que a perfuração do intestino e a piora do quadro infecioso demandem vasopressores e necessidade de grandes quantidades de líquidos, ou nos casos em que o sangramento persista mesmo com a adoção das medidas já citadas e da normalização de neutrófilos, plaquetas e fatores de coagulação.

Síndrome de lise tumoral

A síndrome de lise tumoral (SLT) é uma emergência oncológica caracterizada pela rápida e repentina morte da célula tumoral, com a liberação de conteúdo intracelular na corrente sanguínea.

Os pacientes com maior risco para desenvolvê-la são os que têm alta carga tumoral; doença muito sensível à quimioterapia; insuficiência renal vigente; e anormalidades bioquímicas vigentes, como o aumento de ácido úrico, desidrogenase lática (DHL), fósforo, creatinina e baixo pH.

Pacientes com linfoma não Hodgkin, particularmente o linfoma de Burkitt, linfoma linfoblástico e leucemia linfoblástica aguda (especialmente com linhagem T), apresentam risco aumentado para SLT. Além disso, há maior risco nas crianças cujos níveis de ácido úrico e DHL encontravam-se altos antes do início do tratamento, sendo a hiperuricemia provocada por uropatia obstrutiva, enquanto os altos níveis de DHL decorrentes do retorno venoso diminuído provocado pela compressão da massa tumoral.

Caso não seja devidamente reconhecida e diagnosticada, 20 a 50% dos casos de lise tumoral levam à morte. Por isso, o reconhecimento dos pacientes com maior risco para esse quadro, a prevenção e a identificação de sinais e sintomas o mais precocemente possível são a chave para o sucesso do tratamento da SLT.

❰ Fisiopatologia

A SLT pode ocorrer espontaneamente, porém é mais comum logo após o início da terapia (de 12 a 72 horas após o início do tratamento com citotóxicos) ou, em alguns casos, manifesta-se de forma tardia, cerca de 5 a 7 dias a partir do início do tratamento. A degradação de grandes quantidades de células malignas faz os metabólitos serem lançados massivamente na corrente sanguínea, de modo que os rins são incapazes de excretar tamanha quantidade de ácido úrico, fósforo e potássio liberados durante a lise celular. O ácido úrico, que promove acidose láctica secundária a oxigenação pobre dos tecidos nos pacientes com altas contagens de leucócitos, precipita nos ductos coletores e túbulos renais, levando ao baixo clearance renal.

Os linfoblastos tem até quatro vezes mais fosfatos de cálcio do que os linfócitos normais. A hiperfosfatemia ocorre como consequência da liberação de fosfatos durante a lise celular, causando sua precipitação túbulos renais e resultando em hipocalcemia.

A síndrome, então, é caracterizada pela tríade hiperuricemia, hipercalemia, hiperfosfatemia (**Figura 5.1**).

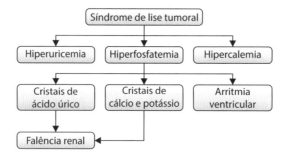

Figura 5.1. Fisiopatologia da SLT.

◀ Apresentação clínica

As manifestações clínicas estão associadas às alterações laboratoriais que ocorrem consequente à massiva lise celular. As manifestações mais comuns são: **hipercalemia**: náuseas, vômitos, arritmias e possível morte súbita; **hiperuricemia**: lesão renal aguda, hipertensão e letargia; hiperfosfatemia: hipocalcemia secundária; e **hipocalcemia**: irritabilidade neuromuscular, tetania, convulsões, confusão mental, hipotensão, disritmias e possível morte súbita.

◀ Manejo clínico

A prevenção nos pacientes que apresentam maior risco, a avaliação criteriosa da criança, acompanhada por exames laboratoriais em tempo adequado são essenciais para os cuidados do paciente pediátrico com risco para SLT. Recomenda-se que os pacientes com alto risco tenham seus exames coletados a cada 4 a 6 horas, ao passo que os de baixo risco, diariamente, como na rotina habitual dos pacientes oncológicos. É imperativo que o enfermeiro monitore de perto os exames laboratoriais, junto ao débito urinário, balanço hídrico, ritmo cardíaco, além da contínua monitorização cardíaca.

A hidratação é essencial para o tratamento da SLT. Os pacientes devem receber hiper-hidratação (duas a quatro vezes a hidratação de manutenção), com o objetivo de melhorar o volume intravascular, aumentar o fluxo sanguíneo renal e, consequentemente, a filtração glomerular. Ressalta-se, também, que não deve ocorrer oferta de líquidos com potássio e que pacientes anúricos ou oligúricos se beneficiarão de diuréticos.

O enfermeiro deve conhecer cada uma das possíveis anormalidades laboratoriais que acompanham a SLT e saber qual o tratamento a ser empregado para cada uma delas, pois poderá haver efeitos adversos da terapia:

- A hipercalemia normalmente é tratada com dextrose hipertônica e insulina endovenosa, além de diuréticos e hemofiltração em casos severos. Possíveis efeitos adversos: constipação, náuseas, vômitos e diarreia.

- A hiperuricemia deverá ser prevenida ou tratada com alopurinol oral em pacientes com baixo risco e urato-oxidase (rasburicase) para aqueles pacientes com risco moderado/alto. Possíveis efeitos adversos: vômitos, diarreia, *rash*, febre e arritmias.
- A hiperfosfatemia normalmente é tratada com hidróxido de alumínio. Possível efeitos adverso: constipação.
- A hipocalcemia é controlada com carbonato de cálcio oral ou gluconato de cálcio endovenoso, porém só é administrada em pacientes sintomáticos.

Crianças com alto risco para SLT deverão ser continuamente avaliadas pelo enfermeiro e terão de ser submetidas a diversas coletas de sangue para exames laboratoriais. Considerando-se o grande número de medicações que esses pacientes deverão receber na UTIP, é importante que se tenha comunicação clara e direta com os familiares em relação a avaliação, resultados laboratoriais e tratamento. A comunicação e os esclarecimentos que se fizerem necessários diminuirão a ansiedade dos pacientes recém-diagnosticados e de suas famílias.

Síndrome da veia cava superior

A síndrome da veia cava superior (SVCS) se refere aos sintomas que resultam da compressão ou da obstrução da veia cava superior, causada tanto por trombose como por massa tumoral em mediastino, sendo essa última presente no diagnóstico ou na recidiva. A SVCS é mais comum em crianças com doenças metastáticas, como a doença de Hodgkin ou o linfoma não Hodgkin, incluindo também outras malignidades associadas, como a leucemia linfocítica de célula T, granulomas de mediastino, neuroblastoma, rabdomiossarcoma e sarcoma de Ewing.

◀ Fisiopatologia

Tanto a VCS quanto as vias aéreas das crianças são muito susceptíveis à obstrução e não resistem à compressão mecânica extrínseca. As paredes da veia cava são finas e facilmente colabáveis, alguns linfonodos que circundam a veia cava e o timo também podem causar compressão dessa estrutura, quando acometidos por tumor ou infecção.

A síndrome decorre da compressão da veia cava superior por estruturas anatômicas adjacentes ou pela obstrução intrínseca causada por tumor ou complicações tromboembólicas provocadas por acessos venosos. A SVCS sem compressão traqueal é uma condição relativamente rara em crianças, é mais comum que a massa mediastinal anterior não só cause compressão da VCS , mas obstrução concomitante da traqueia ou brônquio principal e obstrução fatal das vias aéreas. A combinação de SVCS e obstrução das vias aéreas é denominada síndrome mediastinal superior.

◀ Apresentação clínica

Depende do grau e duração da obstrução. Se a compressão aumentar aos poucos, ao longo do tempo, os sinais e sintomas são mais sutis e difíceis de serem atribuídos a uma causa exata. Os sinais apresentados são taquipneia, sibilos, tosse e estridores, mas a criança poderá, também, apresentar febre, tosse e respiração ofegante, progredindo para sofrimento respiratório.

Os sinais e sintomas mais comuns da SVCS são tosse, respiração ofegante, sibilos, efusões pleurais, efusão pericárdica, dor no peito, edema facial, síncope, dores de cabeça, ortopneia, distensão jugular, alterações na pressão arterial e parada respiratória. O diagnóstico é confirmado por radiografia do tórax.

◀ Manejo clínico

A SVCS é potencialmente ameaçadora à vida, por isso requer diagnóstico e reconhecimento precoce dos sinais e sintomas. O tratamento, independentemente da causa, inicia-se com a oferta de oxigênio suplementar, posicionamento correto para facilitar as trocas respiratórias, manutenção de um ambiente calmo e internação do paciente na UTIP.

Embora na criança esta seja uma medida controversa, a redução da massa mediastinal inclui a irradiação da área. Crianças com doença maligna linfoblástica poderão responder aos corticosteroides sem a necessidade de radiação, mas aquelas com sarcomas, tipicamente não costumam apresentar boa resposta. O uso de corticosteroides associado à radioterapia é uma opção em crianças com leucemias ou linfomas, pois os esteroides tendem a reduzir alguns dos efeitos adversos da radiação, como o edema, por exemplo.

Quando associada à trombose, o tratamento deve incluir heparina de baixo peso molecular e, se o trombo estiver relacionado a um cateter central, este deverá ser removido.

Alguns outros cuidados de enfermagem incluem:

- Posicionar a criança em posição semi-Fowler para melhorar as trocas gasosas com administração de oxigênio, se prescrita.
- Algumas crianças necessitarão de ventilação mecânica e, portanto, deverão ser adotados todos os cuidados de enfermagem, como nas demais crianças que necessitam de suporte ventilatório.
- A avaliação cardiopulmonar e respiratória é essencial nas crianças que apresentam SVCS, além da avaliação neurológica, incluindo dilatação pupilar e reatividade, pois também há o risco para edema cerebral e comprometimento neurológico.
- Se houver edema nas extremidades superiores, essas deverão ser elevadas para promover retorno venoso e as extremidades inferiores deverão ser usadas para acessos venosos e aferições de pressão arterial.
- A administração de diuréticos, para diminuir o edema, deve ser realizada com cautela para prevenir desidratação e diminuição do débito cardíaco.

Compressão medular

A compressão medular, embora não seja ameaçadora à vida para a maior parte dos pacientes oncológicos pediátricos, causa alta morbidade neurológica. Se prolongada, a compressão da medula espinhal ocasiona paralisia irreversível, perda sensorial e incontinência esfincteriana.

Tumores primários na medula espinhal são raros em crianças. O mais comum é que a compressão medular ocorra por ação extrínseca de uma massa tumoral ou tumor metastático. Em casos extremos, o sangramento epidural causado por punção lombar em pacientes trombocitopênicos leva a sinais de compressão.

◀ Fisiopatologia

A maior parte das situações em que há compressão medular em crianças com câncer deve-se à extensão de um tumor paravertebral que atinge a medula. O crescimento metastático, edema secundário e isquemia são outras causas de lesão na medula espinhal.

Os sarcomas são os tumores mais frequentemente associados com a compressão medular, embora neuroblastomas, linfomas, leucemias, tumor de Wilms ou tumores primários do SNC também sejam causas.

◀ Apresentação clínica

Sinais e sintomas de compressão medular dependem da localização do tumor e da idade da criança. Dores nas costas são comuns e aumentam com a tosse ou qualquer mínimo movimento, como a flexão da coluna ou o levantar as pernas. Quando presentes, as perdas sensoriais referem-se a entorpecimento, parestesia e perda sensorial. Alterações nos hábitos intestinais e vesicais são sinais de envolvimento da medula, geralmente abaixo da segunda vértebra lombar.

◀ Manejo clínico

Qualquer criança com doença neoplásica que se queixe de dores nas costas deve ser avaliada quanto à possível compressão medular. O tratamento farmacológico costuma incluir corticosteroides e analgésicos, prescritos pela equipe médica. Já as medidas a serem adotadas pelo enfermeiro incluem a avaliação frequente da dor e manejo dos episódios álgicos com medidas não farmacológicas, como a mudança postural, por exemplo. Os cuidados de enfermagem, após a descompressão da medula, que é emergencial nesses casos, devem ser semelhantes àqueles ofertados às demais crianças com lesão medular.

Hiperleucocitose

A hiperleucocitose é um quadro grave, que representa risco de morte ao paciente oncológico pediátrico, sendo mais comum em leucemias, principalmente as mielocíticas.

◀ Fisiopatologia

A hiperleucocitose é uma condição clínica em que a criança apresenta contagem periférica de células leucêmicas acima de $100.000/mm^3$. O elevado número de blastos (células leucêmicas) é responsável pela obstrução de capilares, microinfartos e disfunção de órgãos. Quando a contagem de blastos periféricos excede $300.000/mm^3$, tem-se um alto risco de morbidade e mortalidade. Todas as complicações referem-se à leucostase, que causa maior viscosidade do sangue e consequente alteração do fluxo sanguíneo para muitos órgãos e sistemas.

A leucostase em vasos cerebrais e pulmonares pode ser fatal. No cérebro, os vasos danificados causam hemorragia intracerebral e formação de trombos, nos pulmões haverá diminuição de alvéolos funcionantes e consequente insuficiência respiratória. A acidose láctica em virtude da baixa perfusão da microcirculação e as alterações na perfusão renal assemelham-se às repercussões metabólicas da SLT, que são hiperuricemia, hiperfosfatemia, hipercalemia e potencial falência renal.

◀ Apresentação clínica

Depende da área da microcirculação que foi envolvida. A leucostase pulmonar geralmente resulta em dispneia, cianose e hipóxia, necessitando intubação. São observados quadros de hipoxemia e acidose láctica, assim como alterações em SNC que se apresentarão como mudanças progressivas da agitação e confusão ao *delirium* e estupor, além de elevação da PIC e alterações visuais, ataxia e papiledema.

◀ Manejo clínico

Considerando-se a possibilidade de lesão pulmonar e de SNC, o estabelecimento de efetiva oxigenação, ventilação e perfusão são indispensáveis, principalmente nas crianças com contagem de glóbulos brancos superior a 300.000/mm^3.

O tratamento almeja reduzir ao menor número possível os leucócitos circulantes. A hidratação, alcalinização e a administração de alopurinol são comumente adotadas como terapia, assim como a necessidade de transfusão de plaquetas e hemácias.

Cabe ao enfermeiro, o exame físico rigoroso e atento, principalmente a propedêutica pulmonar e exame neurológico. Os exames laboratoriais precisam ser rigorosamente acompanhados.

Assim como nas demais crianças com leucemia, almeja-se atingir a remissão da doença o mais rápido possível e, assim, tirar a criança do quadro de hiperleucocitose. Para tanto, faz-se necessária a administração de quimioterápicos na UTIP, ao contrário de outras situações clínicas que envolvam criança em terapia intensiva. A fim de cumprir o planejamento terapêutico, é essencial que o enfermeiro da UTIP esteja em contato com outros enfermeiros capacitados para a administração de quimioterápicos para que, então, o tratamento se dê da melhor forma possível.

Complicações Relacionadas ao Transplante de Células-Tronco Hematopoiéticas (TCTH)

O Transplante de Células-Tronco Hematopoiéticas (TCTH), termo atualmente utilizado para se referir ao transplante de células obtidas na medula óssea, células do sangue periférico ou de não cordão umbilical, não se restringe mais às doenças oncológicas, como no passado. Uma variedade de doenças pediátricas não oncológicas pode ser também tratada por meio de TCTH, tais como anemia aplásica severa, doença crônica granulomatosa, imunodeficiências severas e doenças autoimunes.

De maneira geral, há três tipos de transplante, a saber: alogênico, quando o indivíduo recebe células precursoras de um doador saudável aparentado ou não aparentado; autólogo, se são transplantadas as células do próprio paciente ou singênico, envolvendo a doação e recepção de células entre irmãos gêmeos.

Metade das crianças submetidas a este procedimento são encaminhadas para UTIP, em virtude das complicações associadas à esta modalidade de tratamento, sendo as principais: as infecções, as complicações respiratórias resultantes de doenças infecciosas ou não infecciosas, a doença do enxerto contra o hospedeiro (GVHD ou DECH) e a doença veno-oclusiva. Embora o transplante autólogo, mais comum em linfomas e tumores sólidos, não apresente as mesmas complicações do alogênico, ele está associado a altas taxas de recorrência da doença.

Infecções

As infecções bacterianas ou fúngicas são as principais causas de morbimortalidade em pacientes que são submetidos ao TCTH. Os três primeiros meses são os mais delicados em termos de complicações, sendo o primeiro deles, o mais preocupante, pois a recuperação imunológica demora de 3 a 4 semanas.

◀ Manejo clínico

A vigilância e prevenção de infecções é parte do papel do enfermeiro nesta complicação dos TCTH. O reconhecimento precoce de infecções é crucial nesse período de susceptibilidade e pancitopenia (reveja os cuidados com as crianças neutropênicas e trombocitopênicas).

As unidades de transplantes, em sua maioria, contam com filtragem Hepa, filtro específico para a separação de partículas do ar, que impede que o ar externo penetre no ambiente interno do quarto de internação. Nas UTIP, nem sempre haverá tal precaução, a menos que a unidade seja especificamente destinada aos pacientes pós-transplante, algo ainda incomum em nossa realidade.

De 1 a 3 meses, as infecções virais, fúngicas e por protozoários poderão se desenvolver, especialmente em pacientes com a doença do enxerto contra o hospedeiro (DECH), tendo as infecções graves, particularmente por vírus como o citomegalovírus (CMV) ou a reativação de vírus como o herpes simples as gran des preocupações. Após 3 meses, o risco de infecção diminuirá, ainda assim, o paciente pediátrico mantém uma rotina de medicações profiláticas contra os agentes infecciosos.

Complicações pulmonares

Cerca de 10 a 15% dos pacientes pediátricos submetidos ao TCTH desenvolvem alguma complicação pulmonar. O dano pulmonar poderá resultar do regime de condicionamento para o transplante, sobretudo por conta da radiação, pois os pulmões, especificamente o interstício, são particularmente sensíveis às medicações citotóxicas e à radiação durante a fase de condicionamento.

Os agentes infecciosos que acometem os pulmões durante o primeiro mês pós-transplante são as bactérias gram-negativas e fungos. De 1 a 6 meses após o procedimento as pneumonias intersticiais tornam-se mais comuns, tendo como agente causador o CMV, além de causas idiopáticas. Após 6 meses, as disfunções pulmonares podem estar relacionadas à DECH crônica ou a deficiência imunológica.

Doença do enxerto contra hospedeiro (DECH)

A DECH representa significativa taxa de mortalidade em crianças submetidas ao TCTH, sucedendo cerca de 80% dos transplantes alogênicos.

◀ Fisiopatologia

A DECH é uma reação aguda definida como mais comum nos 100 primeiros dias pós-transplante, entretanto, tipicamente se manifesta de 2 a 5 semanas após o procedimento. Essa desordem afeta primeiramente o sistema imunológico da criança, pele, fígado e trato gastrintestinal e geralmente está relacionada ao reconhecimento dos linfócitos T do doador, pelo receptor, que os reconhece como corpos estranhos e, então, os rejeita.

O National Institutes of Health (NIH) divide a DECH em duas categorias:

1. **DECH aguda** com ausência de características consistentes com DECH crônica e que compreende DECH aguda clássica (anterior ao dia 100) e DECH persistente, recorrente ou aguda tardia (após 100 dias), geralmente no fim do estado de imunossupressão;
2. **DECH crônica**, que inclui a DECH crônica clássica (sem sinais de DECH aguda) e a sobreposição da DECH aguda e crônica.

◀ Manifestações clínicas

Aparecem de 1 a 3 semanas após o transplante. As cutâneas costumam se iniciar com um *rash* maculopapular nas palmas das mãos e sola dos pés, geralmente pruriginosas. Esse *rash* tende a se resolver espontaneamente ou se transformar em lesões bolhosas, causando posterior descamação da pele.

O envolvimento do fígado varia de mínimo a grandes alterações na função hepática e as manifestações intestinais incluem diarreia severa, vômitos e cólicas abdominais. As fezes podem ter sua coloração alterada para esverdeadas, são liquefeitas e com muco.

◀ Manejo clínico

O tratamento ideal ainda é a sua prevenção, porém isso não é facilmente obtido uma vez que envolve a melhor seleção de doadores, com maior histocompatibilidade, para se conseguir reduzir a probabilidade de rejeição por parte do receptor. A prevenção também demanda a irradiação de todos os hemocomponentes administrados para pacientes submetidos a TCTH, a fim de prevenir a transfusão de linfócitos T ao receptor.

A **Tabela 5.4** mostra alguns cuidados de enfermagem destinados ao paciente que apresenta DECH.

Tabela 5.4. Sinais e sintomas da Doença do Enxerto contra Hospedeiro em crianças submetidas a Transplante de Células-Tronco Hematopoiéticas

Pele	• Checar sinais de mudança de coloração da pele (pele escura, endurecida e espessa); presença de vermelhidão e prurido; pele áspera e escamosa; perda de pelos e cabelos.
Olhos e boca	• Olhos secos, ausência de lagrimas, prurido e irritação ocular; sensibilidade à luz; mucosa oral seca e sensível; lesões na mucosa oral.
Respiração	• Avaliar presença de tosse crônica; coloração de expectoração; cansaço fácil.
Alimentação e digestão	• Observar dificuldade de engolir ou a sensação de que a comida fica aderida à garganta; náuseas e vômitos; diarreia; pouco apetite; dores abdominais; perda de peso.
Músculos e articulações	• Dores musculares e em articulações, movimentação restrita de algumas articulações; câimbras musculares; enfraquecimento muscular.
Energia	• Cansaço fácil, fadiga e necessidade de dormir mais que o habitual.

DECH: Doença do Enxerto contra Hospedeiro; TCTH: Transplante de Células Tronco Hematopoiéticas.
*Baseados no estudo de Liu e Hockenberry, 2011.

Doença veno-oclusiva

Considerada uma complicação bastante grave do TCTH, alguns fatores de risco ainda a tornam mais frequente, tais como doença ou dano hepática pré--existente e o uso do medicamento contendo bussulfanato no regime de condicionamento para o transplante.

◀ Fisiopatologia

A doença vaso-oclusiva é caracterizada pelo depósito de material fibroso que bloqueia as pequenas vênulas do fígado, causando obstrução na circulação hepática.

◀ Manifestação clínica

Os sintomas costumam aparecer de 1 a 3 semanas após o TCTH e resultam inicialmente de hipertensão portal. A criança não costuma manifestar todos os possíveis sintomas, mas alguns deles poderão ser observados, tais como: ganho de peso repentino, dor no quadrante superior direito, hepatomegalia, ascite, encefalopatia e aumento da bilirrubina total, além de coagulopatias.

◀ Manejo clínico

O tratamento deve ser de suporte, para dar ao fígado tempo para se recuperar. Isso é atingido tratando-se os efeitos adversos da falência hepática, incluindo a sobrecarga hepática, desequilíbrio hidroeletrolítico e anormalidades na coagulação.

Referências Bibliográficas

1. Brasil. Ministério da Saúde. Protocolo de diagnóstico precoce para oncologia pediátrica [recurso eletrônico]. Brasília: Ministério da Saúde, 2017. 29 p. Disponível em: http://bvsms.saude.gov.br/bvs/publicacoes/protocolo_diagnostico_precoce_cancer_pediatrico.pdf
2. Fraga JC, Kim P. Abordagem cirúrgica da efusão pleural parapneumônica e suas complicações. Journal de Pediatria 78(2), 2002.
3. Haut C. Oncological emergencies in the pediatric intensive care unit. AACN Clinical Issues 16(2): 232-245, 2005.
4. Heying R, Schneider D, Korholz D, StannigelH, Lemburg P, Gobel U. Efficacy and out-come of intensive care in pediatric oncologic patients. Crit Care Med. 2001;29(12):2276-2280.
5. Howard SC, Jones DP, Pui C. The tumor lysis syndrome. New Engl J Med. 2011; 364(19):1844-1854.
6. Jenkins TL. Oncologic critical care problems. In: Critical care nursing of infants and children. Philadelphia, Sanders: 853-873, 2001.
7. Keengwe I, Stansfield F, Eden O, Nelhans N, Dearlove O, Sharples A. Pediatric oncology and intensive care treatments: changing trends. Archives of Disease in Childhood 80(6), 553-555, 1999.
8. Lehrnbecher T, Phillips R, Alexandre S. Guideline for the management of fever and neutropenia in children with cancer and/or undergoing hematopoietic stem-cell transplantation. Journal of Clinical Oncology, 2012, 30(35), p. 4427-38.
9. Liu YM, Hockenberry M. Review of chronic graft-versus-host disease in children after allogeneic stem cell transplantation: nursing perspective. Journal of Pediatric Oncology Nursing 28(1): 6-15, 2011.
10. Locali RF, Matsuoka PK, Cherbo T, Gabriel EA, Buffolo E. Tumores renais e adrenais com invasão cardíaca: resultados cirúrgicos imediatos em 14 pacientes. Arq. Bras. Cardiol. 2009 Mar [cited 2016 Sep 12] ; 92(3): 178-182. Disponível em:
11. http://www.scielo.br/scielo.php?pid=S0066782X2009000300003&script=sci_abstract&tlng=pt.
12. Miller E, Jacob E, Hockenberry, MJ. Nausea, pain, fatigue, and multiple symptoms in hospitalized children with cancer. Oncology Nursing Forum 38 (5), 2011.
13. Navarrette M, Ballón D. Tiflitis durante la fase de inducción en paciente con leucemia linfoblástica aguda. Oncopedia #489, 2011. Disponível em: https://www.cure4kids.org/ums/oncopedia/case_detail/?id=489.
14. Perry E. Implicações de enfermagem para pacientes com síndrome de lise tumoral. Oncopedia #579, 2013.Disponível em: https://www.cure4kids.org/ums/oncopedia/case_detail/?id=579.
15. Pham PA, Dzintars K, Hsu AJ. Amphotericin B lipid complex. Johns Hopkins Antibiotic (ABX) Guide. http://www.hopkinsguides.com/hopkins/view/Johns_Hopkins_ABX_Guide/540021/all/Amphotericin_B_lipid_complex__ABLC_
16. Prusakowski ML, Cannone D. Pediatric oncologic emergencies. Emergencies Medicine Clinics of North America 32(3): 527-48, 2014.
17. Ramzan M, Yadav SP, Gupta D, Arora S, Sachdeva A. Pediatric intensive care unit: an essential service to improve survival of childhood cancer in developing world. The Indian Journal of Pediatrics 79(12), 1669-1670, 2012.
18. Ranganath SH, Lee EY, Restrepo R, Eisenberg RL. Mediastinal masses in children. American Journal of Roentgenology 198(3), 2012.
19. Salponik R. Suporte de terapia intensiva no paciente oncológico. Jornal de Pediatria 79 (Supl.2): 231-42, 2003.
20. Tomlinson D, Kline NE. Pediatric oncology nursing: advanced clinical handbook. Springer, Berlin Heidelberg, 584p, 2010.
21. Vioral AN, Wentley D. Managing oncology neutropenia and sepsis in the intensive care unit. Critical Care Nursing Quaterly 38(2):165-74, 2015.

Manejo da Dor na Prática Clínica Pediátrica: Avaliação, Prevenção e Controle

6

Edna Aparecida Bussotti
Mariana Bueno
Patrícia Vendramim

Historicamente, as crianças têm sido subavaliadas em sua dor também em razão da teoria, atualmente refutada, de que não respondem e nem lembram de experiências dolorosas no mesmo grau em que os adultos o fazem, levando à conclusão errônea de que o seu manejo não é necessário nessa faixa etária.

Outra questão que deve deixar alertas os profissionais é a capacidade das crianças para lidarem com a angústia e o sofrimento por meio de brincadeiras e distrações, o que pode levar profissionais de saúde a concluírem, inadequadamente e sem perguntar a seus pacientes, que estes estão livres de dor, resultando na retenção de analgésicos apropriados e, portanto, no subtratamento.

O manejo ótimo da dor inicia-se com a respectiva avaliação, precisa e completa, permitindo aos profissionais da saúde tratar e aliviar sofrimentos desnecessários. O processo de avaliação envolve a criança (enquanto paciente), a família ou cuidador e os profissionais da saúde. O modo como a criança percebe a dor é resultante de fatores biológicos, psicológicos, sociais, culturais e espirituais. Sendo assim, faz-se necessária a abordagem global para a adequada avaliação, sendo fundamentais o exame físico e a história detalhada da criança e família.

Independentemente da unidade em que a criança esteja hospitalizada, é garantida a ela a disponibilidade de recursos para avaliação, tratamento e reavaliação da sua dor. O Conselho Nacional dos Direitos da Criança e do Adolescente, em sua Resolução nº 41, dispõe sobre os Direitos da Criança e do Adolescente Hospitalizados, evidenciando em seu artigo 7º que o paciente tem "direito a não sentir dor, quando existem meios para evitá-la".

Em 1996, a avaliação da dor como 5º sinal vital foi proposta por James Campbel, considerando que é ela uma das causas mais frequentes na busca da assistência médica. A inclusão da avaliação da dor junto aos sinais vitais pode assegurar que todos os pacientes tenham acesso às intervenções para o seu controle, do mesmo modo que se dá o tratamento imediato às alterações dos demais sinais vitais.

Etiologia da Dor em Unidade de Terapia Intensiva Pediátrica

As causas mais comuns de dor em crianças internadas em unidade de terapia intensiva pediátrica (UTIP) estão associadas à natureza crônica (oncologia, reumatologia, hematologia, entre outros) e/ou aguda, resultante de pós-operatório ou procedimentos invasivos necessários ao tratamento.

Os procedimentos dolorosos mais comuns são punção venosa, punção de calcâneo, punção arterial, drenagem de tórax, punção para coleta de líquido cefalorraquiano (LCR) e sondagens diversas. Nesse contexto, crianças sofrem com dor do mesmo modo que os adultos submetidos a esses procedimentos. A principal diferença é que fatores como medo, ansiedade e o modo de enfrentamento da situação podem potencializar a experiência das crianças.

Percepção da dor

Os neonatos têm estruturas neuroanatômicas e neuroquímicas para perceber a dor, mesmo os pré-termos. O sistema neurobiológico necessário à nocicepção encontra-se formado entre a 24ª e a 28ª semana de gestação, ou seja, as estruturas periféricas e centrais necessárias à percepção da dor estão presentes e são funcionais nos pré-termos já ao nascimento. Os recém-nascidos (RN) podem perceber a dor mais intensamente do que as crianças mais velhas e os adultos porque os mecanismos de controle inibitório são imaturos, limitando sua capacidade para modular a experiência dolorosa.

Ao longo de sua vida, a criança aprende de diversas formas a enfrentar a dor. Eventos ou estímulos que comprometam as adaptações reforçam as estratégias inadequadas ou inserem barreiras que dificultam o controle da mesma, assim como as características biológicas, experiências prévias e outros fatores psicológicos, por exemplo, modificam a expressão da experiência dolorosa. Ademais, fatores ambientais podem comprometer o desempenho da criança e fatores individuais podem impedi-la de utilizar as habilidades nesse enfrentamento. Em crianças mais velhas, estímulos isolados (por exemplo: sons e luz) podem exacerbar as reações frente à dor.

A compreensão e a interpretação dos sinais clínicos, comportamentos e autorrelato de crianças, especialmente das menores de 4 anos, ainda constituem um dos maiores desafios para pesquisadores e clínicos. Apesar do melhor conhecimento do desenvolvimento neuropsicossocial, a análise das condições anormais modifica-se temporalmente, às vezes de modo imprevisível, dificultando ou impossibilitando a utilização dos vários instrumentos disponíveis. A necessidade de se construírem métodos de avaliação mais precisos justifica-se à importância de oferecer assistência mais apropriada às crianças com dor em qualquer momento de suas vidas.

Intrumentos para Avaliação de Dor

A dor é uma experiência percebida de modo subjetivo, podendo ser autorrelatada e/ou observada por meio de sinais comportamentais e alterações fisiológicas. A ampla faixa etária que compõe a população pediátrica obriga aos profissionais da saúde avaliarem a dor por meio de instrumentos adequados a cada faixa etária. A condição clínica da criança é outro fator preponderante no momento da avaliação do fenômeno doloroso. Crianças intubadas e sedadas, por exemplo, não podem ser avaliadas pelo autorrelato (padrão-ouro), portanto sinais vitais e comportamento devem compor os indicadores de avaliação.

A avaliação da dor por meio de instrumentos confiáveis e validados torna o processo mais qualificado e seguro. Avaliar a dor no RN requer o emprego de métodos indiretos, com base nas alterações fisiológicas (taquicardia, taquipneia e queda de saturação) e comportamentais (mímica facial, movimentação de tronco e membros, entre outros) resultantes da ocorrência de dor, bem como com base em fatores contextuais (em especial a idade gestacional, o estado comportamental e o número prévio de experiências dolorosas), que podem influenciar o modo como o neonato responde ao estímulo doloroso. Com base nesses indicadores, instrumentos de avaliação ou mensuração da dor têm sido desenvolvidos ao longo das últimas décadas, mas, a despeito do elevado número de escalas publicadas, nenhum deles é considerado ideal.

Recomendações recentes destacam alguns instrumentos de avaliação da dor no RN (American Academy of Pediatrics, 2016), dos quais o *Neonatal Facial Coding System* (NFCS), o *Premature Infant Pain Profile – Revised* (PIPP-R) e o *Behavioral Indicators of Infant Pain* (BIIP) estão adequadamente traduzidos e adaptados para a língua portuguesa adotada no Brasil.

O **NFCS** avalia os seguintes movimentos da mímica facial: fronte saliente, olhos apertados, sulco nasolabial, boca estirada na vertical, boca horizontal, boca aberta e língua tensa. Trata-se de instrumento com propriedades psicométricas robustas com pontuação que varia de 0 a 7, sendo que a ausência do indicador corresponde a 0 ponto e a presença, a 1 ponto. Escores maiores ou iguais a 3 são indicativos de dor. No Brasil, foi validado para avaliação de neonatos a termo e pré-termo como Sistema de Codificação da Atividade Facial Neonatal. O NFCS pode ser empregado para avaliação da dor concomitante à aferição de dados vitais, dor procedural e dor pós-operatória (**Quadro 6.1**).

O PIPP-R consiste na versão atualizada do *Premature Infant Pain Profile* (PIPP), instrumento amplamente utilizado em pesquisas e com propriedades psicométricas robustas. O PIPP-R considera a idade gestacional e o estado comportamental (indicadores contextuais), a frequência cardíaca e a saturação de oxigênio (indicadores fisiológicos) e três movimentos da mímica facial (indicadores comportamentais). Sua pontuação varia entre 0 e 21 pontos, sendo que escores iguais a 0 indicam ausência de dor; 1 a 6 pontos indicam dor mínima; 7 a 12 pontos correspondem à dor moderada; e 13 pontos ou mais indicam dor intensa. O instrumento foi adaptado e validado para o contexto brasileiro como **Perfil de Dor no Recém-Nascido Pré-Termo – Revisado** e pode ser empregado em neonatos a termo e pré-termo. Pode ser utilizado para avaliação da dor concomitantemente à aferição de dados vitais, dor resultante de procedimentos e da dor pós-operatória (**Quadro 6.2**).

Para sua utilização à beira do leito, são necessários treinamento e habilidade. O avaliador precisa observar, concomitantemente, a expressão facial do RN e os dados vitais (frequência cardíaca e saturação de oxigênio) para pontuar adequadamente o escore de dor. Em adição, algumas especificidades quanto ao método de pontuação do PIPP-R merecem atenção. Assim, é importante seguir as seguintes instruções:

Quadro 6.1. Sistema de Codificação da Atividade Facial Neonatal (NFCS)

Ação facial	0 ponto	1 ponto
Fronte saliente (abaulamento, aumento e/ou sulcos verticais acima e entre as sobrancelhas como resultado da aproximação e rebaixamento das sobrancelhas)	Ausente	Presente
Olhos apertados (apertar ou abaular as pálpebras)	Ausente	Presente
Sulco nasolabial (marcação profunda e levantamento do sulco nasolabial (uma linha ou rusga que se inicia nas asas do nariz e desce até os cantos dos lábios)	Ausente	Presente
Boca aberta (é mais do que lábios relaxados). Os lábios de muitos bebês estão distantes mesmo quando sua face está relaxada. A comparação é a face de cada bebê relaxada (basal). O rebaixamento da mandíbula pode ser uma alteração visível.	Ausente	Presente
Boca estirada na vertical (caracterizada por um estiramento dos cantos dos lábios seguido por um rebaixamento pronunciado da mandíbula. Frequentemente, o estiramento da boca é observado quando a boca é aberta logo após o rebaixamento acentuado da mandíbula)	Ausente	Presente
Boca horizontal (parece com um estiramento horizontal dos cantos da boca, algumas vezes acompanhado por um estiramento do lábio superior)	Ausente	Presente
Língua tensa (levantamento da língua com as extremidades tensas. A primeira vez que ocorre a língua tensa, em geral, é facilmente visualizada, frequentemente ocorre com a boca bem aberta. Após esta primeira ocorrência, a boca pode se fechar um pouco. A língua tensa pode ser considerada mediante a visibilidade das extremidades da língua tensa)	Ausente	Presente

Fonte: Guinsburg, et al., 2003.

- **Passo 1:** Observar o RN por 15 segundos em repouso e avaliar os indicadores fisiológicos: frequência cardíaca máxima (FC) e saturação de oxigênio (SatO$_2$) mínima e o estado comportamental.
- **Passo 2:** Observar o RN por 30 segundos após o procedimento e avaliar mudança nos indicadores fisiológicos (FC máxima, SatO$_2$ mínima) e duração da mímica facial observada. Se o RN necessitar de aumento na oxigenação a qualquer momento antes ou durante o procedimento, ele recebe uma pontuação de 3 para o indicador SatO$_2$.
- **Passo 3:** Pontuar a idade gestacional corrigida e o estado comportamental se a pontuação subtotal for > 0.
- **Passo 4:** Calcular a pontuação total somando-se a pontuação subtotal, a pontuação de idade gestacional e a pontuação de estado comportamental.

Quanto às descrições da mímica facial do PIPP-R, é importante considerar:

Capítulo 6   Manejo da Dor na Prática Clínica Pediátrica: Avaliação, Prevenção e Controle   95

Quadro 6.2. Perfil de Dor no Recém-Nascido Pré-Termo – Revisado – PIPP-R

Indicador do recém-nascido	Pontuação do indicador				Pontuação total dos indicadores do recém-nascido
	0	+1	+2	+3	
Alteração na frequência cardíaca (bpm) Basal: _____	0 - 4	5 - 14	15 - 24	> 24	
Diminuição na saturação de oxigênio (%) Basal: _____	0 - 2	3 - 5	6 - 8	> 8 ou aumento no O_2	
Sobrancelhas salientes (Seg)	Nenhum (< 3)	Mínimo (3 -10)	Moderado (11 - 20)	Máximo (> 20)	
Olhos espremidos (Seg)	Nenhum (< 3)	Mínimo (3 - 10)	Moderado (11 - 20)	Máximo (> 20)	
Sulco nasolabial (Seg)	Nenhum (< 3)	Mínimo (3 -10)	Moderado (11 - 20)	Máximo (> 20)	
* Pontuação subtotal:					
Idade gestational (semanas + dias)	> 36 sem	32 sem - 35 sem, 6 d	28 sem - 31 sem, 6d	< 28 sem	
Estado comportamental basal	Ativo e acordado	Quieto e acordado	Ativo e dormindo	Quieto e dormindo	

* I Subtotal para indicadores fisiológicos e faciais. Se pontuação subtotal > 0, some a pontuação de idade gestacional e estado comportamental. ** Pontuação total: pontuação subtotal + pontuação da idade gestacional + pontuação do estado comportamental. **** Pontuação total:**
Fonte: Bueno, et al., 2013.

- Sobrancelhas salientes: abaulamento, formação de dobras e fendas verticais acima e entre as sobrancelhas, como resultado da aproximação das sobrancelhas;
- Olhos espremidos: identificado pelo apertar dos olhos ou abaulamento das pálpebras, abaulamento das pregas palpebrais;
- Sulco nasolabial: primariamente manifestada pela elevação e aprofundamento do sulco nasolabial – linha ou ruga que se inicia junto às asas da narina e se estende para baixo e para a parte externa dos lábios.

A pontuação de cada um dos indicadores do PIPP-R varia de 0 a 3 pontos. A pontuação total do instrumento varia de 0 a 21 pontos para RN pré-termo e entre 0 e 18 pontos para neonatos a termo. Escores entre 0 e 6 pontos indicam ausência de dor ou dor mínima; entre 7 e 12 pontos, dor moderada; 13 pontos ou mais indicam dor intensa e, consequentemente, necessidade de intervenção analgésica.

O Behavioral Indicators of Infant Pain (BIIP) considera o estado comportamental, a mímica facial e a movimentação das mãos do neonato a termo e pré-termo. A pontuação total varia de 0 a 9 pontos, sendo que dor mínima corresponde de 0 a 2 pontos, dor moderada de 3 a 6 pontos e dor intensa, 7 ou mais pontos. Foi recentemente adaptado para a língua portuguesa adotada no Brasil, denominando--se **Indicadores Comportamentais da Dor no Recém-Nascido**. Está indicado para avaliação da dor no RN concomitante à aferição de dados vitais, dor resultante de procedimentos e da dor pós-operatória (**Quadro 6.3**).

➡ **Quadro 6.3.** Indicadores Comportamentais de Dor no Recém-Nascido – BIIP

Escore	Hora:
	SITUAÇÃO [(p. ex.: pós-operatório, procedimento (sucção, coleta de sangue, punção venosa)]:
ESTADO	
0	Sono profundo (olhos fechados, respiração regular)
0	Sono ativo (olhos fechados, contorções ou espasmos nas extremidades, movimentos rápidos dos olhos, respiração irregular)
0	Sonolento [(olhos abertos (olhar vago ou não focado) ou fechados, respiração irregular, alguns movimentos corporais)]
0	Alerta quieto (olhos abertos, focados, poucos ou nenhum movimento corporal)
1	Alerta ativo (olhos abertos, movimentos ativos de extremidades)
2	Agitado/chorando (incomodado, irritado, altamente alerta, chorando)
FACE	
1	Fronte saliente (abaulamento, formação de dobras e sulcos verticais acima e entre as sobrancelhas, como resultado do rebaixamento e aproximação das sobrancelhas)
1	Olhos apertados (apertados e/ou abaulados)
1	Sulco nasolabial [(elevação e aprofundamento do sulco nasolabial (linha ou ruga que começa junto às asas da narina e se estende para baixo e para além dos cantos dos lábios)]
1	Boca esticada na horizontal (aparece como estiramento distinto na horizontal que estica os cantos da boca, algumas vezes acompanhado de tensão no lábio superior)
1	Língua tensa (bordas da língua visíveis ou levantadas, língua em forma de copo com bordas tensas. A primeira ocorrência de língua tensa é visualizada facilmente, com frequência ocorre com a boca bem aberta. Após a primeira ocorrência, a boca pode se fechar um pouco)
MÃO	
1	Dedos estendidos e afastados (abertura repentina das mãos com dedos estendidos e separados uns dos outros)
1	Punho cerrado (dedos fechados e dobrados firmemente em forma de punho)
	ESCORE TOTAL

Fonte: BUENO et al., 2013.

A Neonatal Infant Pain Scale (NIPS) é um instrumento multidimensional amplamente descrito na literatura e utilizado em unidades neonatais brasileiras. Foi recentemente traduzido e validado na língua portuguesa. Pode ser aplicado em horários estabelecidos no plano assistencial (em intervalos regulares, geralmente concomitantes à aferição dos sinais vitais), antes, durante e após procedimentos dolorosos e, ainda, no período pós-operatório (também em intervalos regulares).

A NIPS envolve a avaliação da expressão facial, do choro, da movimentação de braços e pernas (considerados como componentes comportamentais), do padrão respiratório (componente fisiológico) e do estado de consciência (componente contextual). Cada componente ou indicador é pontuado como 0, 1 ou 2 pontos, sendo o escore final correspondente à somatória desses pontos. A pontuação máxima é de 7 pontos, e a mínima é 0. Escores maiores ou iguais a 4 indicam ocorrência de dor e, portanto, indicam a necessidade de analgesia (**Quadro 6.4**).

FLACC Pain Assessment Tool (face, legs, activity, cry, consolability) – escala que incorpora cinco categorias de avaliação: face, pernas, atividade, choro e consolabilidade. A cada uma das cinco categorias definidas é dado escore de 0 a 2, tendo alcance total de 0 a 10, em que 0 representa nenhuma dor e 10, a maior dor mensurada na escala. É um instrumento utilizado para avaliar comportamento, portanto pode ser utilizado para crianças impossibilitadas de verbalizar a sua dor, inclusive dentro das UTIP com crianças maiores intubadas e sedadas.

FLACC revised – em 2002, os autores da escala *FLACC, Pain Assessment Tool* modificaram descritores de avaliação, a fim de adequá-los ao atendimento de crianças com comprometimento cognitivo e, em 2015, o instrumento foi validado no Brasil em crianças com paralisia cerebral (**Quadro 6.5**).

COMFORT Scale – indicada em unidades de cuidados intensivos para crianças de 0 a 18 anos de idade. A escala avalia nove domínios considerados indicativos de dor: estado de alerta, tranquilo/agitação, resposta respiratória, movimento de corpo, média de pressão arterial, frequência cardíaca, tônus muscular e tensão facial. Cada dimensão é pontuada entre 1 e 5, e, somados podem variar entre 9 e 45. Quanto maior é a pontuação, mais indicativo de desconforto ou dor está sendo vivenciado pela criança. No Brasil, foi validada a versão simplificada (*Comfort Behavior*), objetivando avaliar crianças sob ventilação mecânica em UTIP. O instrumento apresenta sete domínios com pontuação variando entre 1 (um) e 5 (cinco), sendo mínimo escore de 7 e máximo de 35 (**Quadro 6.6**).

Escala Analógica Visual (EAV) – o autorrelato é considerado o melhor método de avaliação da dor. Utiliza-se para crianças a partir de 3 ou 4 anos de idade. Pode-se utilizar uma escala com a numeração de 0 a 10 e solicitar à criança que diga, apontando para a escala, qual é a intensidade da sua dor, sendo 0 sem dor e 10, a pior dor. Além disso, pode ser que verbalize a intensidade sem precisar utilizar o cartão para apontar.

Tratamento Farmacológico da Dor

Um dos principais objetivos do atendimento dispensado à criança admitida na UTIP é realizar o tratamento que cause a menor agressão possível, para

⬤ Quadro 6.4. Escala de Dor no Recém-Nascido (NIPS)

Indicador	0 Ponto	1 Ponto	2 Pontos
Expressão facial	Músculos relaxados (face descansada, expressão neutra)	Careta (músculos faciais contraídos; testa, queixo e maxilar franzidos [(expressões faciais do nariz, da boca e da testa)]	–
Choro	Sem choro (tranquilo, não está chorando)	Choro fraco (gemido fraco, intermitente)	Choro vigoroso (choro alto, crescente, estridente, contínuo [observação: se o bebê estiver entubado, o choro silencioso é considerado quando evidenciado por movimentos óbvios da boca e da face])
Padrão respiratório	Relaxado (padrão usual para este bebê)	Alteração da respiração (retrações, irregular, mais rápida que o usual, engasgo, pausa respiratória)	–
Braços	Relaxados/contidos (sem rigidez muscular, movimentos ocasionais dos braços)	Flexionados/estendidos (braços tensos, esticados, rígidos e/ou rápida extensão/flexão)	–
Pernas	Relaxadas/contidas (sem rigidez muscular, movimentos ocasionais das pernas)	Flexionadas/estendidas (pernas tensas, esticadas, rígidas e/ou rápida extensão/flexão)	–
Estado de consciência	Dormindo/acordado (tranquilo, quieto, dormindo ou alerta e calmo)	Agitado (alerta, inquieto e se debatendo)	–

Fonte: MOTTA et al., 2015.

evitar maior sofrimento físico e emocional. Os sedativos podem ser necessários para diminuir a ansiedade e a agitação criadas com a entrada em um ambiente estranho e com a realização de alguns procedimentos. Os analgésicos tratam da dor secundária a intervenções cirúrgicas e/ou técnicas invasivas, além daquela decorrente de sua própria doença. Além disso, a combinação de analgésicos e sedativos, pelos seus efeitos hipnóticos, depressores da respiração e do reflexo de tosse, permite que o paciente se adapte à ventilação mecânica.

Entretanto, a utilização equivocada desses medicamentos pode influir negativamente, levando a um prolongamento da necessidade de suporte

Capítulo 6 Manejo da Dor na Prática Clínica Pediátrica: Avaliação, Prevenção e Controle

Quadro 6.5. Escala de avaliação de dor – FLACCr.

Categorias	Pontuação		
	0	1	2
F Face	Sem expressão particular ou sorriso	Presença ocasional de careta ou sobrancelhas salientes, introspecção, desinteresse. **Parece triste ou preocupado**	Sobrancelhas frequente ou constantemente salientes, mandíbulas cerradas, queixo trêmulo. **Face aparentando estresse: expressão assustada ou de pânico**
P Pernas	Posição normal ou relaxada	Desconforto, inquietação, tensão. **Tremores ocasionais**	Chutes ou pernas soltas. **Aumento considerável da espasticidade, tremores constantes ou sacudidelas**
A Atividade	Fica em silêncio, posição normal, se movimenta facilmente	Contorcendo-se, movimenta o corpo para frente e para trás, tensão. **Moderadamente agitado (p. ex.: movimenta a cabeça para frente e para trás, comportamento agressivo); respiração rápida, superficial, intermitentes suspiros**	Corpo arqueado, rígido ou trêmulo. **Agitação intensa, cabeça chacoalhando (não vigorosamente), tremores,** respiração presa em gasping **ou inspiração profunda, intensificação da respiração rápida e superficial**
C Choro	Sem choro (acordado ou dormindo)	Gemidos ou lamúrias, reclamações ocasionais. **Impulsos verbais ou grunhidos ocasionais**	Choro regular, gritos ou soluços, reclamações frequentes. **Repetidos impulsos verbais, grunhidos constantes**
C Consolabilidade	Contente, relaxado	Tranquilizado por toques ocasionais, abraços ou conversa e distração	Difícil de consolar ou confortar. **Rejeita o cuidador, resiste ao cuidado ou a medidas de conforto**

Orientações para aplicação da escala
1- Cada uma das cinco categorias (F) Face; (L) Pernas; (A) Atividade; (C) Choro; (C) Consolabilidade é pontuada de 0-2, o que resulta em um escore total entre 0 e 10.
2- Pacientes acordados: Observar por pelo menos 1 a 2 minutos. Observar pernas e corpo descobertos. Reposicionar o paciente ou observar atividade, avaliar a tonicidade e a tensão corporal. Inicie intervenções de consolo, se necessário.
3- Pacientes dormindo: Observar por pelo menos 2 minutos ou mais. Observar corpo e pernas descobertos. Se possível, reposicionar o paciente. Tocar seu corpo e avaliar tonicidade e tensão.
4- A FLACC revisada pode ser utilizada para todas as crianças não verbais.
As descrições adicionais (em negrito) são descritores validados em crianças com dificuldades cognitivas. A enfermeira pode revisar com os pais os descritores dentro de cada categoria. Pergunte a eles se há comportamentos adicionais que melhor indiquem a dor em seus filhos. Adicione esses comportamentos na categoria apropriada da escala.

© 2002. Bussotti EA, Guinsburg R, Pedreira MLG. The Regents of the University of Michigan. Traduzido para a língua Portuguesa. Brasil – São Paulo, Junho de 2013.
All Rights Reserve 09/09/2009.

Cuidados Intensivos Pediátricos

Quadro 6.6. Escala de avaliação de analgesia e sedação – *Comfort Behavior*

Nível de consciência: alerta	
Sono profundo	1
Sono superficial	2
Letárgico	3
Acordado e alerta	4
Hiperalerta	5
Calma/agitação	
Calma	1
Ansiedade leve	2
Ansioso	3
Muito ansioso	4
Amedrontado	5
Resposta respiratória (apenas se paciente em ventilação mecânica)	
Ausência de tosse e de respiração espontânea	1
Respiração espontânea com pouca ou nenhuma resposta a ventilação	2
Tosse ou resistência ocasional ao ventilador	3
Respirações ativas contra o ventilador ou tosse regular	4
Compete com o ventilador, tosse	5
Choro (apenas se paciente com respiração espontânea)	
Respiração silenciosa, sem som de choro	1
Resmungando/choramingando	2
Reclamando (monotônico)	3
Choro	4
Gritando	5
Movimento físico	
Ausência de movimento	1
Movimento leve ocasional	2
Movimento frequente	3
Movimento vigoroso limitado às extremidades	4
Movimento rigoroso que inclui tronco e cabeça	5

Continua

Continuação

Tônus muscular	
Totalmente relaxado	1
Hipotônico	2
Normotônico	3
Hipertônico com flexão dos dedos e artelhos	4
Rigidez extrema com flexão de dedos e artelhos	5
Tensão facial	
Músculos faciais totalmente relaxados	1
Tônus facial normal, sem tensão evidente	2
Tensão evidente em alguns músculos faciais	3
Tensão evidente em toda a face	4
Músculos faciais contorcidos	5

Fonte: Amoretti, 2008.

ventilatório, na morbimortalidade e na duração da internação da criança na UTIP. O emprego de protocolos que facilitem a correta seleção de medicamentos, a administração adequada e a monitorização são cuidados que podem melhorar a qualidade da sedação e da analgesia e evitar seus efeitos adversos. Existe uma grande variedade de fármacos disponíveis para ser utilizada na criança gravemente enferma e cada um deles tem vantagens e inconvenientes.

O manejo da dor pós-operatória em crianças, por exemplo, inclui os princípios da analgesia multimodal, no qual diferentes classes de fármacos são utilizadas para atingir efeito máximo. A analgesia deve incluir doses adequadas de acordo com o peso corporal, desenvolvimento fisiológico e situação clínica. E doses e intervalos entre os medicamentos devem ser ajustados conforme a avaliação da resposta do paciente.

Alguns dos analgésicos comumente utilizados são:

Paracetamol

Deve ser considerado em todos os estádios do manejo da dor. O seu mecanismo de ação não foi completamente elucidado, mas acredita-se que envolva a inibição da prostaglandina H2 e da ciclo-oxigenase 3 (COX-3), encontrada exclusivamente no sistema nervoso central (SNC). Além da sua ação analgésica, o paracetamol exerce também ação antipirética. É comumente administrado nos períodos pré e pós-operatório e apresenta eficácia equivalente à dos AINE (anti-inflamatórios não esteroidais) na redução da dor, exercendo efeito poupador de opioides. O paracetamol apresenta um excelente perfil de segurança e efeitos colaterais e reações adversas são incomuns. Contudo, hepatotoxicidade é uma complicação conhecida da sobredosagem, devendo-se tomar cuidado meticuloso no cálculo, administração e documentação da dose.

As vias de administração possíveis são várias e dependem das circunstâncias clínicas. O regime de dosagem convencional é de 15 a 20 mg/kg a cada 4 a 6 horas para alívio da dor e da antipirese. A dose máxima diária é 90 mg/kg em crianças com mais de 3 meses de idade. O paracetamol está disponível em diversas preparações, incluindo suspensão oral, comprimidos, supositórios e como preparação intravenosa. A dose de ataque por via retal é geralmente maior em virtude de sua biodisponibilidade imprevisível; contudo, a dose máxima diária recomendada por essa via permanece a mesma. O paracetamol intravenoso apresenta maior precisão na dosagem e início de ação rápido e previsível (dentro de 5 minutos) consequente à menor variabilidade farmacocinética. É a 1ª escolha para dor leve.

Anti-inflamatórios não esteroidais

Os AINE agem por meio da inibição da isoenzima ciclooxigenase 2 (COX-2) impedindo a conversão do ácido araquidônico a prostaglandinas e tromboxane. Isso é importante, já que as prostaglandinas são mediadores pró-inflamatórios que sensibilizam nociceptores a aumentar a transmissão aferente de sinais nociceptivos. Caso não haja contraindicações, os AINE devem ser considerados parte do regime analgésico de rotina, uma vez que são analgésicos efetivos com útil efeito poupador de opioides. São comumente utilizados como analgésicos em caso de dor leve a moderada em crianças de todas as idades, inclusive lactentes.

Existem diversos AINE em uso clínico habitual na prática pediátrica, mas os compostos mais comumente utilizados são diclofenaco, ibuprofeno e cetoprofeno. Há pouca evidência sobre a eficácia entre esses fármacos, portanto seu uso depende da via de administração disponível e da preferência do profissional. A combinação de um AINE com paracetamol é recomendada, já que suas ações são sinérgicas no sentido de proporcionar analgesia de melhor qualidade e de reduzir o consumo de opioides.

Opioides

São fundamentais no manejo da dor, tanto na população pediátrica como em adultos. Agem por meio de receptores próprios, designados Mu, Kappa, Delta e ORL-1 (receptor orfanina-símile 1). Esses receptores são amplamente distribuídos ao longo do SNC e em locais de inflamação periférica. O manejo farmacocinético e a resposta farmacodinâmica aos opioides variam consideravelmente em pacientes pediátricos e devem ser ajustados de acordo com idade, resposta clínica e presença de efeitos colaterais. A educação apropriada, o uso de diretrizes clínicas e a documentação são importantes na administração segura e efetiva da terapia com esses medicamentos. Alguns deles habitualmente utilizados em pediatria são: codeína, morfina, fentanil, remifentanil e tramadol. Indicados para tratamento da dor moderada a intensa, especialmente no pós-operatório imediato.

Analgesia controlada pelo paciente
(*PCA – Patient Controlled Analgesia*)

Pode ser utilizada em crianças menores de 5 anos de idade, dependendo da sua habilidade e da dos seus cuidadores em compreender os conceitos do dispositivo. A PCA proporciona flexibilidade considerável e eficácia semelhante a infusões de opioides, sendo a morfina o mais comumente utilizado e é administrada em bolus de 20 μg/kg. Infusões basais são mais comumente utilizadas em PCA pediátricos em dose de 4 μg/kg/h para maximizar a analgesia e minimizar efeitos colaterais. Analgesia controlada pelo enfermeiro é uma variação aceita e efetiva.

Midazolam

É o benzodiazepínico de eleição para a sedação contínua da criança gravemente enferma. Quando administrado de modo rápido, pode diminuir a resistência vascular sistêmica e produzir hipotensão em pacientes hipovolêmicos. No entanto, sua infusão intravenosa contínua produz poucos efeitos hemodinâmicos. Para obter sedação, administra-se uma dose em bolus anterior ao início da infusão contínua. A infusão prolongada induz a tolerância, sendo necessário aumentar progressivamente a dose para alcançar o mesmo efeito sedativo. Nessa situação, deve-se associar outro sedativo (opioide, propofol ou outro). A dose intravenosa é de 0,2 mg/kg e a infusão continua de 1 a 10 μg/kg/min.

Propofol

A principal característica do propofol é a sua rapidez de ação e o rápido desaparecimento de seus efeitos ao ser suspensa a infusão ("rápido despertar"). Isso pode ser particularmente útil nos pacientes que requeiram avaliação neurológica frequente (p. ex.: trauma cranioencefálico ou estado de mal convulsivo). Apresenta ação vasodilatadora e pode levar à depressão da contratilidade cardíaca e a efeito cronotrópico negativo, sobretudo nos pacientes com hipovolemia e/ou alteração da contratilidade miocárdica. Para procedimentos rápidos (por exemplo: endoscopia respiratória), utilize-se dose de ataque de 1,5 mg/kg, com pequenos bolus de 0,5 mg/kg, de acordo com a necessidade. A dose máxima recomendada para crianças é de 4 mg/kg/h. O uso de doses mais altas durante períodos prolongados associa-se à chamada síndrome da infusão do propofol, que consiste em um quadro de choque cardiogênico (diminuição da contração miocárdica e transtornos da condução) junto à alterações metabólicas (acidose lática, hipertrigliceridemia) e/ou rabdomiólise com elevada mortalidade.

Cetamina

É um antagonista do receptor N-metil-D-aspartato (NMDA) que bloqueia a nocicepção periférica e previne a sensibilização central. Tem sido cada vez mais utilizada em pediatria para analgesia no setor de emergência e em sedação para procedimentos. Pode ser empregada para anestesia, sedação ou analgesia, dependendo da dose administrada. É administrada como bolus intravenoso, infusão intravenosa, injeção intramuscular ou pelas vias peridural, oral ou retal. Existem questionamentos teóricos a respeito dos possíveis efeitos neurodegenerativos da cetamina e de outros agentes analgésicos sobre o cérebro em desenvolvimento, gerados a partir de estudos em modelos animais que demonstraram neuroapoptose, apesar de a significância clínica desses efeitos ser incerta. A dose analgésica é 1 a 2 mg/kg via intravenosa e 4 a 13 mg/kg via intramuscular, dependendo do procedimento e titulada conforme a resposta. Efeitos adversos incluem laringoespasmo, vômitos, salivação, tônus muscular aumentado, alucinações na emergência da anestesia, sonolência, erupções cutâneas e reações no local da injeção.

Óxido nitroso

Pode ser administrado numa mistura com oxigênio a 50% para sedação e analgesia (Entonox). A autoadministração utilizando uma válvula de demanda pode ser empregada em crianças capazes de regular seu próprio consumo (geralmente a partir dos 5 anos de idade) para trocas de curativos, debridamento de lesões e nos departamentos de emergência. Efeitos colaterais incluem náusea, vômitos e sonolência. A exposição de crianças ao óxido nitroso por períodos prolongados pode resultar em anemia megaloblástica em virtude da interferência com a ação da vitamina B12.

Estratégias Não Farmacológicas para Alívio da Dor

As medidas não farmacológicas para alívio da dor são recomendadas como terapêutica complementar às farmacológicas. E a Enfermagem exerce papel fundamental na assistência à dor, considerando sua permanência na unidade por 24 horas e atuação com todos os pacientes. O enfermeiro, como profissional autônomo e líder da equipe, tem competência para avaliar, prescrever tratamento não farmacológico, discutir a farmacodinâmica e farmacocinética com o prescritor e fazer a reavaliação do fenômeno doloroso. As estratégias não farmacológicas mais comuns e utilizadas em UTIP estão descritas a seguir.

Amamentação

A amamentação consiste em um método analgésico efetivo, seguro, livre de custos e de eventos adversos. É recomendada como método não farmacológico de alívio da dor procedural no RN por consensos e protocolos internacionalmente publicados. Acredita-se que os efeitos analgésicos resultam da combinação de uma série de fatores, como o gosto levemente adocicado do leite, a sucção, o íntimo contato com a mãe, além da presença de endorfinas no leite materno. Em uma revisão sistemática na qual dez estudos foram analisados, os resultados indicaram que a amamentação ocasionou redução na alteração da frequência cardíaca e nas porcentagem de tempo, duração total e duração do primeiro choro, bem como na diminuição de escores de dor, quando comparada às estratégias como posicionamento, colo materno, sucção não nutritiva, soluções adocicadas ou nenhuma intervenção.

A amamentação está indicada para neonatos aptos a serem amamentados e que serão submetidos à coleta de exames (por punção venosa ou capilar) e à vacinação intramuscular ou subcutânea. Para uma adequada analgesia, a sucção efetiva ao seio deve ser iniciada cerca de 2 a 5 minutos antes e continuada ao longo de todo o procedimento. Algumas limitações para a utilização da amamentação, como estratégia analgésica em UTIP, são dificuldade de participação dos pais nos cuidados, dificuldade de posicionamento do RN no seio ou prontidão do neonato em sugar, falta de espaço para acomodar a mãe e seu filho, dificuldades ergonômicas para a realização do procedimento com o neonato posicionado para amamentação e riscos de engasgo e de se associar a amamentação ao estímulo doloroso.

Tais dificuldades precisam ser desconstruídas com vistas a favorecer e facilitar a implementação da amamentação em ambientes de terapia intensiva, especialmente para neonatos que podem se beneficiar desta intervenção.

Contato pele a pele

O contato pele a pele consiste no posicionamento do RN utilizando-se somente fralda sobre o peito nu da mãe, do pai ou de outro familiar. Trata-se de método analgésico efetivo, seguro, livre de custos e eventos adversos. Também se configura estratégia analgésica não farmacológica recomendada por protocolos e consensos internacionalmente publicados. Esse contato promove estabilidade autonômica, regulação comportamental, além de vínculo entre o neonato e a mãe (ou pessoa que realiza o contato) e seu uso, como estratégia analgésica, está indicado para RN a termo e pré-termo clinicamente estáveis.

Uma revisão sistemática publicada em 2014 incluiu 19 estudos, nos quais foram investigados os efeitos desse contato sobre a dor resultante de lancetagem do calcâneo, punção venosa e punção intramuscular. A maioria dos estudos avaliou o contato pele a pele realizado pela mãe e os resultados, de modo geral, indicam que a intervenção é efetiva para a redução dos escores de dor e das alterações de indicadores comportamentais e fisiológicos resultantes de procedimentos isolados.

O contato realizado pelos pais e outros familiares ainda é pouco explorado. Contudo, um ensaio clínico demonstrou que os escores de dor foram menores nos RNPT que realizaram o contato pele a pele com as mães em comparação com os posicionados com os pais durante a coleta de sangue.

Os RN devem ser posicionados, vestindo apenas fralda, sobre o peito nu da mãe, do pai ou de outro familiar, por cerca de 10 minutos antes do procedimento e mantidos desse modo ao longo do procedimento doloroso. As barreiras e dificuldades descritas para a implementação do contato pele a pele durante a realização de procedimentos dolorosos e estressantes em UTIP são similares àquelas descritas com relação à amamentação. Do mesmo modo, tais barreiras e dificuldades precisam ser transpostas de modo a favorecer a implementação de estratégias analgésicas aos RN hospitalizados e permitir o envolvimento da família nos cuidados prestados, inclusive na prevenção e alívio da dor neonatal.

Soluções adocicadas

Evidências consistentes resultantes de inúmeros ensaios clínicos randomizados indicam que as soluções adocicadas, predominantemente sacarose e glicose, oferecem analgesia efetiva para procedimentos dolorosos isolados como punção capilar, punção venosa e intramuscular realizados em crianças pequenas. Contudo, ainda há incertezas acerca da dose ideal (concentração e volume da solução), dose mínima para obtenção de efeito analgésico, dose máxima diária, efeitos em curto e longo prazo da administração repetida, eficácia em RNPT extemos e naqueles criticamente doentes. Acredita-se que estas soluções, administradas diretamente sobre a língua, promovam analgesia mediada pelo sistema opioide endógeno.

Em revisão sistemática sobre o tema, 74 estudos foram incluídos e os principais resultados indicam que a sacarose a 24% reduz significativamente os escores de dor resultantes de punção capilar em calcâneo e punção venosa. Quanto à glicose, outra revisão sistemática que avaliou 38 estudos indica que a solução de glicose 20 a 30% configura-se alternativa à sacarose para analgesia em procedimentos isolados e pouco invasivos como punção capilar e venosa. Ambos os trabalhos apontam possíveis efeitos analgésicos dessas soluções também para procedimentos como punção intramuscular e subcutânea, sondagem gástrica, sucção traqueal, embora tais efeitos não tenham sido confirmados em metanálises.

Para procedimentos mais longos, como instalação de cateter central de inserção periférica, exame de fundo de olho, cateterização vesical e circuncisão, as evidências acerca da efetividade das soluções adocicadas são inconsistentes até o momento. Desse modo, neonatos podem se beneficiar do uso de pequenas doses de sacarose (0,5 mL) ou glicose (1 a 2 mL), administradas diretamente sobre a língua cerca de 2 minutos antes do início do procedimento para a minimização da dor procedural. É importante destacar que, enquanto utilizadas como métodos de alívio da dor, as soluções adocicadas devem ser prescritas ou administradas conforme protocolos clínicos e monitoradas como medicamentos.

Brinquedo terapêutico

Brincar é uma necessidade básica da criança que permite a aquisição de novos conhecimentos, a descoberta de sua individualidade e a distinção entre realidade e fantasia. Na brincadeira, a criança transporta-se para um mundo de imaginação, sendo caracterizada como uma atividade espontânea, prazerosa e envolvente que proporciona recreação, estimulação, socialização, dramatização de papéis, de conflitos e catarse.

O brinquedo terapêutico (BT) é uma brincadeira estruturada que possibilita à criança aliviar a ansiedade gerada por situações atípicas para sua idade, colaborando para o alívio das tensões vivenciadas. Seu objetivo é possibilitar ao enfermeiro melhor compreensão das necessidades da criança, auxiliar no preparo de procedimentos terapêuticos, bem como permitir que ela reorganize suas emoções após períodos difíceis da vida.

Sendo assim, o BT apresenta-se não apenas como modo de comunicação e acesso ao mundo infantil, mas também se mostra essencial na medida em que ajuda a criança a enfrentar a realidade da doença ou do procedimento necessário à terapêutica do tratamento, possibilitando que compreenda e recupere o autocontrole diante das adversidades, configurando-se como indispensável em seu cotidiano.

Crianças em UTIP têm a possibilidade de desfrutar do BT desde que estejam alertas e em condições clínicas favoráveis. As doenças crônicas, como câncer, requerem, frequentemente, internações nesse setor e, muitas vezes, esses pacientes não necessitarão de sedação ou intubação, mas de procedimentos específicos e avaliações mais frequentes que não são adequadas nas unidades de internação.

Desse modo, essas crianças têm a possibilidade de se beneficiarem com o BT para procedimentos terapêuticos ou intervenções mais invasivas, favorecendo a melhor assistência para o êxito do tratamento.

Música

Algodão, coração, uma injeção.
Hoje, vamos te cuidar com nossa canção.

Rinaldo de Oliveira

Para a maioria dos seres humanos, o contato com a música se dá desde a infância. É frequente observarmos os pais acalentarem seus filhos, principalmente os RN e lactentes, murmurando ou cantando alguma cantiga de ninar, na intenção de mantê-los mais calmos, promover o relaxamento e também induzi-los ao sono.

A música, para o RN a termo e pré-termo, tem sido utilizada desde a década de 1980. Os profissionais da área observaram que as crianças mantidas em ambiente mais tranquilo e com diminuição dos ruídos apresentavam maior ganho de peso em relação às demais. Para auxiliar na modulação do comportamento dessas crianças, cantigas de ninar com frequências mais baixas eram oferecidas.

Pesquisas mostram que os bebês expostos à audição musical (cantigas de ninar instrumental ou cantada) apresentam diminuição das variações da frequência cardíaca, menor quantidade de apneia, manutenção da saturação de oxigênio acima de 95% (valor esperado), maior coordenação durante a sucção do leite, período maior de sono sem instabilidades hemodinâmicas e diminuição da expressão de dor durante alguns procedimentos invasivos, como punção venosa/capilar e aspiração de vias aéreas superiores e inferiores.

A utilização da música para crianças maiores, internadas em UTIP, também tem sido estudada. Entretanto, o número de pesquisas é menor quando comparado ao que envolve os RN. Os estudos mantêm a linha de pesquisa muito semelhante, que é a avaliação da influência da música na alteração dos sinais vitais. Um estudo brasileiro avaliou o efeito terapêutico da música em crianças submetidas à cirurgia cardíaca, em que dois grupos de crianças foram observados. Um grupo foi submetido a 30 minutos de audição de música erudita e o outro não recebeu audição musical. O total de crianças participantes foi 79, na faixa etária de 1 dia de vida a 16 anos de idade, nas primeiras 24 horas de pós-operatório. Como resultado, houve diminuição da frequência cardíaca e respiratória, além da redução da dor avaliada por meio da escala facial de dor.

As crianças impossibilitadas de se comunicar em virtude da sua condição clínica como o coma, do uso de sedativos ou de analgésicos, entre outros motivos, são avaliadas clinicamente em função da alteração dos padrões dos sinais vitais, talvez por isso tais indicadores sejam muito utilizados nas pesquisas com música. É uma forma de se evidenciar qualquer alteração no que tange à hemodinâmica da criança.

Nesse contexto, ressalta-se que a preferência musical é algo a ser avaliado com critério pelo profissional que implementará essa estratégia. Nossa experiência mostra que a música pode potencializar o comportamento desejado em determinadas situações clínicas (por exemplo: pós-operatório de cirurgia neurológica), em que se pretende manter a criança calma para estabilização da pressão intracraniana; no caso da preferência por frequências mais aceleradas, é possível que o comportamento obtido não seja compatível com o desejado para o momento.

Outras Intervenções

A sucção não nutritiva, a contenção facilitada e o embalo/colo são estratégias que também promovem o alívio da dor procedural em neonatos a termo, pré-termo e lactentes. A sucção não nutritiva consiste na oferta de chupeta ou dedo enluvado e promove analgesia desde que os movimentos de sucção sejam efetivos e ritmados. Pode ser empregada em combinação com o contato pele a pele e as soluções adocicadas, por exemplo, e requer prontidão do neonato para sugar.

A contenção facilitada consiste em manter o RN lateralizado e em posição fetal, com as mãos dos pais, cuidadores ou profissionais contendo sua cabeça em uma das mãos e os membros e o tronco, na outra. Essa estratégia pode ser combinada às soluções adocicadas e à sucção não nutritiva.

Minimizar a exposição das crianças à dor e ao estresse é uma medida importante e necessária na prática clínica. A implantação de protocolos e de rotinas de manuseio mínimo e limitação do número de procedimentos invasivos é recomendada nas UTIP. Agrupar os cuidados, racionalizar o número de punções para coletas de sangue, utilizar monitorização não invasiva são algumas das estratégias que podem favorecer a redução da exposição à dor.

Cabe ao enfermeiro conhecer os componentes farmacológicos e não farmacológicos para planejar a assistência de modo qualificado e seguro. Vale ressaltar que as medidas não farmacológicas para alívio devem compor a prescrição de enfermagem.

Apesar dos esforços de pesquisadores e profissionais na busca das melhores práticas para a avaliação e manejo da dor em pediatria, ainda há questões primárias negligenciadas no dia a dia, como ausência de avaliação adequada, subtratamento e subnotificação. Na busca da melhor prática assistencial, há necessidade de planejamento, organização do trabalho, implantação de processos e reavaliação. Inicialmente, deve-se organizar grupo de trabalho multiprofissional (profissionais sensíveis e comprometidos com a proposta), sensibilizar todos os profissionais atuantes na unidade sobre o tema e, na sequência, partir para a implantação de processos curtos sobre avaliação da dor com instrumentos adequados a cada faixa etária e condição clínica. Propor estratégias não farmacológicas em forma de protocolos é essencial e, após a implantação desse ciclo, faz-se necessária a reavaliação para verificar pontos vulneráveis no processo e, assim, sugerir melhorias.

Referências Bibliográficas

1. Ambuel B, Hamlett KW, Marx CM, Blumer JL. Assessing distress in pediatric intensive care environments: the COMFORT scale. J Pediatr Psychol 17:95-109; 1992.
2. American Academy of Pediatrics. The assessment and management of acute pain in infants, children, and adolescents. Pediatrics 108(3), 793-797; 2001.
3. American Academy of Pediatrics. Prevention and management of procedural pain in the neonate: an update. Pediatrics, 137(2), 1-13; 2016. Disponível em: http://doi.org/10.1542/peds.2015-4271.
4. Amoretti CF, Rodrigues GO, Carvalho PRA, Trotta EA. Validação de escalas de sedação em crianças submetidas à ventilação mecânica internadas em uma unidade de terapia intensiva pediátrica terciária. Rev Bras Ter Intensiva, 20(4), 325-330, 2008. Disponível em: http://www.lume.ufrgs.br/handle/10183/22972.
5. Anand KJS, Hickley PR. Pain and its effects in the human neonate and fetus. N. Engl. J. Med., 317:1321-9; 1987.
6. Axelin A, Anderzén-Carlsson A, Eriksson M, Pölkki T, Korhonen A, Franck LS. Neonatal intensive care nurses' perceptions of parental participation in infant pain management: a comparative focus group study. The Journal of Perinatal & Neonatal Nursing, 29(4), 363-74. Disponível em: http://doi.org/10.1097/JPN.0000000000000136.
7. Breau LM, McGrath PJ, Stevens B, Beyene J, Camfield C, Finley GA, et al. Judgments of pain in the neonatal intensive care setting: a survey of direct care staff' perceptions of pain in infants at risk for neurological impairment. The Clinical Journal of Pain 22 (2), 122-129; 2006.
8. Bueno M, Castral TC, Kimura AF, Holsti L. Adaptação transcultural e validação de conteúdo do Behavioral Indicators of Infant Pain (BIIP) para o português (Brasil). In: Anais do V Congresso Brasileiro de Enfermagem Pediátrica e Neonatal, 2013 Out29-Nov01; Gramado, Brasil. Gramado: Sociedade Brasileira de Enfermeiros Pediatras; 2013. 365-66.
9. Bueno M, Forni E, Costa T, Kimura AF. Validação inicial do Perfil de Dor no Recém-Nascido Pré-Termo – Revisado (Premature Infant Pain Profile – Revised - PIPP-R). In: VII Congresso Interdisciplinar de Dor da

Capítulo 6 Manejo da Dor na Prática Clínica Pediátrica: Avaliação, Prevenção e Controle

USP, promovido pelo Centro de Dor do Departamento de Neurologia da Faculdade de Medicina da USP. São Paulo/Brasil, 06 a 09 de julho de 2016.

10. Bueno M, Yamada J, Harrison D, Kahn S, Adams-Webber T, Beyene J, Stevens B. A systematic review and meta-analyses of non-sucrose sweet solutions for pain relief in neonates. Pain Research & Management, 18(3), 153-161; 2013.

11. Bussotti EA, Guinsburg R, Pedreira MLG. Adaptação cultural para o português do Brasil da escala de avaliação de dor face, legs, activity, cry, consolability revised (FLACCr). Rev. Latino-Am. Enfermagem 23(4):651-9, 2015. Disponível em: http://www.scielo.br/pdf/rlae/v23n4/pt_0104-1169-rlae-23-04-00651.pdf.

12. Bussotti EA, Vendramim P, Oliveira CS. A música e a criança hospitalizada. In: Leão ER. (org). Música e cuidar de pessoas: uma visão multiprofissional. São Caetano do Sul: Yendis; 2009.

13. Campbell-Yeo M, Fernandes A, Johnston C. Procedural pain management for neonates using nonpharmacological strategies: part 2: mother-driven interventions. Advances in Neonatal Care, 11(5), 312-320; 2011.

14. Cong X, Ludington-Hoe S, Vazquez V, Zhang D, Zaffetti, S. Ergonomic procedures for heel sticks and shots in kangaroo care (skin-to-skin) position. Neonatal Network 32(5): 353–7, 2103.

15. Conselho Nacional dos Direitos da Criança e do Adolescente. Resolução nº 41, de 13 de outubro de 1995. Dispõe sobre os direitos da criança e do adolescente hospitalizados. Diário Oficial da República Federativa da União, Brasília (DF), Seção 1: 16319-20, 17 out 1995.

16. Duhn LJ, Medves JM. A systematic integrative review of infant pain assessment tools. Advances in Neonatal Care 4(3): 126-40; 2004.

17. Fonseca MRA, Campos CJG, Ribeiro CA, Toledo VP, Melo LL. Revealing the world of oncological treatment through dramatic therapeutic play. Texto Contexto Enferm, Florianópolis, out-dez; 24(4): 1112-20; 2015. Disponível em: http://dx.doi.org/10.1590/0104-0707201500003350014.

18. Forni E, Camargo PP, Kimura AF Bueno M. Adaptação transcultural e validação do Premature Infant Pain Profile – Revised para o Português (Brasil). In: Anais do 67º Congresso Brasileiro de Enfermagem, promovido pela Associação Brasileira de Enfermagem. São Paulo/Brasil, 27 a 30 de outubro de 2015.

19. Gaffney, A. Cognitive developmental aspects of pain in school-age children. In: Schechter NL, Berde CB, Yaster M (ed.). Pain in infants, children, and adolescents. Baltimore, Williams & Wilkins, 75-85; 1993.

20. Good Practice in Postoperative and Procedural Pain. 2 ed.; 2012.

21. Grunau RE. Early pain in preterm infants: a model of long-term effects. Clin Perinatol. 29:373-94; 2002.

22. Grunau RE, Craig DK. Pain expression in neonates: facial action and cry. Pain 28(3): 395-410; 1987. Disponível em: http://doi.org/10.1016/0304-3959(87)90073-X.

23. Guideline statement: management of procedure-related pain in children and adolescents. J Paediatr Child Health. Feb;42 Suppl 1:S1-29; 2006.

24. Guinsburg R, Almeida MFB, Peres CA, Shinzato AR, Kopelman BI. Reliability of two behavioral tools to assess pain in preterm neonates. São Paulo Med J 121(2):72-6; 2003.

25. Hall RW, Anand KJS. Pain management in newborns. Clinics in Perinatology 41: 895-924; 2014.

26. Harrison D, Bueno M, Reszel J. Prevention and management of pain and stress in the neonate. Research and Reports in Neonatology 5: 9-16; 2015.

27. Harrison D, Bueno M, Yamada J, Adams-Webber T, Stevens B. Analgesic effects of sweet tasting solutions in infants: Current State of equipoise. Pediatrics 126(5): 894-902; 2010. Disponível em: http://doi.org/10.1542/peds.2010-1593.

28. Harrison D, Reszel J, Wilding J, Abdulla K, Bueno M, Campbell-Yeo M, Stevens B. Neuroprotective core measure 5: neonatal pain management practices during heel lance and venipuncture in Ontario, Canada. Newborn and Infant Nursing Review 15: 116-23; 2015. Disponível em: http://doi.org/10.1053/j.nainr.2015.06.010.

29. Harrison D, Stevens B, Bueno M, Yamada J, Adams-Webber T, Beyene J, Ohlsson A. Efficacy of sweet solutions for analgesia in infants between 1 and 12 months of age: a systematic review. Archives of Disease in Childhood 95(6): 406-13; 2010. Disponível em: http://doi.org/10.1136/adc.2009.174227.

30. Harrison D, Yamada J, Adams-Webber T, Ohlsson A, Beyene J, Stevens B. Sweet tasting solutions for reduction of needle-related procedural pain in children aged one to 16 years. The Cochrane Database of Systematic Reviews 5; 2015. CD008408. Disponível em: http://doi.org/10.1002/14651858.CD008408.pub3.

31. Hatem TP, Lira PI, Mattos SS. The therapeutic effects of music in children following cardiac surgery. J Pediatr (Rio J). 82:186-92; 2006.

32. Holsti L, Grunau R E. Initial validation of the behavioral indicators of infant pain (BIIP). Pain 132(3): 264-72; 2007.

33. Johnston C, Campbell-Yeo M, Fernandes A, Inglis D, Streiner D, Zee R. Skin-to-skin care for procedural pain in neonates. Cochrane Database of Systematic Reviews 2014 (Issue 1 Art. No.: CD008435. DOI: 10.1002/14651858.CD008435.pub2). Disponível em: http://doi.org/10.1002/14651858.CD008435.pub2.
34. Johnston C C, Campbell-Yeo M, Filion F. Paternal vs maternal kangaroo care for procedural pain in preterm neonates: a randomized crossover trial. Archives of Pediatrics & Adolescent Medicine 165(9), 792-6; 2011.
35. Johnston C. Development of psychological responses to pain in infants and toddlers. In: Schechter NL, Berde CB, Yaster M (ed.). Pain in infants, children, and adolescents. Baltimore, Williams & Wilkins, 65-85; 1993.
36. Lago P, Garetti E, Merazzi D, Pieragostini L, Ancora G, Pirelli A. Pain Study Group of the Italian Society of, N. Guidelines for procedural pain in the newborn. Acta Paediatrica 98(6): 932-9; 2009.
37. Lawrence J, Alock D, Mcgrath P, Kay J, Macmurray SB, Dulberg C. The development of a tool to assess neonatal pain. Neonatal Netw. 12(6): 59-6;1993.
38. McGrath PA. Psychological aspects of pain perception. In: Schechter NL, Berde CB, Yaster M (ed.). Pain in infants, children, and adolescents. Baltimore, Williams & Wilkins 39-63; 1993.
39. McGrath PA, Brigham MC. The assessment of pain in children and adolescents. In: Turk DC, Melzack R (ed.). Handbook of pain assessment. New York, The Guilford Press 295-314; 1992.
40. Merkel SI, Voepel-Lewis T, Shayevitz JR, Malviya S. The FLACC: A behavioral scale for scoring postoperative pain in young children. Pediatr Nurs., 23:293-7; 1997.
41. Motta GCP, Schardosim JM, Cunha MLC. Neonatal Infant Pain Scale: cross-cultural adaptation and validation in Brazil. J Pain Symp Manage. 50(3):394-401; 2015.
42. Neil MJE. Paediatric pain: physiology, assessment and pharmacology. Anaesthesia Tutorial Of The Week 289. Jul;1-10; 2012.
43. Okada M, Teixeira MJ, Tengan SK, Bezerra SL, Ramos CA. Dor em pediatria. Rev. Med. (São Paulo), 80 (ed. esp. pt.1):135- 56; 2001.
44. Pereira ALST, Guinsburg R, Almeida MFB, Monteiro MC, Santos AMN, Kopelman BI. Validity of behavioral and physiologic parameters for acute pain assessment of term newborn infants. Sao Paulo Med J 117(2): 72-80; 1990.
45. Pillai Riddell R, Racine N, Gennis H, Turcotte K, Uman L, Horton R, Lisi D. Non-pharmacological management of infant and young child procedural pain. Cochrane Database of Systematic Reviews, (12); 2015. Disponível em: http://doi.org/10.1002/14651858.CD006275.pub3.www.cochranelibrary.com.
46. Pokela MJ. Pain relief can reduce hypoxemia in distressed neonates during routine treatment procedures. Pediatrics, 93:379-83; 1994.
47. Ribeiro CA, Borba RIH, Melo LL, Santos VLA. Utilizando o brinquedo terapêutico no cuidado à criança. In: Carvalho SD. O enfermeiro e o cuidar multidisciplinar na saúde da criança e do adolescente. São Paulo: Atheneu, p.127-34; 2012.
48. Shah PS, Herbozo C, Aliwalas LI, Shah V S. Breastfeeding or breast milk for procedural pain in neonates. Cochrane Database of Systematic Reviews; 2012. (Issue 12. Art. No.: CD004950. DOI: 10.1002/14651858.CD004950.pub3). Disponível em: http://doi.org/10.1002/14651858.CD004950.pub3.
49. Shah V, Taddio A, McMurtry CM, Halperin SA, Noel M, Pillai Riddell R, Chambers CT. Pharmacological and combined interventions to reduce vaccine injection pain in children and adults. The Clinical Journal of Pain, 31(10), S38-S63; 2015. Disponível em: http://doi.org/10.1097/AJP.0000000000000281.
50. Stevens BJ, Gibbins S, Yamada J, Dionne K, Lee G, Johnston C, Taddio A. The premature infant pain profile-revised (PIPP-R): initial validation and feasibility. Clinical Journal of Pain, 30(3), 238-43; 2014.
51. Stevens B, Johnston C, Petryshen P, Taddio A. Premature infant pain profile: development and initial validation. Clinical Journal of Pain, 12(1), 13-22; 1996.
52. Stevens B, Yamada J, Ohlsson A, Haliburton S, Shorkey A. Sucrose for analgesia in newborn infants undergoing painful procedures. Cochrane Database of Systematic Reviews 2013, Art. No.:(7). Disponível em: http://doi.org/10.1002/14651858.CD001069.pub5.
53. Verghese ST, Hannallah RS. Acute pain management in children. J Pain Res. 3: 105-23; 2010.
54. World Health Organization (2012). Persisting pain in children package: WHO Guidelines on the pharmacological treatment of persisting pain in children with medical illnesses.

Terapia Renal Substitutiva na Injúria Renal Aguda

7

Luciano Alvarenga dos Santos
João Domingos Montoni Silva

A injúria renal aguda (IRA) ocorre em 5% dos pacientes hospitalizados e em até 20% dos pacientes tratados em unidades de terapia intensiva (UTI). As taxas de mortalidade na UTI excedem 40 a 50% e aumentam para 70 a 80% quando os pacientes apresentam falência de múltiplos órgãos e necessitam de terapia renal substitutiva (TRS). Essas taxas desencorajadoras não vêm se alterando, mesmo com os avanços tecnológicos e nos procedimentos dialíticos. Contudo, a demografia dos pacientes se alterou durante as últimas décadas com maior morbidade associada e, numa visão otimista, a capacidade de recuperar a função renal normal nos pacientes que sobrevivem à IRA é superior a 45%.

A IRA é caracterizada por uma redução aguda da função renal em horas ou dias, em geral de caráter reversível. Ocorre principalmente à diminuição do ritmo de filtração glomerular (RFG) e/ou do volume urinário associada a distúrbios do equilíbrio hidreletrolítico e acidobásico com elevado risco de morbimortalidade.

Nos pacientes internados em enfermarias de pediatria e nos criticamente doentes em unidades de terapia intensiva pediátrica (UTIP), deve-se tomar todos os cuidados para evitar progressão do dano renal e tecidual. Desse modo, o benefício da terapêutica está diretamente relacionado à precocidade das intervenções: iniciando-se precocemente hidratação, correção de distúrbios hidreletrolíticos e aciobásicos e correção de drogas para a função renal do paciente. Assim, com base na literatura de adultos, a maioria dos intensivistas pediátricos e dos nefrologistas advoga que a TRS iniciada de modo precoce pode evitar as manifestações tardias da IRA e maior possibilidade de óbito e evolução para doença renal crônica nos que sobrevivem.

O diagnóstico de IRA é feito baseado na presença do aumento da creatinina sérica e/ou diminuição da diurese, apesar de suas conhecidas limitações. A classificação RIFLE (do acrônimo *risk, injury, failure, loss, and end-stage*) é utilizada atualmente para subsidiar a identificação do grau de comprometimento da função renal.

A IRA pode ser estratificada em uma das três classes de gravidade, conforme proposto pelo grupo de especialistas *Acute Dialysis Quality Initiative* (ADQI), publicado em 2004, e reformulado em 2005 pelo grupo *Acute Kidley Injury Network* (AKIN), e definiu os critérios para IRA e o planejamento das intervenções prococes em adultos. Em 2007, esses critérios foram validados em pediatria com o RIFLE pediátrico (**Tabela 7.1**).

Tabela 7.1. Critério RIFLE modificado para pacientes pediátricos (pRIFLE)

Critérios	Clearence de creatinina estimado	Débito urinário
Risco para lesão renal	Redução do CCE em 25%	Menor do que 0,5 mL/kg/h durante 8 horas
Lesão renal	Redução do CCE em 50%	Menor do que 0,5 mL/kg/h durante 16 horas
Falência da função renal	Redução do CCE em 75%	Menor do que 03 mL/kg/h durante 12 horas
Perda da função renal	Persistência da falência da função renal superior a 4 semanas	
Doença renal terminal	Persistência da falência da função renal superior a 3 meses	

Fonte: Akcan-Arikan A, Zappitelli M, Loftis LL, Washburn KK, Jefferson LS, Goldstein SL. Modified RIFLE criteria in critically ill children with acute kidney injury. Kidney Int. 2007; 71:1028-35.
RIFLE: risk, injury, failure, loss, end-stage; CCE: clearance de creatinina estimado.

O critério de RIFLE pediátrico é mais sensível para a população pediátrica na detecção da IRA quando comparado ao critério proposto em 2006 pela AKIN, pois foram definidos três estágios: 1, com aumentos superiores a 0,3 mg/dL ou de mais de 150 a 200% da creatinina basal, ou débito urinário (DU) inferior a 0,5 mL/kg/h por mais de 6 horas; 2, aumento de mais de 200 a 300% da creatinina basal, ou DU inferior a 0,5 mL/kg/h por mais de 12 horas; e 3, aumento de mais de 300% da creatinina basal ou aumento da creatinina superior a 4 mg/dL, com aumento de 0,5 mg/dL, ou DU inferior a 0,3 mL/kg/h por mais de 24 horas, ou anúria por 12 horas.

Nesse contexto, as orientações para o início da TRS em crianças em estado grave com IRA são sobrecarga hídrica maior que 15%; oligúria não responsiva ao uso de diuréticos; aumento das exigências ventilatórias associadas à sobre-carga hídrica; necessidade de otimização nutricional; ureia sanguínea superior a 100 mg/dL; necessidade de grandes quantidades de volume associados a medi-mentos e/ou reposição de hemoderivados com frequência; acidose metabólica e hipercalemia refratárias ao tratamento clínico.

As modalidades dialíticas disponíveis para a TRS são diálise peritoneal (DP), hemodiálise intermitente – clássica (HD)/estendida e terapia contínua.

Diálise Peritoneal

A diálise peritoneal (DP) é um processo empregado para remoção de líquidos e produtos do organismo provenientes de degradação proteica quando os rins são incapazes de fazê-la. Nela é realizada a infusão de uma solução de eletrólitos na cavidade peritoneal por meio de um cateter, e os produtos tóxicos e o excesso de água são removidos do sangue e dos tecidos adjacentes para a solução por meio de difusão e convecção, que são excretados quando o dialisato é drenado. A remoção de substâncias tóxicas e o excesso de líquido do organismo contribuem para a regulação do equilíbrio hidreletrolítico e acidobásico, como também a manutenção da pressão arterial.

No processo de DP, durante o tempo de permanência da solução na cavidade ocorrerá à difusão de solutos e líquidos através da membrana peritoneal, passando do lado de maior para o lado de menor concentração, removendo as escórias urêmicas e os líquidos e promovendo o equilíbrio dos eletrólitos por meio da ultrafiltração (UF).

O peritônio é uma superfície membranosa constituída pelos peritônios parietal e visceral, sendo o visceral o mais importante para o transporte de solutos, pois fica em contato com dois terços da solução infundida. É recoberto por uma capa de células mesoteliais que separam os vasos sanguíneos que passam através dele, e a membrana tem uma superfície total que varia de 1 a 1,3 metros.

A DP é processada em três fases:

- Tempo de Infusão (TI): entrada da solução na cavidade peritoneal.
- Tempo de Permanência (TP): tempo em que a solução fica na cavidade para que haja a difusão de solutos e UF de líquido.
- Tempo de Drenagem (TD): saída da solução após o tempo necessário de permanência.

O aperfeiçoamento das técnicas para o procedimento de DP tem facilitado a sua realização não somente no ambiente hospitalar, como também no domicílio, contribuindo como mais um método de substituição renal para pacientes com IRA ou crônica. Nesse sentido, a Enfermagem tem contribuído com seu envolvimento no cuidado desses pacientes, permitindo melhoria da qualidade de sobrevida dessa população.

A DP tem se mostrado satisfatória para o tratamento de crianças com IRA em decorrência da dificuldade de se conseguir acesso vascular para a hemodiálise, por não necessitar de anticoagulação e pela facilidade em seu manejo, tornando-se a modalidade mais utilizada na pediatria. A DP em pacientes agudos pode ser realizada por meio de máquinas que realizam o procedimento automatizado providas de dispositivo para aquecimento das soluções infundidas (**Figuras 7.1** e **7.2**). Essas máquinas estão disponíveis em serviços terciários de Nefrologia e, na prática, funcionam melhor com volumes de infusão superiores a 150 mL na cavidade peritoneal, raramente funcionando com volumes menores. Uma dificuldade é iniciar o procedimento automatizado em pacientes agudos que acabaram de ser submetidos à passagem de cateter peritoneal *(Tenckhoff)*. Outra dificuldade encontrada em crianças pequenas, principalmente no período neonatal, é o volume de infusão ser muito pequeno para a sensibilidade das máquinas.

A DP também pode ser realizada por meio de um sistema chamado de aranha, em que as conexões se interligam em uma bancada, sendo aquecidas e pesadas, ou em sistema de buretas, usado frequentemente no período neonatal, quando os controles dos volumes infundido e drenado devem ser mais rigorosos (**Figura 7.3**).

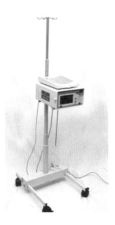

▶ **Figura 7.1.** Máquina cicladora das empresas Fresenius. Fonte: http://www.fmc-ag.com.br/sistema-para-dialise-peritoneal-dpa-cicladora.

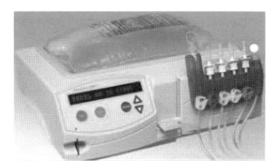

▶ **Figura 7.2.** Máquina cicladora das empresas Baxter. Fonte: https://www.google.com.br/search?q=cicladora+baxter&tbm=isch&tbo=u&source =univ&sa=X&ved =0ahUKEwiwlJ2s4ZAhVIx5AKHScBAnUQsAQIOw&biw=1600&bih=794#imgrc=0Rr0ea8t-3hwNM.

Acesso peritoneal

A principal função do cateter de DP é facilitar o fluxo bidirecional da solução de diálise. O cateter tem vários orifícios ao longo de sua extensão e na extremidade distal para facilitar a infusão e drenagem da solução. O acesso peritoneal adequado deve ser capaz de possibilitar a transferência de grandes volumes de dialisato no mínimo tempo de infusão e drenagem, mantendo ao mesmo tempo a anatomia, a histologia, a bacteriologia e a fisiologia normal dos tecidos em redor.

O cateter geralmente é feito de silicone, podendo ser reto ou curvo, apresenta dois *cuffs* (anéis de dacron) que permitem sua fixação no tecido celular subcutâneo, favorecendo sua cicatrização e estabilização e serve como barreira à entrada de microrganismos na cavidade peritoneal, diminuindo o risco de contaminação (**Figura 7.4**). O cateter de *Tenckhoff* é o mais utilizado.

Existem três tamanhos de cateteres disponíveis: neonatal (para RN de peso inferior a 3 kg), pediátrico (para crianças com peso entre 3 e 10 kg) e adulto (peso

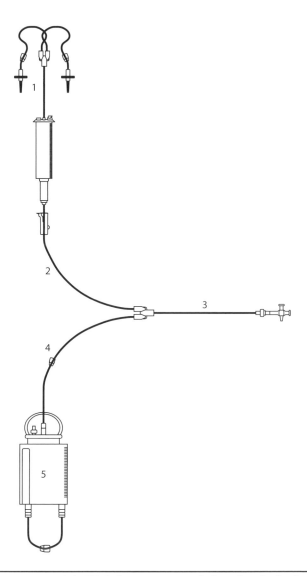

Figura 7.3. Sistema manual de DP. 1: Conectores para bolsas da solução de diálise; 2: Extensão graduada para infusão da solução de diálise; 3: Extensão de conexão ao cateter peritoneal; 4: Extensão de drenagem; 5: Câmara Graduada para drenagem da solução.
Fonte: http://www.rbccv.org.br/article/344/pt-br/Desenvolvimento-e-avaliaCao-da-esterilidade-de-sistema-de-dialise-peritoneal-pediatrico-fechado.

superior a 10 kg). A prática efetiva de DP dependerá da experiência dos profissionais (cirurgião, enfermeiros, pediatras, intensivistas, nefrologistas e cardiologistas) que compõem a equipe multidisciplinar.

Após a passagem do cateter, a posição deve ser sempre checada com uma radiografia de abdome simples. Idealmente, a ponta deve estar na pequena bacia, conforme **Figura 7.5**.

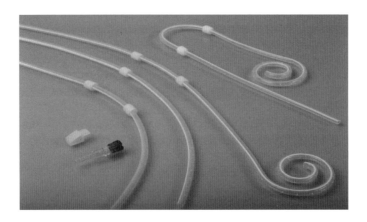

▶ **Figura 7.4.** Tipos de cateteres peritoneais. Fonte: https://www.ebime.com.mx/portfolio.html.

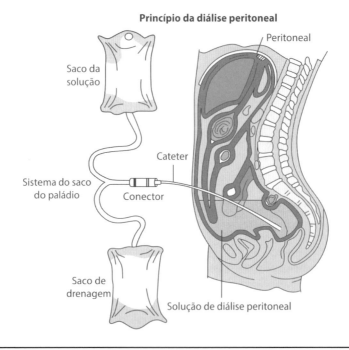

▶ **Figura 7.5.** Sistema manual de DP conectado ao cateter peritoneal. Fonte: https://www.nkfs.org/treatment/peritoneal-dialysis/about-peritoneal-dialysis/.

Principais cuidados com o paciente no pós-operatório de passagem do cateter:
- Manter o paciente em repouso no leito por 24 horas;
- Monitorar periodicamente a pressão arterial e a frequência cardíaca, pois aumentos destes parâmetros são indícios valiosos que ajudam o enfermeiro a avaliar o estado volêmico da criança;

- Manter anotação exata da ingesta, débitos e os pesos obtidos com a mesma balança para avaliação de depleção ou sobrecarga de líquidos;
- Manter a esterelidade do sistema de DP, com barreiras máximas durante a manipulação do cateter e das conexões das bolsas, evitando a peritonite que é caracterizada por febre, dor abdominal e líquido de drenagem turvo;
- Detectar e corrigir as dificuldades técnicas precocemente. Por exemplo: drenagem muito lenta pode indicar obstrução do cateter por fibrina, ou omento, mau posicionamento do cateter ou constipação intestinal. Na presença de fibrina na solução de drenagem, usa-se solução de diálise com 500 a 1.000 UI/L de heparina. Considera-se retenção da solução de diálise quando o volume drenado é menor que o volume infundido;
- Realizar a permeabilizaçao diária (*flushs*), com solução a 1,5%, no máximo 10 mL/kg, até o clareamento da solução drenada, evitando a obstrução por coágulos e fibrinas, e mantendo o cateter pérvio para início da DP;
- Atentar para o aparecimento de extravasamento de solução de diálise pericateter, que pode ser causado por aumento da pressão intrabdominal (PIA) em decorrência de tosse, vômitos ou infusão excessiva de líquido intraperiotenal durante os *flushs*. Corrigir o mais breve possível a fim de evitar peritonite;
- Se não houver presença de sujidade, sangue ou exsudato na cobertura do curativo oclusivo do cateter de diálise trocá-lo com a menor frequência possível;
- Após 7 dias, trocar o curativo oclusivo diariamente, de preferência após o banho, sempre investigando o óstio de saída do cateter à procura de sinais flogísticos. Não molhar o curativo durante o banho;
- Manter a estabilização do cateter evitando-se trauma e tracionamento do mesmo, com consequente lesão no local de saída. Respeitar o mesmo sentido de saída do cateter.

Principais complicações da DP

◖ Peritonite

É a principal complicação da DP, podendo desencadear reações inflamatórias locais e sistêmicas. A infecção pode ocorrer por uso de técnicas inadequadas no momento da conexão e desconexão do cateter com o equipo de transferência, ou durante o curativo do local de saída do cateter. Os sinais e sintomas incluem dor abdominal, presença de líquido turvo e presença ou não de febre.

A confirmação laboratorial se dá pela celularidade no líquido peritoneal acima de 100 leucócitos/mm^3 com 50% de polimorfonucleares ou positividade da cultura do líquido peritoneal. Para aumentar a positividade da cultura, recomendamos que a mostra de solução de diálise seja colhida após 2 horas de permanência, em frasco de cultura aeróbica com 10 mL.

◖ Infecção de óstio de saída do cateter peritoneal

Caracterizado por presença de secreção purulenta, edema ao redor do óstio e/ou hiperemia. A confirmação laboratorial se dá por cultura de secreção local e o tratamento é realizado por meio de antibiótico tópico e, se não houver melhora do quadro, com antibioticoterapia endovenosa após coleta de secreção. Considerar falha de tratamento quando houver persistência dos sinais clínicos de infecção e do mesmo agente em vigência de antibioticoterapia e tempo adequado de tratamento.

◀ Infecção de túnel de cateter de DP

Caracterizado pela presença de secreção purulenta no óstio, edema, hiperemia e dor na extensão subcutânea do cateter. Os critérios laboratoriais são cultura de secreção do óstio com alteração ultrassonográfica da extensão subcutânea do cateter de DP. A avaliação ultrassonográfica é fundamental para descartar presença de abscessos no subcutâneo ao redor da extensão do cateter.

Os protocolos devem estabelecer a coleta periódica do líquido peritoneal para os exames citológico, cultura e antibiograma e após resultado de cultura e antibiograma proceder à adequação do antibiótico e do tempo de tratamento, sendo que a induração pericateter deve desaparecer, assim como a secreção. Deve-se coletar a secreção do óstio enquanto existir e considerar falha de tratamento quando houver persistência dos sinais clínicos de infecção e do mesmo agente em vigência de antibioticoterapia e tempo adequado de tratamento (Tabela 7.2).

▶ **Tabela 7.2.** Modelo de protocolo de coleta de líquido peritoneal

Exame	Frasco	Quantidade	Frequência
Cultura	Cultura aeróbica, frasco adulto (10 mL)	1 frasco de HMC adulto de 10 mL	Tempo 0 e 72 horas após início do antibiótico e antes da sua troca
Bacterioscópico	Tubo Falcon	1 frasco	Tempo 0 e 72 horas após início do antibiótico e antes da sua troca
Citológico	EDTA (hemograma)	3 frascos	Tempo 0 e diário

◀ Pressão Intra-Abdominal (PIA)

A verificação da PIA é fundamental no início do procedimento dialítico. A PIA normal varia entre 0 e 12 mmHg e pode estar relacionada ao índice de massa corporal. Pressões acima de 15 a 20 mmHg são capazes de causar redução do débito cardíaco, do DU e dificuldades respiratórias ou dificultar a ventilação não invasiva ou a ventilação mecânica. Pode ocorrer vazamento do líquido colocado na cavidade abdominal com risco de infecção e, ainda, o não funcionamento do procedimento dialítico.

Por isso, recomenda-se iniciar a DP com volume na cavidade de 10 mL/kg, sempre respeitanto os valores da pressão, sendo que o volume pode ser aumentado até 30 a 40 mL/kg nos pacientes crônicos em que ja existe "maturação do cateter". Em pacientes agudos, dificilmente se consegue elevar o volume acima de 20 mL/kg devido ao risco de vazamento e de peritonite, desconforto respiratório e dificuldades na ventilação mecânica.

◀ Contraindicações da DP

- Cirurgia abdominal prévia com aderências peritoneais extensas podem tornar a passagem do cateter para DP e/ou a drenagem do dialisado quase invisível;
- Transplante hepático;
- Cirurgias abdominais recentes com anastomoses intestinais e/ou presença de drenos através da parede abdominal;
- Enxerto vascular intra-abdominal, devido ao risco de disseminação de peritonite associada à diálise para o material enxertado ou para o órgão transplantado;
- Defeitos diafragmáticos (hérnias diafragmáticas);
- Derivações ventrículo-peritoneal;
- Síndrome de *prune belly*;
- Ventilação através do oscilador de alta frequência por causa do alto risco de vazamento de cateter devido ao movimento abdominal.

◀ Modalidades de DP

Diálise peritoneal intermitente (DPI)

Utilizada para tratamento de pacientes com IRA ou pacientes crônicos que não tenham condições de realizar a diálise em regime domiciliar. Pode ser automatizada ou manual e, em geral, são realizadas sessões de 15 a 20 trocas de solução, com TP de 20 a 30 minutos na cavidade e TD de aproximadamente 20 minutos. É um procedimento realizado em ambiente hospitalar (**Tabela 7.3**).

Tabela 7.3. Modelo de controle da diálise manual realizado em ambiente hospitalar no ICrHCFMUSP

Identificação do paciente					Data:				
Peso da bolsa de drenagem + pinça	Peso da bolsa de infusão	Nº do ciclo	Horário de infusão	Volume de infusão	Horário de drenagem	Volume drenado	UF Parcial	UF Total	Assinatura

Diálise Peritoneal Ambulatorial Contínua (CAPD)

Indicada para pacientes crônicos. O paciente realiza a troca de solução de forma manual, conectando o equipo da bolsa ao seu cateter, iniciando com a drenagem completa da solução que se encontra na cavidade peritoneal, infundindo a nova solução e mantendo o TP determinado.

Diálise Peritoneal Automatizada (DPA)

O paciente permanece conectado a cicladora durante o tempo de diálise. A máquina é programada para realizá-la em um período controlando o volume de infusão, o TP e o volume de drenagem. O paciente pode realizar o procedimento em seu domicílio ou no hospital, sendo indicada essa modalidade também para pacientes crônicos.

Hemodiálise

É um processo artificial que serve para retirar substâncias indesejáveis acumuladas no sangue, consequente a falha das funções renais, utilizando-se um filtro capilar. A HD intermitente fornece depuração de soluto e ultrafiltração mais eficientes em comparação com outras modalidades de TRS, principalmente no paciente hemodinamicamente estável. Assim, essa terapia é particularmente importante na população pediátrica para o tratamento de alterações agudas com risco à vida, como hipercalemia, intoxicações exógenas (p. ex.: lítio e aspirina), toxicidade à droga (vancomicina), síndrome de lise tumoral e hiperamonemia. A maioria dos centros de cuidados secundários ou terciários têm equipamento e experiência para oferecer essa terapia para o paciente pediátrico.

A HD proporciona alteração mais rápida na composição de solutos do plasma e possibilidade de remoção da água corporal em comparação com a DP ou com os procedimentos contínuos lentos. A alta eficiência pode ser uma vantagem dependendo da situação clínica e, como é aplicada esporadicamente, a necessidade diária de remoção de líquidos e a alteração de solutos devem ser satisfeitas em um curto intervalo de tempo. Em pacientes hipercatabólicos ou que necessitam de correção rápida dos desequilíbrios eletrolíticos, pode ser a terapia de escolha.

Outra questão em relação à HD é relacionada à anticoagulação com heparina; pacientes graves, hepatopatas, transplantados, com distúrbios de coagulação e/ou sangramentos, não devem utilizá-la pelo risco de piora de sangramentos prévios e/ou sangramentos para o sistema nervoso central (SNC). Uma alternativa seria a lavagem do circuito a cada 30 minutos com 50% do *prime* utilizando solução fisiológica 0,9%.

A prescrição da HD deve levar em consideração o fluxo de sangue, fluxo do dialisato, composição dialisato (alterado de acordo com as necessidades do paciente), tamanho do dialisador (de acordo com a superfície corpórea), ultrafiltração que não deve exceder 2% de sua volemia e tempo de terapia (**Figura 7.6**).

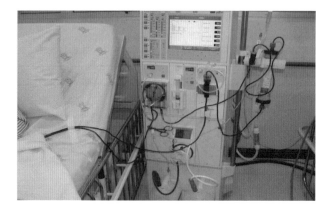

▶ **Figura 7.6.** Modelo de hemodialisadora com circuito de HD, utilizado no ICrHCFMUSP.
Fonte: arquivo pessoal.

A Gerência Geral de Tecnologia Serviços de Saúde da Agência Nacional de Vigilância Sanitária (GGTES/Anvisa) adota as seguintes recomendações em relação à HD, de acordo com a nota técnica nº 006/2009:

1. O hospital deve disponibilizar água tratada em conformidade com os parâmetros estabelecidos pela Portaria GM/MS nº 518 de 25 de março de 2004. Essa portaria foi substituída pela a portaria nº 2.914, de 12 de dezembro de 2011, que dispõe sobre os procedimentos de controle e de vigilância da qualidade da água para consumo humano e seu padrão de potabilidade.
2. A água utilizada no preparo do dialisato (banho de HD) deve receber tratamento por sistema de osmose reversa;
3. Caso o sistema de osmose reversa seja portátil, o equipamento deve ter registro na ANVISA;
4. O procedimento hemodialítico deve ser supervisionado integralmente por um médico e um enfermeiro e acompanhado por um técnico de enfermagem exclusivo para a execução do mesmo;
5. Métodos alternativos à HD convencional, como os métodos híbridos e contínuos, devem ser realizados em UTI ou unidade semi-intensiva, sob a supervisão de um nefrologista, tendo, como habilitação mínima, registro do título de especialista no Conselho Federal de Medicina;
6. Não se admite reúso de agulhas, dialisadores, linhas, isoladores de pressão e demais materiais descartáveis bem como sobras de medicamentos, concentrado polieletrolítico (CPHD) e dialisato;
7. As medidas de prevenção e controle de infecção relacionada ao procedimento hemodialítico devem estar previamente aprovadas pela Comissão de Controle de Infecção Hospitalar do hospital;
8. O registro de todo o procedimento desde a indicação até a alta deve abranger tanto o prontuário de internação como as anotações específicas do serviço de HD incluindo equipamentos e produtos;
9. O transporte e a manutenção das máquinas e equipamentos devem atender às exigências e recomendações dos respectivos fabricantes;
10. Esta Nota Técnica tem validade limitada à publicação de RDC da Anvisa que contemple o tema.

A Sociedade Brasileira de Nefrologia recomenda que:

Médico

- O médico nefrologista (isto é, portador de Título de Especialista emitido pela Associação Médica Brasileira ou pelo Conselho Federal de Medicina ou pelo Ministério da Educação e Cultura) deve avaliar clinicamente o paciente, com possível indicação de hemodepuração. Esta avaliação deve ser anotada no prontuário do paciente previamente ao procedimento (**Figura 7.6**).
- A indicação, prescrição e supervisão da hemodepuração são de responsabilidade do médico nefrologista.
- Durante o período em que estiver ocorrendo a hemodepuração, por método de curta duração, deve haver médico nefrologista presente no hospital.

- No hospital em que estiver ocorrendo a hemodepuração deve haver médico capacitado para atender emergências clínicas.
- Métodos híbridos e contínuos de hemodepuração devem ser realizados em UTI ou unidade semi-intensiva. Deve haver médico nefrologista disponível para consulta e resolução de eventuais problemas durante todo o procedimento.

Equipamentos

- Os equipamentos e insumos utilizados para o procedimento de hemodepuração devem ser registrados no Ministério da Saúde e aprovados pela Anvisa.
- A água utilizada deve ser tratada minimamente por osmose reversa.
- Os filtros e linhas sanguíneas não devem ser reutilizados.
- A água utilizada deve obedecer aos critérios de qualidade de controle microbiológico usados pela CCIH do Hospital.

Ambiente

A hemodepuração deve ser realizada em UTI ou de semi-intensiva, ou em hospital-dia ou em ambiente adequado para atender emergências clínicas, sendo responsabilidade e competência do diretor técnico do hospital atestar que o ambiente é adequado.

A Sociedade Brasileira de Enfermagem em Nefrologia (SOBEN) recomenda seguir a portaria Resolução SESA nº 437/2013 (Publicada no Diário Oficial do Estado nº 9.019, de 12/08/13) e RDC 11 de 13/03/2014:

Todo paciente internado em hospital, acometido por IRA ou crônica, com indicação médica de tratamento dialítico durante o internamento e sem condições clínicas de transporte e/ou remoção para serviços de diálise intra/extra-hospitalares, deve realizar o procedimento dialítico à beira do leito.

O hospital que necessita de atendimento dialítico à beira do leito e que não dispõe de serviço de diálise próprio deve vincular-se a um serviço de diálise terceirizado por meio de contrato formal, assinado pelos diretores de ambas as partes.

O contrato deve conter evidência das responsabilidades de ambas as partes interessadas, ou seja, hospital (contratante) e serviço de diálise móvel autônomo (contratado), especificando os seguintes itens:

- Responsabilidade pela manutenção da máquina de hemodiálise (com ou sem reservatório acoplado);
- Responsabilidade pela manutenção da máquina de osmose reversa portátil (exceto para serviços que dispõe de máquina de hemodiálise com reservatório acoplado);
- Responsabilidade pelo controle de qualidade da água potável;
- Adaptações físicas necessárias para instalação da máquina de hemodiálise e demais equipamentos, nas unidades intra-hospitalares que realizem esse procedimento à beira do leito;
- Responsabilidade pela solicitação dos exames que comprovam a eficiência do tratamento dialítico à beira do leito;

Capítulo 7 Terapia Renal Substitutiva na Injúria Renal Aguda

- Relação com os nomes dos profissionais envolvidos no tratamento dialítico à beira do leito, acrescido de informações relacionadas às responsabilidades e competências de cada um: médico nefrologista responsável pelo tratamento dialítico à beira do leito; enfermeiro responsável pela equipe de enfermagem envolvida na realização do procedimento dialítico à beira do leito; técnico de enfermagem responsável pela execução do tratamento dialítico à beira do leito; técnico responsável pela manutenção preventivo-corretiva dos equipamentos utilizados no procedimento dialítico à beira do leito; técnico responsável pelo controle de qualidade da água tratada de hemodiálise; técnico responsável pelo controle de qualidade da água potável;
- Responsável pelas ações de prevenção e controle de infecção em pacientes submetidos ao tratamento dialítico à beira do leito, com detalhamento de medidas relacionadas às infecções por bactérias multirresistentes.

A SOBEN veda o reúso de linhas arteriais e venosas e dialisadores utilizadas em todos os procedimentos hemodialíticos à beira do leito. Os profissionais de enfermagem (enfermeiro e técnico de enfermagem) envolvidos no procedimento dialítico à beira do leito devem ter registro no Conselho Regional de Enfermagem/Conselho Federal de Enfermagem e o enfermeiro deve ter o título de especialista em enfermagem em Nefrologia.

O procedimento dialítico realizado à beira do leito, em unidade intra-hospitalar fora da unidade de diálise, deve ser realizado e monitorado por um técnico de enfermagem exclusivo (por paciente) para esse fim, disponibilizado pelo serviço de diálise móvel próprio ou terceirizado e devem permanecer no local do tratamento dialítico do início ao fim do procedimento.

◀ Definições dos tipos de hemodepuração

- Método de curta duração: HD e UF convencionais, de curta duração (até 4 horas) (**Figuras 7.7 e 7.8**).
- Método híbrido (estendido ou prolongado): métodos com fluxo de sangue e de banho menores do que os usados nos métodos convencionais e duração estendida (com frações de até 12 horas de duração).
- Método contínuo: método de hemodepuração renal realizado para hemofiltração, hemodiafiltração ou HD contínua, com frações de mais de 12 horas contínuas de duração.

◀ Procedimentos contínuos lentos

A introdução de máquinas e filtros com controle volumétrico de UF mais acurado tem permitido maior utilização em pediatria das modalidades contínuas de tratamento dialítico. A terapia contínua de reposição da função renal tem sido indicada na IRA, em pacientes com instabilidade hemodinâmica, pois promove uma extração mais lenta de líquidos e eletrólitos se comparada à HD.

Esses procedimentos proporcionam uma alteração gradual na composição de solutos do plasma e uma remoção gradual do excesso de líquidos de maneira semelhante à que se obtém com a DP. A principal vantagem é uma maior estabilidade hemodinâmica e a principal desvantagem é a necessidade de se implantar uma derivação arteriovenosa ou a inserção e manutenção de cateteres em grandes vasos sanguíneos. Os procedimentos contínuos lentos geralmente envolvem a administração de alguma quantidade de heparina, embora possam ser utilizados protocolos com anticoagulação regional com o citrato de sódio. Os procedimentos contínuos lentos exigem uma equipe de enfermagem dedicada e interessada em fornecer a monitoração.

FOLHA DE PRESCRIÇÃO E CONTROLE DE HEMODIÁLISE

NOME DO PACIENTE				REGISTRO	
DIÁLISE Nº	DATA	INÍCIO	TÉRMINO	MÁQUINA	

DIÁLISE ANTERIOR

DURAÇÃO	PESO (PÓS)	HEPARINA (TOTAL)

PESO:			

DIÁLISE ATUAL

DADOS:	PRÉ	PÓS	DURAÇÃO (h):	FLUXO SANGUE
PESO:			DIALISADO:	FLUXO DIALISADO
P.A.:			DIALISADOR TIPO:	HEPARINA:
			DIALISADOR USO Nº	
DIF. PESO			"PRIMING"	PRESSÃO DE ULTRAFILTRAÇÃO

HORA / PRESSÃO														PRESCRIÇÃO
300														
280														
260														
240														
220														
200														
180														
160														
140														
120														
100														
80														*** INFUSÕES ***
60														S. Fisiol: ___ ml
40														Manitol: ___ ml
20														Sangue: ___ ml
0														___ ml
ULTRA-FILTRAÇÃO														

INTERCORRÊNCIAS

01. Hipotensão .... ( )	11. Rupt. Capilar .... ( )	21. Sangto FAV .... ( )
02. Náuseas .... ( )	12. Rupt. Linhas .... ( )	22. Trombose FAV .... ( )
03. Vômitos .... ( )	13. Coag. Capilar .... ( )	23. Embolia Gasosa .... ( )
04. Câimbras .... ( )	14. Coag. Linhas .... ( )	_____ ( )
05. Cefaléia .... ( )	15. Hemólise .... ( )	_____ ( )
06. Crise Hipert. .... ( )	16. Pirogenia .... ( )	_____ ( )
07. Dor Lombar .... ( )	17. Febre > 38 ºC .... ( )	_____ ( )
08. Angina .... ( )	18. Fluxo Inadequado .... ( )	_____ ( )
09. Arritmia .... ( )	19. Nova Punção .... ( )	_____ ( )
10. Convulsão .... ( )	20. Hematoma FAV .... ( )	_____ ( )

Observações: _____

Figura 7.7. Modelo de prescrição de HD clássica utilizada no ICr-HCFMUSP. Fonte: arquivo pessoal.

Prescrição nefrologia pediátrica – hemodiálise contínua
Data: ___/___/____   Início:___:___h
Equipamento: PRISMA FLEX
Capilar: ( ) HF 20   ( ) M60   ( ) M100   ( ) outra
Modalidade: ( ) SCUF   ( ) CVVH   ( ) CVVHD   ( ) CVVHDF
Padrão seringa: ( ) COM   ( ) SEM
Soluções na máquina:
1 - Solução de diálise:
    ( ) Bic Na 25 mEq/l ( ) Bic Na 30 mEq/l ( ) Bic Na 35 mEq/l
    Fosfato monobibásico de potássio _____ ml/litro
    Cloreto de potássio:_____ ml/litro
2 - Solução de reposição pré (PBS):
    ( ) Bic Na 25 mEq/l ( ) Bic Na 30 mEq/l ( ) Bic Na 35 mEq/l
    Fosfato monobibásico de potássio _____ ml/litro
    Cloreto de potássio:_____ ml/litro
3 - Solução de reposição pós:
    ( ) Soro fisiológico – 1.000 ml
Soluções em bomba de infusão para anticoagulação:
4 - Solução de Citrato (ACD):_____ ml
5 - Cloreto de cálcio 10% _____ ml
              SF 0,9% _____ ml

Fluxos
1 - Sangue: _____ ml/min - via arterial (via vermelha)
2 - Bomba pré sangue _____ ml/h (linha branca)
3 - Sol diálise: _____ ml/h (linha verde)
4 - Reposição: _____ ml/h ( ) pré-filtro ( ) pós-filtro (linha roxa)
5 - Remoção fluído paciente: _____ ml/h

    Modificações: _____ ml/h Hora: ___:___
                  _____ ml/h Hora: ___:___
                  _____ ml/h Hora: ___:___
                  _____ ml/h Hora: ___:___
6 - Solução de Citrato (ACD): _____ ml/h
    Modificações: _____ ml/h Hora: ___:___
                  _____ ml/h Hora: ___:___
                          ml/h Hora: :
                  _____ ml/h Hora: ___:___
7 - Solução de Cloreto de Cálcio a 10%: _____ ml/h
    Modificações: _____ ml/h Hora: ___:___
                  _____ ml/h Hora: ___:___
                  _____ ml/h Hora: ___:___
                  _____ ml/h Hora: ___:___

Para preparo do equipamento:
1 - Soro Fisiol 0,9% 1.000 para o priming da máquina - ACM
2 - Heparina 1 ml (5.000 U/ml) – para priming no início da terapia - ACM
Para término da terapia:
1 - Soro fisiológico - 500 ml para devolver o sangue
2 - Actilyse 3 ml (1%) - para fechar o cateter ao término da terapia - ACM
3 - Actilyse 3 ml (0,5%) - para fechar o cateter ao término da terapia - ACM
Coleta de exames:

_____   _____
Assinatura MÉDICO: Assinatura enfermeiro:

▬ **Figura 7.8.** Modelo de prescrição de hemodiálise contínua utilizada no ICr-HCFMUSP.

A Terapia de Substituição Renal Contínua (TRSC), ao longo dos últimos 10 anos, suplantou a DP como modalidade primária no tratamento do pacientes pediátricos gravemente doentes e com instabilidades hemodinâmicas. Os dados da literatura até hoje são insuficientes para recomendar uma modalidade em detrimento de outro. Desse modo, a seleção da modalidade dialítica deve ser individualizada.

A TRSC é mais precisa em relação às metas de depuração de soluto e UF quando comparada à DP, pois fornece controle da uremia superior. Embora a DP forneça depuração de soluto e UF contínuas, as taxas são variáveis e dependem do estado clínico e hemodinâmico do paciente. O grande volume extracorporal necessário para a TRSC, bem como para HD, pode ser superior a 10% do volume de sangue circulante do paciente. Desse modo, a possibilidade de instabilidade hemodinâmica existe e deve ser evitada.

Muitas vezes, em lactentes é necessária estabilização hemodinâmica antes do início do procedimento e o *priming* (volume para o preenchimento do circuito) pode ser realizado com sangue. Em alguns casos, expansores de volume devem ser utilizados, tais como solução de bicarbonato, soro fisiológico, Ringer-lactato, albumina ou plasma. Porém, mesmo em centros terciários de pediatria, pacientes com peso inferior a 5 kg devem ter o circuito preenchido com sangue.

Existem trabalhos em curso para tentar determinar qual modalidade é mais adequada para cada condição específica dos pacientes pediátricos. Terapias convectivas, como CVVH (*continuous venovenous hemofiltration*) e CVVHDF (*continuous venovenous hemodiafiltration*), promovem maior remoção de citocinas pró-inflamatórias e podem gerar beneficios no tratamento de pacientes com IRA secundária à sepse. Porém, não existe a descrição de estudos clínicos randomizados comparando as três modalidades (PD, HD, e TSRC) para o tratamento de crianças com IRA.

Fatores determinantes da interrupção ou alteração de modalidade da TRS são menos descritos que os fatores determinantes para o início. A decisão deve considerar a diurese, estabilidade hemodinâmica, respiratória, estado nutricional, estado geral e prognóstico da criança. Outras considerações podem incluir a utilização contínua de recursos, disponibilidade de pessoal, os desejos da família e as necessidades do paciente em longo prazo. Por exemplo, se um paciente com falência de múltiplos órgãos melhorou e está no ponto de extubação, pode ser razoável mudar o paciente de um tratamento contínuo para HD intermitente, facilitando, assim, sua reabilitação e posterior transferência da UTIP para a enfermaria.

A terapia dialítica contínua utiliza um filtro artificial (dialisador) com membranas semipermeáveis que separam os compartimentos do sangue da solução de diálise, que, na grande maioria dos casos, circulam em sentido inverso. A solução de reposição contínua deve ser administrada em função da terapia selecionada e da condição volêmica do paciente. Durante o procedimento o sangue passa no interior de microtubos (capilares com membranas semipermeáveis), e ao redor deles passa a solução de diálise. As vantagens desses microtubos são necessidade de pequeno volume para preencher seu interior, baixa resistência ao fluxo e ampla área de contato. A maior desvantagem é o potencial risco de obstrução devido ao seu pequeno diâmetro.

Todos os dialisadores apresentam um coeficiente de UF e ele deve ser selecionado conforme a condição clínica do paciente. O sistema PRISMA® tem três tipos de *sets* (dialisadores), com as seguintes características:

- HF20: usado para neonatos e crianças até 8 kg, com volume de sangue de 60 mL;
- M60: usado para crianças com peso entre 9 e 30 kg, volume de sangue de 93 mL e fluxo mínimo de sangue de 50 mL/min;
- M100: uso para adultos, volume de sangue de 152 mL e fluxo mínimo de sangue 75 mL/min.

As taxas do fluxo sanguíneo, do fluxo da solução de diálise e a concentração da solução dialisadora afetam o *clearance*, por meio dos processos de difusão, convecção e UF. As reações adversas da terapia incluem ativação do sistema imunológico e da cascata de coagulação, devido ao uso de substância anticoagulante para a manutenção da terapia. A solução de citrato trissódico é muito utilizada, pois quela o cálcio sanguíneo, bloqueando todas as etapas da cascata de coagulação que dependem desse íon. O cálcio perdido nesse processo é reposto mediante infusão de cloreto de cálcio por acesso venoso central.

A utilização de equipamentos de diálise contínua trouxe uma nova perspectiva para a Enfermagem no manuseio da terapia dialítica contínua, pois proporciona facilidade na execução do método e, em consequência, maior tempo disponível do profissional para dedicar-se ao cuidado direto do paciente, além de reduzir riscos, uma vez que gera maior segurança na execução do tratamento. O sucesso na realização desse método está relacionado, entre outros fatores, com a disponibilidade exclusiva de uma equipe habilitada e experiente para seu cuidado.

◀ Monitorização durante a terapia

- Verificar e anotar os sinais vitais, peso e nível de consciência;
- Monitorar o circuito da diálise, observando o funcionamento do sistema e suas possíveis complicações (torções, desconexões com vazamento e/ou entrada de ar no sistema, presença de coágulos, presença de sangue no ultrafiltrado);
- Identificar e resolver sempre o problema que dá origem a um alarme de "detectada alteração de peso incorreta" antes de apertar a tecla "continuar". Ignorar e/ou apertar a tecla "continuar" indiscriminadamente pode levar a uma perda ou ganho de peso incorreto e provocar lesões graves ou morte do paciente;
- Se persistir o alarme "detectada alteração de peso incorreta" e a causa não puder ser identificada, dever-se-á primeiro resolver o problema e, a seguir, considerar a hipótese de interromper ou reiniciar o tratamento;
- Monitorar as condições do acesso vascular, o sítio de inserção e a perviabilidade.

Recomenda-se registrar os controles (UF, pressão arterial, frequência cardíaca, saturação de oxigênio e as pressões de acesso, retorno, filtro, pressão transmembrana e efluente) e balanço a cada 2 horas. O ultrafiltrado deve ser pesquisado em histórico, ajustando horário inicial e final, confirmar e anotar o volume de ultrafiltrado do período desejado.

◀ Acesso vascular

O cateter para HD é um acesso canulado com duas vias, fabricado em material flexível, para inserção venosa central percutânea, permitindo a retirada e a devolução simultâneas de sangue do paciente, para a realização de TRS em circuito extracorpóreo. Pode ser não tunelizado ou tunelizado, sendo os não tunelizado os mais utilizados em UTIP (**Figura 7.9**).

Recomendação de tamanhos de cateteres de hemodiálise não tunelizado:
- Neonatal: 6,5 Fr ou 7 Fr;
- Crianças de 5 a 10 kg: 7 Fr;
- Crianças de 10 a 15 kg: 8 Fr;
- Crianças de 15 a 20 kg: 9 Fr;
- Crianças de 20 a 30 kg: 10 Fr;
- Crianças acima de 30 kg: 11,5 Fr.

Recomendação de tamanhos de cateteres de hemodiálise tunelizado:
- Crianças menores de 15 kg: 8 Fr;
- Crianças de 15 a 25 kg: 10 Fr;
- Crianças acima de 25 kg: 12,5 Fr, 13,5 Fr ou 14,5 Fr.

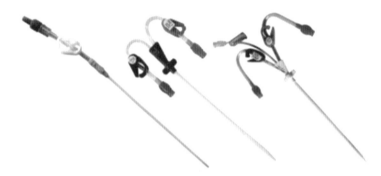

Figura 7.9. Modelo de cateter não tunelizado para HD. Fonte: https://gastrovision.com.br/produto/cateter-de-hemodialise.

◀ Complicações relacionadas ao uso do cateter

As principais complicações são mau funcionamento do cateter, trombose, estenose vascular e infecção (**Figura 7.10**). A infecção de óstio é caracterizada por secreção e/ou hiperemia, sendo tratada com antibiótico tópico e/ou oral, e sempre é realizada coleta de cultura de exsudato do local de saída do cateter. A infecção de túnel é marcada por hiperemia, rubor e/ou dor no trajeto subcutâneo do cateter com ou sem presença de pus no túnel do cateter. É necessária a coleta de cultura de secreção do túnel, após expressão do trajeto subcutâneo, hemocultura central, hemograma e proteína C-reativa (PCR). A antibioticoterapia é parenteral e a retirada do cateter é recomendada, se houver falha de tratamento.

A infecção do cateter apresenta febre durante o tratamento de HD, associada a tremores, piora da perfusão periférica, taquicardia, taquipneia, com ou sem queda da pressão arterial. É necessária a coleta de hemocultura central e hemocultura periférica, hemograma e PCR, com início imediato de antibiótico parenteral. Recomenda-se a realização de ecocardiograma e, se houver bacteremia de repetição, é recomendado trocar o cateter venoso central.

VIGILÂNCIA DO ACESSO VASCULAR

Nome: Mês: ANO:

Data de passagem do cateter atual: Local:

Início do tratamento dialítico: Tamanho do cateter:

Última medida do óstio ao Y do mês anterior:

Troca de cateter

Data	Descrição	Local	Medida cateter/cuff	Fabricante	Lote	Primming Art.	Primming Ven.

	Lote	Arterial mL	Venoso mL

Lock recomendado na data

Heparina	Alteplase 0,5	Alteplase 1,0

Data	(N)/(I)	Medida	PA	PV	Fluxo I	Enf. ligou	Fluxo F	Enf. Desl.

Figura 7.10. Modelo de controle do acesso vascular para HD do ICr HCFMUSP. N: normal; I: invertido; PA: pressão de acesso; PV: pressão venosa; I: inicial; F: final.

Referências Bibliográficas

1. Akcan-Arikan A, Zappitelli M, Loftis LL, Washburn KK, Jefferson LS, Goldstein SL. Modified RIFLE criteria in critically ill children with acute kidney injury. Kidney Int. 2007 May;71(10):1028-35.
2. Akcay A, Turkmen K, Lee DW, Edelstein CL. Update on the diagnosis and management of acute kidney injury. Int J Nephrol Renovasc Dis. 2010; 3: 129-140.
3. Bellomo R. Defining, quantifying, and classifying acute renal failure. Crit Care Clin 21: 223-237, 2005.
4. Chertow GM BE, Honour M, Bonventre JV, Bates DW. Acute kidney injury, mortality, length of stay, and costs in hospitalized atients. JASN 16: 3365-3370; 2005.
5. Cullis B, Abdelraheem M, Abrahams G, et al. Peritoneal dialysis for acute kidney injury. Perit Dial Int July--August 2014 vol. 34 no. 5 494-517.
6. Dalton HJ, B Aarleta GM. Kidney injury in kids following bypass surgery: more to know. Critical Care Medicine 2011;39(6):1596-1597.
7. Hoste EA, Clermont G, Kersten A, Venkataraman R, Angus DC, De Bacquer D, Kellum JA. RIFLE criteria for acute kidney injury are associated with hospital mortality in critically ill patients: a cohort analysis. Crit Care 10: R73; 2006.
8. Kavaz, A. Acute kidney injury in a paediatric intensive care unit: comparison of the pRIFLE and AKIN criteria. Acta Paediatrica 2012;101:126-129.
9. Knobel E, Stape A, Troster EJ, D'Agostini A. Terapia intensiva – pediatria e neonatologia. São Paulo: Atheneu; 2005.
10. Knobel E, Laselva CR, Moura Junior DF. Terapia intensiva – Enfermagem. São Paulo: Atheneu; 2006.
11. Neto VMO, Dantas M. Princípios da diálise peritoneal. In: Neto VMO, Abensur H (Org.). Diálise Peritoneal: manual prático: uso diário ambulatorial e hospitalar. 2 ed. Rev. E ampl. São Paulo: Editora Livraria Balieiro; 2016. cap. 2.
12. Neto VMO, Abensur H (org.). Diálise peritoneal: manual prático: uso diário ambulatorial e hospitalar. 2 ed. Rev. E ampl. São Paulo: Editora Livraria Balieiro; 2016. cap.6.
13. Özçkar ZB. Application of the new classification criteria of the acute kidney injury network: a pilot study in a pediatric population. Pediatric Nephrology, DOI 2009;10:1007/s00467-009-1158-1.
14. Paschoalim P, Neto R, Miguel M. Cateteres para acesso peritoneal. In: Neto VM.
15. Price J, Mott A, Dickerson H, et al. Worsening renal function in children hospitalized with acute decompensated heart failure: vidence for a pediatric cardiorenal syndrome? Ped Crit Care Med (accepted); 2007.
16. Proulx F, Gauthier M, Nadeau D, et al. Timing and predictors of death in pediatric patients with multiple organ system failure. Crit Care Med 1994; 22:1025.
17. Schneider J, Khemani R, Grushkin C, Bart R. Serum creatinine as stratified in the RIFLE score for acute kidney Injury is associated with mortality and length of stay for children in the pediatric intensive care unit. Crit Care Med 2010; 38:933.
18. Schor N, Durão Junior MS, Kirsztajn, GM, Lesão renal aguda: manual prático, lesão renal aguda em pediatria. São Paulo: Editora Livraria Balieiro; 2017.
19. Resolução SESA Nº 437/2013 (Publicada no Diário Oficial do Estado nº 9.019, de 12/08/13). Dispõe sobre as condições para realização de terapia renal substitutiva à beira do leito, em unidades intra-hospitalares fora da unidade de diálise, por meio de serviços de diálise móvel, próprios ou terceirizados.
20. RESOLUÇÃO DA DIRETORIA COLEGIADA – RDC Nº 11, DE 13 DE MARÇO DE 2014. Dispõe sobre os Requisitos de Boas Práticas de Funcionamento para os Serviços de Diálise e dá outras providências.

Terapia Intravenosa e Diluições de Medicamentos

8

Maria de Jesus da Silva
Patrícia Ponce de Camargo

História da Terapia Intravenosa

A terapia intravenosa (TIV) teve seu início no século XVI, com a descoberta do sistema circulatório feita pelo médico britânico Sir William Harvey. Após essa descoberta, Sir Christopher Wren, considerado o maior arquiteto da Inglaterra, projetou a primeira agulha hipodérmica, que foi usada pelo médico alemão Johann Majors para injetar soluções impuras em seres humanos, o que levou à morte de muitas pessoas. Em 1667, o médico parisiense John Baptiste Denis realizou uma transfusão sanguínea de um animal para um ser humano, mas o experimento não obteve êxito. Após esse experimento, por ordem da Igreja e do Parlamento, foi proibido na Europa qualquer tipo de experiência dessa natureza.

No século XIX, surgiu novamente o interesse por injetar substâncias na circulação humana, o que foi realizado, em 1834, pelo Dr. James Blundell em Londres. Durante a segunda metade do século XIX, houve avanços relacionados à técnica asséptica e produção de medicamentos.

No século XX, muitas mudanças ocorreram no campo da TIV, como descoberta do grupo ABO e fator Rh, o surgimento do cateter venoso flexível, utilização do cateter central de inserção periférica, publicação das diretrizes para terapia e desenvolvimento de novos cateteres centrais.

Segundo Malagutti e Roehrs (2012), a TIV faz parte da assistência de enfermagem no tratamento dos agravos à saúde e uma de suas definições é: "conjunto de conhecimentos e técnicas que visem à administração de soluções ou fármacos no sistema circulatório, que são cuidados específicos desde o preparo do paciente, escolha, obtenção e manutenção do acesso venoso e métodos de preparo da administração de drogas e soluções."

Por essa terapia ser tão delicada, torna-se complexa, pois requer habilidades especificas e técnicas, além de conhecimento científico dos profissionais de enfermagem.

Atualmente, além do desenvolvimento de novas tecnologias que assegurem a segurança do paciente, assim como dos profissionais envolvidos, há a preocupação de que toda prática assistencial desenvolvida seja embasada em evidências.

Também se destaca a importância da existência de protocolo institucional que padronize os cuidados a serem realizados, garantindo a assistência de enfermagem segura, sem riscos de danos ao cliente causados por negligência, imperícia ou imprudência.

Indicações, Vantagens, Desvantagens e Características da Terapia Intravenosa

As principais indicações da TIV estão na necessidade de infusão de grandes volumes, administração de medicamentos (irritantes e/ou vesicantes), restauração do equilíbrio hidreletrolítico e nutrição parenteral. Essa infusão de medicamentos intravenosos possibilitou, assim, um acesso direto ao sistema circulatório de pacientes hospitalizados em situação crítica, principalmente os pediátricos.

As principais vantagens da administração de soluções por via intravenosa são: infusão de grandes volumes, pela ação instantânea das drogas; uso de medicamentos que não são bem tolerados por via gástrica ou são mal absorvidos pelo trato gastrintestinal; administração de soluções irritantes e vesicantes. Apesar das vantagens, existem desvantagens específicas à administração das drogas que incluem: interação e incompatibilidade medicamentosa; perda da droga pela adsorção em frascos e sistemas de administração; infiltração e extravasamento de drogas vesicantes; além do risco de ocorrência de flebites químicas.

Por isso, o enfermeiro que manipula e administra medicamentos intravenosos precisa ter conhecimento técnico sobre a ação das drogas, além de seus possíveis efeitos adversos, garantindo, assim, a segurança do paciente.

As soluções intravenosas são constituídas de água (solvente) e solutos (partículas dissolvidas). A concentração do soluto em determinado volume de solução é conhecida como osmolaridade. Soluções com osmolaridades diferentes do sangue podem causar dor e flebite, principalmente quando administradas em dispositivos endovenosos periféricos curtos.

O conhecimento do valor de osmolaridade das medicações e soluções parenterais tornou-se um subsídio para a diluição ou rediluição dos medicamentos, bem como para a escolha do melhor dispositivo intravenoso, principalmente na área da pediatria.

As soluções utilizadas na TIV têm partículas dissolvidas e apresentam uma determinada osmolaridade. A solução isotônica tem aproximadamente a mesma osmolaridade do sangue (entre 250 e 375 mOsml/L), a hipotônica apresenta menor concentração de partículas (menor que 250 mOsml/L) e a hipertônica, uma maior concentração (maior que 375 mOsmol/L).

As soluções hipotônicas podem causar depleção do sistema circulatório em virtude de o líquido deslocar-se para o interior das células e, desse modo, elas hidratam mais o espaço intracelular do que o intravascular. As soluções isotônicas são utilizadas para expansão do fluido no sistema circulatório e as hipertônicas destinam-se à reposição de eletrólitos e quando existe necessidade de saída de líquidos do espaço intracelular para o espaço intravascular.

As soluções parenterais e medicamentos apresentam diferentes osmolaridade, dependendo de seu diluente e componente químico. Sabendo do valor dessa osmolaridade, pode-se aumentar o volume que o medicamento será diluído ou diminuir o tempo de administração. Esses recursos auxiliam na alteração da osmolaridade e evitam os riscos de lesões vasculares.

O cálculo da osmolaridade para prescrição de nutrição parenteral é feito da seguinte maneira:

> **Osmolaridade (mOsmol/L)** = [(Aa.g) × 11 + (Glic.g) × 5,5 + (Lip.g) × 0,3 (Cátions mEq)] × 1.000/ Volume final da NP em mililitros

Aa: aminoácido; g; gramas; Glic: glicose; Lip: lipídeos; mEq: mini equivalente da somatória de cálcio, magnésio, sódio e potássio; NP: nutrição parenteral.

O limite para via de administração periférica é de 900 mOsmol/L. Acima disso, é recomendado o uso de cateter central para infusão da nutrição parenteral.

Interação e Incompatibilidade Medicamentosa

As interações medicamentosas afetam a interação das drogas, incluindo a solubilidade e a compatibilidade, e por isso não é recomendado misturar duas drogas incompatíveis. Os principais fatores que afetam a solubilidade e a compatibilidade incluem: concentração da droga, tipo de material de administração (fenômeno de sorção), técnica de preparação, tempo de contato droga-droga ou solução-droga, valor do pH (potencial hidrogeniônico), temperatura e luminosidade ambiente.

O pH é a concentração de íons de hidrogênio nas várias substâncias terapêuticas e sinaliza se uma substância é ácida, neutra ou alcalina. O pH sanguíneo fisiológico está em torno de 7,35 a 7,45, sendo ácido os valores inferiores e básico os superiores (**Figura 8.1**).

A importância do conhecimento sobre o pH das drogas é consequente à perda da efetividade e estabilidade terapêutica das soluções ou medicamentos administrados, interferindo na segurança da terapia infundida. Um exemplo na prática clínica é a infusão de soluções com pH ácido e básico, como a utilização de vancomicina (pH ácido) administrada com solução fisiológica (pH alcalino) ou a infusão da carbenicilina (pH alcalino) junto com solução glicosada (pH ácido).

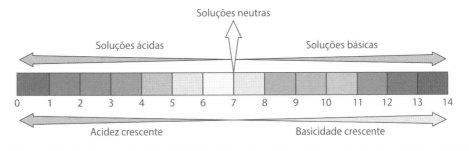

Figura 8.1. Escala de pH. Fonte: arquivo pessoal.

A incompatibilidade das drogas é a reação físico-química que ocorre quando dois ou mais medicamentos ou soluções são combinados. Podem causar precipitações das soluções, turvação, mudança da coloração da medicação ou inativação da ação da droga. As partículas que se formam dessa incompatibilidade podem causar obstrução de cateteres, além de ocluir vasos sanguíneos, resultando na formação de trombos. Esse evento adverso pode ocorrer durante o processo de preparo da medicação, quando as drogas são misturadas dentro de seringas ou quando misturadas por meio de torneirinhas, equipo tipo Y e ejetores laterais (**Figura 8.2**).

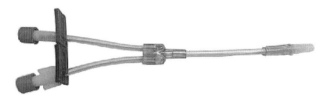

▶ **Figura 8.2.** Dispositivo para medicação intravenosa em Y. Fonte: arquivo pessoal.

O fenômeno de sorção ocorre simultaneamente pela absorção e adsorção. Surge quando a infusão de determinados medicamentos e soluções é feita em materiais plásticos, tipo PVC (cloreto de polivinila) e perde sua dose terapêutica. Medicamentos como tiopental, nitroglicerina, amiodarona, diazepam e propofol são exemplos de drogas que perdem sua disponibilidade farmacológica pela sorção em frascos plásticos fabricados com PVC ou pelo tempo prolongado de administração.

A sorção assume relevância quando medicamentos e soluções são administrados em pequenas quantidades ou em baixas concentrações, principalmente em pacientes pediátricos. Essa questão é complexa, pois é muito difícil prever a quantidade total de medicamentos sorvida na superfície do material.

Reações químicas podem ser iniciadas pela exposição do medicamento à luminosidade ou calor. As altas temperaturas podem tornar o fármaco quimicamente instável e levar à sua degradação. A luminosidade pode alterar a estrutura molecular do medicamento, principalmente em drogas que são infundidas por tempo prolongado.

A compatibilidade da nutrição parenteral e antimicrobianos no equipo tipo Y é um dos temas mais complexos na pediatria. Na dificuldade de acesso venoso e na necessidade de infusão de antimicrobianos, muitos enfermeiros optam pela suspensão temporária da nutrição parenteral para a administração dos antibióticos. Essa prática pode trazer prejuízos ao paciente, principalmente o neonatal, em virtude das reações físico-químicas entre os medicamentos e nutrição parenteral. Assim, é necessário conhecimento sobre incompatibilidades frente a uma nutrição parenteral sem lipídeos e com lipídeos.

Na **Tabela 8.1,** constam exemplos de antimicrobianos compatíveis ou não com nutrição parenteral.

Tabela 8.1. Compatibilidade de NP e antimicrobianos em equipo tipo "Y"

Antimicrobiano	Compatível	Incompatível
Aciclovir	–	NP1 e NP2
Amicacina	NP1 e NP2 (C* 5 mg/mL)	NP2 (C* 250 mg/mL)
Ampicilina	NP2 (C* 20 a 40 mg/mL)	NP1
Anfotericina B	–	NP1 e NP2
Cefepima	NP1 e NP2	–
Cefotaxima	NP1 e NP2	–
Cefoxitina	NP1 e NP2	–
Ceftazidima	NP1 e NP2	–
Ceftriaxona	–	NP1 e NP2
Cefuroxima	NP1 e NP2	–
Ciproflaxacina	NP2	NP1
Clindamicina	NP1 e NP2	–
Fluconazol	NP1 e NP2	–
Ganciglovir	–	NP1 e NP2
Imipenem	NP1 e NP2	–
Meropenem	NP2	NP1
Metronidazol	NP1 e NP2	–
Penicilina potássica	NP1 e NP2	–
Bactrim	NP1 e NP2	–
Vancomicina	NP1 e NP2	–

NP1 (nutrição parenteral **sem** lipídeos); NP2 (nutrição parenteral **com** lipídeos). C* (concentração).
Fonte: Robinson e Sawyer, 2009.

Complicações e Fatores de Risco Relacionados à Terapia Intravenosa

Complicação é o resultado não esperado ou não desejado associado à TIV proposta, relacionados com alguns fatores de risco como a natureza dos fármacos, duração da terapia, características individuais dos pacientes e tipo de dispositivo intravenoso.

Em relação à natureza dos fármacos, o potencial de hidrogênio (pH) e a osmolaridade contribuem para o aparecimento das complicações relacionadas à TIV. Drogas vesicantes e irritantes também são consideradas fatores de risco pois, enquanto as irritantes agridem o endotélio das veias periféricas produzindo flebite química com o aparecimento ou não de cordão palpável, as vesicantes, como as quimioterápicas, podem produzir dano endotelial com a possibilidade de surgimento de necrose.

É de grande importância realizar o diagnóstico de risco de lesão ou integridade da pele precocemente e evitar danos. São cuidados que envolvem desde a escolha do acesso venoso, localização, punção e manutenção do acesso.

Nas UTIP, alguns fatores podem interferir na administração de medicamentos e aumentar a chance de complicações locais, como gravidade e instabilidade do quadro clínico apresentado pelo paciente, diversidade de drogas prescritas, estresse do ambiente, déficit de recursos humanos e despreparo do colaborador envolvido na TIV. Tendo em vista todo esse quadro, observam-se reflexo direto na qualidade assistencial e aumento de possíveis erros.

O grau de risco de complicações locais está associado diretamente à osmolaridade; concentração, pH de medicamentos; incompatibilidade e interação medicamentosa; propriedades dos fármacos; e toxicidade de algumas medicações na camada tecidual (**Tabela 8.2**).

Tabela 8.2. Grau de risco das complicações locais associadas à osmolaridade e ao pH de medicamentos intravenosos

Grau de risco	Osmolaridade (mOsml/L)	pH
Baixo	Menor que 450	Menor que 4
Moderado	450-600	6,0-8,0
Alto	Maior que 600	Maior que 8

Fonte: INS 2008.

Algumas complicações locais que merecem destaque e que estão relacionadas à TIV são: flebite; infiltração; e extravasamento.

A flebite é uma complicação local que ocorre em cerca de 27% a 70% dos pacientes e é definida como uma inflamação na veia, em que as células endoteliais da parede venosa se tornam inflamadas e ásperas, favorecendo a aderência de plaquetas (**Figura 8.3**). Os principais sinais e sintomas são edema, dor e eritema e a **Tabela 8.3** descreve a classificação que é referida para avaliação da sua intensidade.

Existem três tipos de flebites: mecânica; química; e bacteriana. A irritação venosa e o desenvolvimento de flebite química encontram-se associados à administração de soluções com extremos de pH ou osmolaridade acima de 450 mOsmol/L. Quando o grau de acidez, alcalinidade e osmolaridade aumentam ou decrescem fora da variação normal, podem causar dano ao endotélio venoso, acarretando risco de trombose venosa. Na ocorrência de flebite, deve-se interromper a TIV e aplicar compressas quentes para diminuir o desconforto.

A infiltração decorre do deslocamento do cateter venoso no interior da veia, com consequente saída de solução ou medicamento não vesicante e é caracterizada pela capacidade de não produzir injúrias no espaço extravascular. O extravasamento é caracterizado pela infiltração de fármacos ou soluções com propriedades vesicantes para tecidos subjacentes. A severidade da lesão está diretamente relacionada ao tipo, à concentração e ao volume de líquido infiltrado nos tecidos intersticiais, que pode levar a necroses importantes.

A escala de classificação de infiltração e extravasamento é dividida pelos tipos de sinais clínicos avaliados. A **Tabela 8.4** demonstra os tipos de graus e quais sinais clínicos são avaliados.

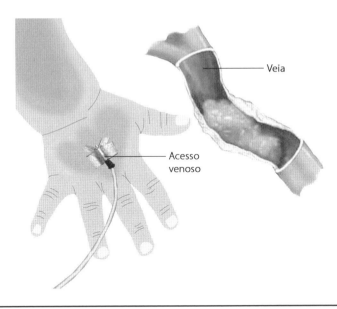

- **Figura 8.3.** Flebite ou tromboflebite decorrente de acesso venoso periférico. Fonte: arquivo pessoal.

- **Tabela 8.3.** Escala de classificação referente à flebite

Grau	Características
Grau 0	Sem sinais clínicos
Grau 1	Presença de eritema na inserção do cateter com ou sem dor
Grau 2	Dor no local de inserção do cateter com eritema e/ou edema
Grau 3	Dor no local da inserção do cateter com eritema e/ou edema, endurecimento, cordão fibroso palpável
Grau 4	Dor no local da inserção do cateter com eritema e/ou edema, endurecimento, cordão fibroso palpável maior que 2,5 cm de comprimento, com drenagem purulenta

Fonte: INS 2008.

- **Tabela 8.4.** Escala de classificação de infiltração e extravasamento

Grau	Características
Grau 0	Sem sinais clínicos
Grau 1	Pele fria e pálida, edema menor que 2,5 cm em qualquer direção, com ou sem dor local
Grau 2	Pele fria e pálida, edema entre 2,5 cm e 15 cm em qualquer direção, com ou sem dor local
Grau 3	Pele fria, pálida e translúcida, edema maior que 15 cm em qualquer direção, dor local variando de média a moderada, possível diminuição da sensibilidade
Grau 4	Pele fria, pálida, translúcida, edema maior que 15 cm em qualquer direção, dor local variando de moderada a severa, diminuição da sensibilidade, comprometimento circulatório. Ocorre na infiltração de derivados sanguíneos, substâncias irritantes ou vesicantes (extravasamento)

Fonte: INS 2008.

Na ocorrência desses eventos adversos, deve-se interromper imediatamente a infusão do fármaco, elevar a extremidade por 48 horas, aplicar compressas frias ou mornas dependendo do fármaco envolvido, aplicar escala de classificação de infiltração e extravasamento a cada 6 horas e utilizar hialuronidase ou fentolamina para contenção dos danos teciduais.

No intuito de evitar a ocorrência de complicações locais ou perda da estabilidade de medicamentos, são feitas algumas recomendações:

- evitar aprazar dois ou mais fármacos no mesmo horário;
- evitar misturar dois ou mais fármacos na mesma seringa;
- evitar administração simultânea de vários fármacos em equipos Y ou torneirinhas;
- checar valores de pH dos fármacos e soluções. Evitar a associação de agentes com pH extremos;
- checar os fármacos quanto à compatibilidade com materiais tipo PVC, poliuretano, polietileno, entre outros;
- utilizar preferencialmente solução glicosada a 5% para infusão de medicamentos com pH ácido e utilizar preferencialmente soluções fisiológicas a 0,9% para medicamentos com pH alcalino;
- lavar os cateteres antes e após a infusão de medicamentos;
- utilizar cateteres centrais para a infusão de fármacos com osmolaridade acima de 900 mOsmol/L, medicamentos com pH abaixo de 5 ou acima de 9 e concentração de glicose acima de 12,5%.

Segurança do Paciente Pediátrico na Terapia Intravenosa

A portaria da Anvisa n°529/2013 institui o Programa Nacional de Segurança do Paciente, com objetivo de contribuir para a qualificação do cuidado em todos os estabelecimentos de saúde do território nacional. Para a qualidade do cuidado, é primordial a segurança do paciente, assim como para a família, profissionais de saúde e gestores no sentido de oferecer uma assistência mais segura.

A Anvisa institui ações para a segurança do paciente em serviços de saúde e regulamenta pontos básicos para a segurança do paciente como: núcleos de segurança do paciente; obrigatoriedade da notificação dos eventos adversos e a elaboração de um plano de segurança.

Segurança do paciente consiste na redução dos riscos e danos desnecessários, associados à assistência em saúde, até um mínimo aceitável. Diante da realidade de cada instituição, avaliam-se os recursos disponíveis para que se aplique a melhor prática à frente do que é permissível (mínimo aceitável), reduzindo ao máximo os possíveis erros de medicações.

Denomina-se erro de medicação qualquer evento evitável que possa causar ou induzir ao uso inapropriado de medicamento ou prejudicar o paciente enquanto o medicamento está sob o controle do profissional de saúde, paciente ou consumidor. Entre os recursos disponíveis para evitar danos relacionados a erros de medicação, é necessário haver barreiras de proteção assistenciais como: identificação do paciente; prescrição informatizada e código de barras; bombas de infusão inteligentes; além de protocolos institucionais; dupla checagem; e supervisão do preparo.

O processo de identificação do paciente assegura que o cuidado seja prestado à pessoa a qual se destina. A pulseira usada para identificação do paciente deve ser de cor branca, adequada a cada tipo de paciente, desde recém-nascido até o mais complexo. A prescrição informatizada e o código de barras já são muito utilizados em alguns hospitais e auxiliam de modo simples a prevenção de erros de medicação.

A bomba de infusão inteligente é um equipamento eletrônico de infusão projetados para minimizar o erro humano presente durante a programação desses equipamentos. Essas bombas são interligadas com o sistema de prontuário eletrônico promovendo maior segurança do paciente que faz uso de TIV. O uso de protocolos específicos, o estabelecimento de barreiras de segurança nos sistemas e gestão de eventos adversos podem prevenir e reduzir riscos e danos nos serviços de saúde.

Em relação à equipe de enfermagem é necessário que haja supervisão em relação ao preparo, à diluição e administração de medicamentos estabelecendo critérios para diluição por meio de protocolos institucionais. É necessário observar o aspecto da solução a ser infundida, antes e durante a sua administração, conhecendo a ação esperada, estabilidade e a interação medicamentosa das drogas. Além disso, deve-se assegurar que as drogas sejam infundidas em bombas de infusão para maior segurança do paciente.

Ressalta-se, também, a grande importância da dupla checagem que impacta na segurança do profissional e a do paciente, em relação aos cálculos, ao preparo de soluções, sobretudo as de alta vigilância e potencialmente perigosas, além de identificação e conferência nos rótulos de soro.

Cálculo de Fármacos e Soluções

O Sistema Internacional de Unidades é o mais utilizado no Brasil para cálculos de medicações. As unidades básicas de medição mais utilizadas são: litro (unidade de medida de volume) e o grama (unidade de medida de massa). Um sistema de prefixos que forma os múltiplos e submúltiplos decimais das unidades básicas são: deca (10), hecto (10^2 ou 100), quilo (10^3 ou 1.000), deci (10^{-1} ou 0,1), centi (10^{-2} ou 0,01), mili (10^{-3} ou 0,001) e micro (10^{-6} ou 0,000001).

A **Tabela 8.5** apresenta medidas equivalentes das unidades básicas mais utilizadas para cálculos de medicamentos.

⇒ **Tabela 8.5.** Unidades básicas mais utilizadas para cálculos de medicamentos e suas equivalências

Unidade	Equivalência
1 litro (L)	1.000 mililitros (mL)
1 mililimetro (mL)	1 centímetro cúbico (cm^3 ou cc)
1 grama (g)	1.000 miligramas (mg)
1 miligrama (mg)	1.000 microgramas (μ ou mcg)
1 quilograma (kg)	1.000 gramas (g)

Fonte: Souza, 2015.

É necessário cálculo matemático para adequar a dose de medicamentos em relação à dose prescrita para o paciente pediátrico, sendo utilizadas várias fórmulas no cálculo de doses de medicamentos. A fórmula a seguir é a mais utilizada para se obter a quantidade exata de medicação.

$$\frac{\text{dose prescrita}}{\text{dose disponível}} = \frac{\text{X (a ser calculada)}}{\text{quantidade disponível}}$$

- Dose prescrita = descrita na prescrição médica e que deve ser administrada no paciente;
- Dose disponível = dose de apresentação do medicamento
- X = quantidade de medicação que será calculada
- Quantidade disponível = unidade básica ou quantidade de medicação que contém a dose disponível.

Exemplo 1

Prescrito para um paciente neonatal 0,5 mg de furosemida e o medicamento está disponível em ampola de 10 mg/mL. Qual o volume a ser administrado? A fórmula é aplicada da seguinte maneira:

$$\frac{0,5 \text{ mg}}{10 \text{ mg}} = \frac{X}{1 \text{ mL}} \rightarrow 10 \text{ X} = 0,5 \rightarrow X = \frac{0,5}{10} = 0,05 \text{ mL}$$

Exemplo 2

Prescrição de 9 g de albumina humana e a concentração do medicamento está disponível em frasco de 20%. Qual é o volume a ser administrado?

$$\frac{9 \text{ g}}{20 \text{ g}} = \frac{X}{100 \text{ mL}} = 20 \text{ X} = 900 \rightarrow X = \frac{900}{20} \rightarrow X = 45 \text{ ml}$$

Considerar que 20% é igual a 20 g em 100 mL.

A prescrição de medicamentos em pediatria deve ser criteriosa, principalmente em pacientes neonatais. A segurança da farmacoterapia requer compreensão do desenvolvimento biológico do RN e do lactente, principalmente nos RN pré--termo, que apresentam maior imaturidade anatômica e funcional dos órgãos envolvidos nos processos de absorção das drogas. Os ajustes das doses são necessários até os 30 quilos (kg) e, a partir desse peso, utiliza-se a mesma dose dos adultos.

O cálculo de dose prescrita pelo pediatra é feito por meio de duas fórmulas:
- **Regra de Clark** (peso menor que 30 kg):
  Dose pediátrica (DP) = Dose do Adulto (DA); já estabelecida DA × peso da criança (em kg), dividido por 70 kg.
- **Regra de Law** (para menores de 1 ano):
  DP = idade da criança (em meses) × DA, dividido por 150.

Na administração de fármacos e soluções pela bomba infusora, deve-se calcular o gotejamento. Para isso é necessário padronizar o tempo de infusão da solução. Medicamentos com pH extremos devem ser diluídos e infundidos no

Capítulo 8 Terapia Intravenosa e Diluições de Medicamentos

mínimo em 1 hora. As soluções prescritas para infusão em 24 horas são calculadas do seguinte modo: volume total da solução a ser infundida, dividida por 24 horas = mL/h.

Antes de preparar uma medicação algumas questões devem ser esclarecidas:

- O paciente tem restrição de volume?
- Qual o pH da medicação?
- Qual o diluente mais adequado?
- O acesso é periférico ou central?
- Definir volume de diluição de acordo com a concentração para infusão.
- Definir tempo de infusão.

O cálculo de concentração de glicose é importantíssimo para indicar a necessidade de um cateter central. Eventos adversos ocorrem em pediatria três vezes mais do que em adultos em virtude da infusão de medicamentos com alto grau de concentração.

Para calcular a concentração de glicose de solução, é necessário observar três passos:

- Calcular em gramas a quantidade de glicose;
- Somar os gramas de glicose;
- Calcular a porcentagem de glicose sobre o volume total da solução.

Exemplo 3

Qual é a concentração de glicose da seguinte solução?

Nutrição parenteral (NP) 5%	100 mL
Glicose (G) 50%	32 mL
Água destilada (AD)	40 mL
Soro fisiológico (SF) 0,9%	22 mL
Cloreto de potássio (KCl) 19,1%	6 mL
Volume total	200 mL

- 1) Passo:

$$NP\ 5\% \qquad\qquad G\ 50\%$$

$$5\ g - 100\ mL \qquad 50\ g - 100\ mL$$
$$\therefore X = 5\ g \qquad\qquad X - 32\ mL$$
$$\therefore X = 16\ g$$

- 2) Passo:

$$5\ g + 16\ g = 21\ gramas$$

- 3) Passo:

$$\begin{matrix} 200\ mL - 21\ g \\ 100\ mL - X \end{matrix} \Rightarrow \begin{matrix} 200X = 100 \times 21\ g \\ \therefore X = 10,5\ g \end{matrix}$$

Outra situação que ainda é controversa na prática clínica é a prescrição de medicamentos *off label*.

Medicamentos *off label* são aqueles prescritos pelo pediatra com indicação diferente daquela autorizada pelo órgão regulatório de medicamentos em um país. Trata-se de uma indicação terapêutica não descrita na bula, podendo também estar relacionada ao uso em uma faixa etária diferente da recomendada.

Na prática clínica, o profissional de enfermagem pode usar vários tipos de soluções em diferentes concentrações para a infusão intravenosa. A concentração das soluções pode ser verificada de várias maneiras. Pode ser em unidades de massa por unidades de volume (exemplo: g/L, mg/mL); em porcentagem de massa/volume (X g de soluto em 100 mL de solução) ou em porcentagem volume/volume (X mL de soluto em 100 mL de solução). Exemplo: uma solução de glicose a 5% em água, representa 5 gramas de glicose em 100 mL de água.

O gotejamento controla o volume total a ser infundido em um tempo determinado. Para calculá-lo, podem ser utilizadas as seguintes fórmulas matemáticas:

1 mL = 20 gotas = 60 microgotas

1 gota = 3 microgotas

$$\text{Número de gotas/minuto} = \frac{\text{volume (mL)}}{3 \times \text{tempo (horas)}}$$

$$\text{Número de microgotas/minuto} = \frac{\text{volume (mL)}}{\text{tempo (horas)}}$$

- **Exemplos práticos:** Foram prescritos para uma criança 450 mL de SG 5% em infusão de 12 horas.

$$\text{Número de gotas/minuto} = \frac{450}{3 \times 12} = \frac{450}{36} = 12,5 \text{ gotas/min}$$

$$\text{Se fosse em microgotas/minuto} = \frac{450}{12} = 37,5 \text{ gotas/min}$$

Diluições de Medicamentos

Diluição é definida como a somatória do medicamento reconstituído, ou da medicação injetável pronta, a um diluente compatível e em maior volume. Esse processo é realizado quando a dose prescrita representa um volume significativamente inferior, dificultando sua manipulação e infusão, ou quando se deseja ter uma solução com menor concentração do princípio ativo.

Na Pediatria, a diluição de medicamentos é necessária em razão de alguns efeitos adversos como flebite, arritmias cardíacas, hipotensão e anafilaxia. A solução fisiológica 0,9% e a solução glicosada a 5% constituem as duas soluções mais empregadas na diluição de medicações. Embora quase todos os fármacos permitam a diluição com ambas, recomenda-se seguir as indicações do fabricante a fim de prevenir as incompatibilidades e interações.

Na área neonatal, a diluição de medicamentos deve ser feita com muito cuidado, pois os RN têm restrição de volume, principalmente os cardiopatas e os com insuficiência renal.

No âmbito hospitalar, as principais dúvidas e questões dos profissionais de Enfermagem são referentes à diluição de medicamentos, além da falta de conhecimento sobre incompatibilidade medicamentosa. Esse desconhecimento pode ocasionar falhas durante o processo de preparação e administração dos fármacos, levando a vários eventos adversos. Assim, é de suma importância que ações sejam realizadas para minimizar esses riscos. Para isso é necessária uma educação permanente dentro das unidades de Pediatria para que a TIV seja cada vez mais segura e eficaz.

As **Tabelas 8.6** e **8.7** ilustram exemplos de medicamentos utilizados no cenário assistencial e alguns cuidados relativos à segurança da infusão.

Tabela 8.6. Medicamentos intravenosos em Pediatria relacionados à solução de infusão, à apresentação e ao tempo de infusão

Medicamento	Solução para infusão	Apresentação	Tempo de infusão
Aciclovir	SF	250 mg	Lenta, em BI, por 60 min
Adenosina	SF	3 mg/mL	Bolus (1 a 2 s)
Albumina	SF e SG	20%, 50 mL	Lenta e intermitente, em BI, por 60 min ou ACM
Amicacina	SF e SG	50 e 125 mg/mL	BI por 30 min ou mais
Aminofilina	SF e SG	24 mg/mL	20 a 30 min
Amiodarona	SG	50 mg/mL	3 min (DA) e 20 a 120 min em BI (DM)
Amoxacilina/ Clavulonato de potássio	SF	1.000 mg+200 mg	40 min
Ampicilina	SF	1000 mg	15 a 30 min em BI
Anfotericina B	SG	50 mg	Lenta por 2 a 6 h
Anfotericina lipossomal	SG	50 mg	Lenta por 2 h
Aprostadil	SF e SG	20 e 500 mcg/mL	ACM
Aztreonam	SF e SG	1.000 mg	20 a 60 min
Cafeína	SF e SG	10 mg/mL	DA (em 30 min) e DM (maior que 10 min)
Cefalotina	SF e SG	1.000 mg	Lenta em 30 min ou mais
Cefazolina	SF e SG	1.000 mg	Lenta por 30 a 60 min
Cefepima	SF e SG	1.000 mg	20 a 30 min
Cefotaxima	SF e SG	1.000 mg	15 a 30 min

Continua

Cuidados Intensivos Pediátricos

Continuação

Medicamento	Solução para infusão	Apresentação	Tempo de infusão
Cefoxitina	SF e SG	1.000 mg	10 a 60 min
Ceftazidima	SF e SG	1.000 mg	15 a 30 min
Ceftriaxone	SF e SG	500 e 1.000 mg	30 min
Cefuroxima	SF e SG	750 mg	15 a 30 min
Cimetidina	SF e SG	150 mg/mL	15 a 30 min
Ciprofloxacina	SI	2 mg/mL	Lenta por 60 min
Clindamicina	SF e SG	150 mg/mL	10 a 60 min
Clorafenicol	SF e SG	1.000 mg	15 a 30 min
Deslanosídeo	SF E SG	0,2 mg/mL	Lenta 60 min
Dexametasona	SF e SG	4 mg/mL	1 a 4 min
Diazepam	SI	5 mg/mL	Lenta
Dipirona sódica	SF e SG	500 mg/mL	Lenta em 1 mL/min
Dobutamina	SF e SG	12,5 mg/mL	Lenta e contínua, em BI
Dopamina	SF e SG	5 mg/mL	Contínua, em BI
Eritromicina	SF	500 mg	60 min
Epinefrina	SF e SG	1 mg/mL	Bolus e infusão contínua em BI
Fenitoína	SI	50 mg/mL	Mínimo por 30 min
Fenobarbital	SF e SG	100 mg/mL	3 a 5 min
Fentanil	SF e SG	50 mcg/mL	Para sedação e analgesia (1 a 4 mcg/kg por dose, com velocidade de 1 a 5 mcg/kg por hora.
Filgastrina	SG	300 mcg/mL	30 min em BI
Fluconazol	SI	2 mg/mL	60 min em BI
Furosemida	SF	10 mg/mL	Bolus (1 a 2 min) e lentamente (não excedendo 4 mg por min)
Glanciclovir	SF e SG	500 mg	60 min em BI
Gentamicina	SF e SG	40 mg/mL	30 a 60 min
Hidrocortisona	SF e SG	100 e 500 mg	1 min
Imipenem	SG	500 mg	15 a 30 min
Levofloxacina	SI	5 mg/mL	60 min
Ketamina	SF e SG	50 mg/mL	Lentamente por 1 min
Meropenem	SF	500 e 1.000 mg	15 a 30 min
Metilprednisolona	SF e SG	125 e 500 mg	20 a 60 min

Continua

Continuação

Medicamento	Solução para infusão	Apresentação	Tempo de infusão
Metoclopramida	SF e SG	5 mg/mL	15 a 30 min
Metronidazol	SF	5 mg/mL	Lento em BI, por 30 a 60 min
Midazolam	SF e SG e SG10%	5 mg/mL	Bolus, entre 2 e 5 min, ou contínuo de 10 a 60 mcg/kg/hora.
Milrinona	SF e SG	1 mg/mL	DA (50 mcg/kg em 10 min). DM (0,3 a 0,7 mcg/kg/min) contínuo
Morfina	SF e SG	10 mg/mL	3 a 5 min
Noradrenalina	SF e SG	1 mg/mL	BI
Omeprazol	SI	40 mg	2,5 mL/min a 4 mL/min
Oxacilina	SF e SG	500 mg	15 a 30 min
Pancurônico	SI	2 mg/mL	Bolus, contínuo
Penicilina Cristalina	SF e SG	5.000.000 UI	15 a 30 min
Plasil	SF e SG		1 a 2 min
Ranitidina	SF e SG	25 mg/mL	Direta, lenta, por 15 a 30 min
Rocurônio	SF e SG	10 mg/mL	0,5 a 2 mg/mL
Sulfametoxazol + Trimetoprima (Bactrim)	SF e SG	(400+80 mg) /5 mL	30 a 60 min
Teicoplanina	SF e SG	200 e 400 mg	30 min
Tramadol	SF e SG	50 mg/mL	1 mL/min por gotejamento
Vancomicina	SF e SG	500 mg	Lenta em BI, por 60 min
Zidovudina	SI	10 mg/mL	Lenta em BI, por 60 min

Fonte:Ferracini e Borges, 2011.
AD (água destilada); NL (informação não encontrada na literatura); SF (soro fisiológico 0,9%); SG (soro glicosado 5%); BI (bomba de infusão); min. (minutos); ACM (a critério médico); RN (recém-nascido); ATB (antibiótico); SI (sem informação). ⁰C (graus Celsius); TA (Temperatura ambiente); Ref (Refrigerado); h (horas); s (segundos); DA (dose ataque); DM (dose manutenção); L. (lipossomal).

▶ **Tabela 8.7.** Diluição de medicamentos intravenosos em Pediatria relacionados ao pH, à estabilidade e ao perfil flebinogênico.

Medicamento	pH	Estabilidade após diluição	Perfil flebinogênico
Aciclovir	10,5 a 11,6	12 hs TA	Muito alto
Adenosina	4,5 a 7,5	SI	Alto
Albumina	6,4 a 7,4	SI	Baixo

Continua

Continuação

Medicamento	pH	Estabilidade após diluição	Perfil flebinogênico
Amicacina	3,5 a 5,5	SI	Alto
Aminofilina	8,6 a 9,0	SI	Alto
Amiodarona	3,0 a 4,0	5 dias em TA	Muito alto
Amoxacilina	8,0 a 10,0	4 h TA ou 8 h Ref	Alto
Ampicilina	8,0 a 10,0	8 h TA	Alto
Anfotericina B	5,7 a 8,0	Uso imediato	Alto
AnfotericinaLip.	5,0 a 6,0	6 h	Baixo
Aprostadil	SI	24 h	SI
Bactrim	9,0 a 10,0	6 h	Alto
Cafeína	4,2 a 5,2	SI	Alto
Cefalotina	6,0 a 8,5	12 h TA e 7 dias Ref	Baixo
Cefazolina	4,5 a 8,0	12 h TA ou 24 h Ref	Alto
Cefepima	4,0 a 6,0	24 h TA ou 7 dias Ref	Alto
Cefotaxima	4,5 a 6,5	6 h TA	Alto
Cefoxitina	4,2 a 7,0	18 h TA ou 48 h Ref	Alto
Ceftazidima	5,5 a 8,0	18 h TA ou 7 dias Ref	Alto
Ceftriaxone	6,6 a 8,7	6 h TA ou 24 h Ref	Alto
Cefuroxima	6,0 a 8,5	5 h TA e 48 h Ref	Alto
Cimetidina	3,8 a 6,0	SI	Alto
Clindamicina	5,5 a 7,0	16 dias TA e 32 dias Ref	Alto
Clorafenicol	6,4 a 7,0	3 dias Ref	Baixo
Deslanosídeo	SI	48 h Ref	SI
Dexametasona	7,0 a 8,0	24 h	Baixo
Diazepam	6,2 a 8,9	SI	Alto
Dipirona sódica	6,0 a 8,0	SI	Baixo
Dobutamina	2,5 a 5,5	24 h TA	Alto
Dopamina	2,5 a 5,0	24 h TA	Alto
Eritromicina	6,5 a 7,5	8 h Ref	Baixo
Epinefrina	2,5 a 5,0	24 h Ref	Muito alto
Fenitoína	10,0 a 12,3	SI	Muito alto
Fenobarbital	9,0 a 10,5	SI	Muito alto
Fentanil	4,5 a 7,5	24 hs	Alto
Filgastrina	4,0 a 5,0	Menor que 24 h Ref	Alto

Continua

Continuação

Medicamento	pH	Estabilidade após diluição	Perfil flebinogênico
Fluconazol	4,0 a 8,0	SI	Alto
Furosemida	8,0 a 9,3	24 h TA	Alto
Ganciglovir	10,0 a 11,0	24 h Ref	Muito alto
Gentamicina	3,0 a 5,5	SI	Alto
Hidrocortisona	7,0 a 8,0	24hs TA	Baixo
Imipenem	6,5 a 7,5	SI	Baixo
Levofloxacina	4,3 a 5,3	SI	Alto
Ketamina	3,5 a 4,5	24 h TA	Alto
Meropenem	7,3 a 8,3	8 h TA ou 48 h Ref	Alto
Metilprednisolona	7,0 a 8,0	48 h TA	Baixo
Metoclopramida	3,0 a 6,5	24 h TA	Alto
Metronidazol	5,0 a 7,0	SI	Alto
Midazolam	2,9 a 3,7	24 h TA ou 3 dias Ref	Muito alto
Milrinona	SI	SI	SI
Morfina	3,0 a 6,0	48 h	Alto
Noradrenalina	3,0 a 4,5	SI	Muito alto
Omeprazol	8,0 a 10,0	4hs TA	Muito alto
Oxacilina	6,0 a 8,5	3 dias TA ou 7 dias Ref	Alto
Plasil	3,0 a 6,5	SI	Alto
Penicilina Cristalina	5,5 a 8,0	SI	Alto
Ranitidina	6,7 a 7,3	SI	Baixo
Roncurônio	4,0 a 5,0	24 h TA	Muito alto
Teicoplanina	7,2 a 7,8	48 h TA ou 21 dias Ref	Baixo
Tramadol	6,2 a 7,0	SI	Baixo
Vancomicina	2,4 a 5,0	24 h ou 14 dias Ref	Muito alto
Zidovudina	5,0 a 5,5	SI	Alto

Fonte: Ferracini e Borges, 2011
AD (água destilada); NL (informação não encontrada na literatura); SF (soro fisiológico 0,9%); SG (soro glicosado 5%); BI (bomba de infusão); min. (minutos); ACM (a critério médico); RN (recém-nascido); ATB (antibiótico); SI (sem informação). ^{0}C (graus Celsius); TA (Temperatura ambiente); Ref (Refrigerado); h (horas); s (segundos); DA (dose ataque); DM (dose manutenção); L. (lipossomal).

Referências Bibliográficas

1. Agência da Vigilância Sanitária (ANVISA). Programa Nacional de Segurança do Paciente (PNSP). Portaria no 529, de 1ode abril de 2013. Disponível em: http://www.20.anvisa.gov.br/segurancadopaciente/index.php/legislação/item/portaria-529.pdf (05 nov. 2016).
2. Belela ASC, Peterlin MA, Pedreira MLG. Erros de medicação – Definições e estratégias de prevenção. 2011. Disponível em: http://www.inter.coren-sp.gov.br/.../erros_de_medicação_definições_e_estratégias_de_prevenção.pdf (04 nov. 2016).
3. Bohomol E, Ramos LH. Erros de medicação: importância da notificação no gerenciamento de segurança do paciente. Rev Bras de Enferm. 2007 jan-fev; 60(1):32-6.
4. Cassiani, B. Hospitais e medicamentos: impacto na segurança dos pacientes. São Paulo: Yendis; 2010.
5. Charles V. Segurança do paciente: orientações para evitar os eventos adversos. Porto Alegre: Yendis; 2010.
6. Conselho Regional de Enfermagem de São Paulo (COREN). Parecer COREN-SP 040/2013-CT, PRCI no 102.486 e Tickets no 291.902, 295.833, 303.333. Ementa: Dupla checagem. Disponível em: http://www.coren-sp.gov.br.pdf (03 nov. 2016).
7. Conselho Regional de Enfermagem São Paulo (COREN). Resenha dos princípios fundamentais do profissional de enfermagem. 2007. Disponível em: http://www.coren-sp.gov.br/node/35326.pdf (03 nov. 2016).
8. Ferracini FT, Borges WMF. Farmácia Clínica: Segurança na Prática Hospitalar. São Paulo: Editora Atheneu; 2011.
9. Gastaldi M, Siqueli AG, Silva ACR, Silveira DSG. Parenteral total: da produção a administração. 2009. Disponível em: http://www.sbrafh.org.br/site/index/library/id/56.pdf. (Acessado em: 03 nov. 2016).
10. Harada MJC, Chaves DC, Kusahara DM, Pedreira MLG. Segurança na administração de medicamentos em Pediatria. Acta paul enferm. 2012, 25(4): 639-42.
11. Harada MJCS, Pedreira MLG. Terapia Intravenosa e infusões. São Caetano, do Sul: Yendis Editora; 2011.
12. Infusion Nurses Society (INS). Diretrizes Práticas para Terapia Intravenosa. 2008: 1-53.
13. Malagutti W, Roehrs H. Terapia intravenosa: atualidades. São Paulo: Editora Martinari; 2012.
14. Martins MJ, Pecinalli NR, Sixel PJ. Cálculos de gotejamento: validade das fórmulas e comparação de equipos. Rev. Enferm UERJ. 2003. 11: 133-8.
15. Miranda TMM, Ferraresi AA. Compatibilidade: medicamentos e nutrição parenteral. Rev Einstein. 2016;14(1):52-5.
16. Murassaki ACY, Versa GLGS, Bellucci Júnior JAM, Camboin V, Vituri DW, Matsuda LM. Avaliação de cuidados na terapia intravenosa: desafio para a qualidade na enfermagem. Esc Anna Nery Rev Enferm. 2013 jan-mar; 17(1):11-6.
17. Pedreira MLG, Pertelini MAS, Harada MJCS. Tecnologia da informação e prevenção de erros de medicação em pediatria: prescrição informatizada, código de barras e bombas de infusão inteligente. Rev Soc Bras Enferm Ped. 2005, 5(1):55-61.
18. Phillips LD. Manual da Terapia Intravenosa. 2 ed. Porto Alegre: Artmed Editora; 2001.
19. Robinson CA; Sawyer JE. Y-Site compatiability of medications with parenteral nutrition. J Pediatr Pharmacol Ther. 2009;14(1):48-56.
20. Souza ABG. Unidade de Terapia Intensiva Neonatal: cuidados ao recém-nascido de médio e alto risco. São Paulo: Editora Atheneu, 2015.

Reanimação Cardiorrespiratória em UTI Pediátrica

9

Fabíola Peixoto Ferreira La Torre

A ressuscitação cardiorrespiratória (RCP) ainda tem resultados não muito animadores, principalmente quando se refere ao prognóstico neurológico. A mortalidade pós-parada é menor quando ocorre somente parada respiratória.

Os primeiros relatos sobre o que denominavam de RCP existem desde os tempos bíblicos, descritos pelo profeta Elizeu, na Bíblia, no livro de II a Reis, capítulo 4 e versículo 34. Em 1960, com a introdução da massagem cardíaca externa por Dr. William Kouwenhoeven, um engenheiro, é que as manobras se assemelharam as que encontramos hoje. Foi em um simpósio, realizado em agosto de 1961, em Stavanger, na Noruega, que surgiu pela primeira vez a proposta de compressões torácicas associadas a respiração artificial, dando início, assim, à RCP moderna.

Mas o primeiro consenso pediátrico em suporte avançado de vida foi publicado somente em 1986, pela *American Heart Association Emergency Cardiac Care Commitee*. Desde então, as recomendações são revisadas periodicamente, sendo a última atualização baseada nas diretrizes de 2018, que ressalta que a sobrevivência de crianças gravemente enfermas depende da rapidez e exatidão com que são reanimadas. Sem reconhecimento e manejo imediatos, falência cardiopulmonar irá determinar a parada cardiorrespiratória.

Graças aos avanços das técnicas e estudos relacionados à RCP, houve aumento da taxa de sobrevida dos pacientes em parada cardíaca intra-hospitalar. Em 1980 essa taxa era em torno de 9%, em 1990 de 17%, já em 2006 chegou a 27%. O mesmo não ocorre com estatísticas da parada cardiorrespiratória (PCR) fora do ambiente hospitalar, cuja sobrevida é de apenas 6%. Entretanto, **reconhecer** os sinais clínicos e identificar as crianças de risco, para prevenção e reanimação precoce, com ativação do atendimento de urgência e posterior suporte avançado de vida, parecem estar relacionados ao aumento dessas taxas.

Estudos demonstraram decréscimo tanto na evolução para PCR (de 72%), quanto na mortalidade (35%) nos hospitais que fizeram a implementação de grupos, ou times, de resposta rápida (RRT - *Rapid Response Team*), ou MET (*Medical*

Emergency Team), composto por médicos, enfermeiros e fisioterapeutas capacitados e treinados para reconhecimento do grupo de crianças de risco, iniciando assim o manejo do doente crítico. No entanto, faltam estudos que comprovem a eficácia da implementação desses grupos (classe IIa/LOE B).

Estima-se que aproximadamente 16.000 crianças nos Estados Unidos sofrem uma parada cardíaca a cada ano (Topjian, Berg & Nadkarni, 2008). Diversas variáveis associadas à sobrevivência de parada cardíaca têm sido identificadas, como:

- O mecanismo da parada (traumático, asfixia);
- O ambiente em que a detenção ocorre (fora de hospital, hospitalar, enfermaria, unidade de terapia intensiva);
- Parada cardíaca testemunhada × não testemunhada;
- Parada cardíaca monitorada × não monitorada;
- A idade e condição pré-existente da criança e fisiopatologia (cardiomiopatia, defeito congênito, toxicidade de droga, violação metabólica, ventrículo único);
- A duração da fase de não fluxo da prisão;
- A duração da ressuscitação cardiopulmonar;
- O ritmo eletrocardiográfico inicial e subsequente detectado;
- O número de doses de epinefrina administradas;
- A qualidade das intervenções de suporte básico e avançado de vida fornecidas.

Apesar disso, nenhum fator isolado pode predizer o resultado com precisão suficiente para recomendar o término ou a continuação dos esforços de ressuscitação (Caen et al., 2015).

Etiologia

A PCR em crianças raramente é decorrente de uma causa cardíaca primária, sendo raramente súbita, como acontece nos adultos. Na maioria das vezes, é decorrente da falência respiratória ou choque, não detectados precocemente. A parada respiratória é decorrente da hipóxia, hipercapnia e acidose, que levam ao comprometimento do débito cardíaco (DC). A diminuição da oferta de oxigênio e glicose aos tecidos resulta em acidose metabólica com agravamento da função miocárdica, piora do débito e esgotamento dos mecanismos de compensação. Todo esse processo leva à assistolia e/ou, mais raramente, à fibrilação ventricular (**Figura 9.1**).

Há um esgotamento dos mecanismos compensatórios com progressão para bradicardia e hipotensão, que são achados frequentes na evolução do quadro. Causas cardíacas ocorrem em apenas de 5% a 15% dos casos e fibrilação ventricular (FV)/taquicardia ventricular (TV) são reportadas em 27% dos casos durante a RCP intra-hospitalar. Essas estatísticas aumentam em pacientes com cardiopatia congênita, miocardiopatia dilatada, miocardites ou intoxicação por medicamentos ou drogas.

O trauma é a principal causa de óbito entre crianças de um ano e adolescentes, seja por veículos automotores, bicicleta, afogamento, queimaduras ou armas

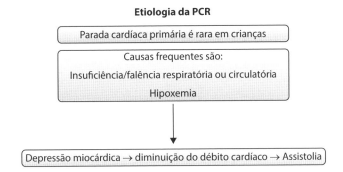

■ **Figura 9.1.** Etiologia da PCR pediátrica. Fonte: Pals, 2012.

de fogo. O trauma automobilístico é responsável por 50% das lesões corporais e morte nessa faixa etária. Daí a importância de instituir programas de prevenção de acidentes voltados a população, reforçando a utilização de sistemas apropriados de retenção de passageiros (cadeirinhas e cintos de segurança), punição adequada aos motoristas adolescentes inexperientes e ao abuso de álcool.

Diversas patologias ou situações podem levar o paciente pediátrico à PCR. As principais são:
- Insuficiência respiratória aguda (IRA) de origem pulmonar;
- Sepse;
- Politrauma; e
- Intoxicação exógena.

Definições de parada cardiorrespiratória

"Ausência de pulsos palpáveis nas grandes artérias e ausência de movimentos respiratórios, em um paciente inconsciente." (Schleien, 1992)

"Interrupção temporária das funções do coração e do pulmão, que resulta na cessação total da distribuição de oxigênio e sangue no organismo." (American Heart Association, 1992)

A parada cardiorrespiratória (cardíaca) é a ausência de atividade mecânica cardíaca, que é confirmada pela ausência de pulso detectável, falta de resposta e apneia ou respiração ofegante, agonizante. A parada cardíaca súbita é definida como a perda abrupta e inesperada da função cardíaca. (*American Academy of Pediatrics Section on Cardiology and Cardiac Surgery*, 2012)

Fases da reanimação (*Standards and Guidelines for Cardiopulmonary Resuscitation; Emergency Cardiac Care*)

- Suporte básico de vida (SBV);
- Suporte avançado de vida em pediatria (SAVP): utilizado nas UTIP.

Reconhecimento da PCR

Deve-se atentar sempre para sinais que antecedem a PCR, chamados de precoces, tais como falência respiratória iminente, bradicardia, hipoxemia, choque descompensado e arritmias.

Além disso, atentar para os fatores de risco para arritmias, que podem ser causa de PCR, como miocardite, golpe violento sobre o tórax, cardiopatia congênita ou adquirida, pós-operatório de cirurgia cardíaca, história prévia de arritmias, Síndrome do QT Longo, distúrbios eletrolíticos graves, hipotermia profunda e intoxicação exógena. (**Figuras 9.2 a 9.5**)

As **Figuras 9.2** a **9.5** mostram Ritmo de PCR Pediátrico.

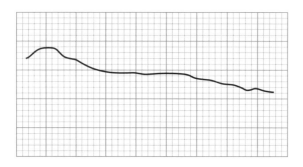

▶ **Figura 9.2.** Assistolia. Fonte: Pals, 2012.

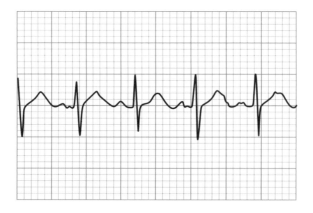

▶ **Figura 9.3.** Atividade elétrica sem pulso (AESP). Fonte: Pals, 2012.

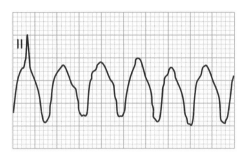

▶ **Figura 9.4.** Taquicardia ventricular com QRS presente e pulso podendo estar ausente. Fonte: Pals, 2012.

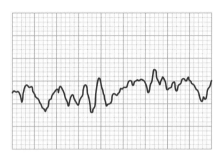

▶ **Figura 9.5.** Fibrilação ventricular sem QRS e sem pulso. Fonte: Pals, 2012.

Suporte avançado de vida em pediatria (SAVP)

O SAVP tem por objetivo melhorar a eficácia do SBV e envolve ação de pessoal capacitado; é realizado em ambiente hospitalar e inclui instalação de acesso vascular, equipamento para ventilação pulmonar, drogas, expansores de volume, desfibriladores/cardioversores e monitorização cardiovascular.

Muitas questões importantes levaram ao refinamento das recomendações previamente existentes, em vez de novas recomendações nas atualizações da *American Heart Association* de 2015, com manutenção no mais recente em 2018. Nesse sentido, no atendimento à PCR pediátrica sempre deverá ocorrer:
- Monitorização cardíaca: **Toda criança com instabilidade respiratória e hemodinâmica deve ser monitorizada.**
- Obtenção do acesso venoso. Porém, não se deve retardar as manobras de reanimação enquanto aguarda pela monitorização e acesso venoso.

❰ Permeabilizar as vias aéreas (A)

Manobra de extrema importância. Deve-se posicionar adequadamente o paciente, sempre em posição supina, numa superfície plana e rígida. Se o paciente for vítima de trauma deve ser, sempre, mobilizado em bloco e as manobras incluirão:

- Elevação da mandíbula (*chin lift*);
- Protrusão da mandíbula (*jaw thrust*);
- Aspiração de secreções;
- Retirada de corpos estranhos;
- Imobilização da coluna.

❰ Restabelecer a ventilação (B)

Na ausência de movimentos respiratórios ou na presença de *gasping*, ou de grande esforço respiratório, iniciar manobras de ventilação. Após verificar a ausência de respiração através da observação de movimentos torácicos e abdominais, deve-se realizar uma ou duas respirações de resgate efetivas para elevar o tórax.

A ventilação com bolsa-máscara (ambú) pode ser tão efetiva quanto a intubação traqueal, sendo normalmente suficiente para garantir um aporte de oxigênio satisfatório até a obtenção de uma via aérea definitiva. A escolha adequada dos materiais faz toda a diferença, devendo a máscara cobrir completamente a boca e o nariz, não ultrapassando o queixo ou cobrindo os olhos, de modo a não gerar escape de ar durante a ventilação (**Figura 9.6**).

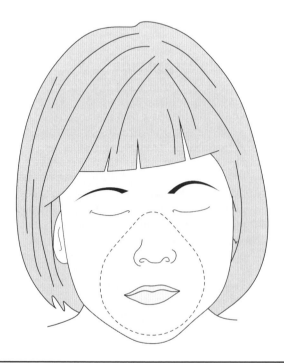

▶ **Figura 9.6:** Área da face para escolha da máscara facial mais adequada. Fonte: Pals, 2012.

A fixação da máscara contra a face deve seguir a técnica do "E-C", na qual o polegar e o dedo indicador formam um "C" para vedar a máscara sobre a face e os demais dedos formam um "E", visando elevar a mandíbula, e com isso puxar a face em direção à máscara (**Figura 9.7**). A bolsa autoinflável deve possuir um reservatório, de modo a fornecer uma FiO_2 de 100% durante a PCR, e ter um volume mínimo de 450 a 500 mL, a fim de garantir um volume corrente efetivo.

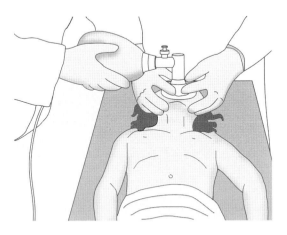

▪ **Figura 9.7.** Técnica da ventilação com bolsa-máscara, realizada por um profissional de saúde. Fonte: Pals, 2012.

Embora a intubação traqueal promova uma via aérea artificial com ventilação pulmonar efetiva, pode ser postergada até que se alcance certa estabilidade clínica. Em casos em que a ventilação com bolsa-máscara não é eficiente e a intubação traqueal não é possível, pode-se fazer uso da máscara laríngea. Trata-se de um dispositivo de ventilação supraglótico, cuja ponta obstrui o esôfago e sua luz direciona o ar para a laringe.

Reforçando-se as novas recomendações, após retorno da circulação espontânea, recomenda-se a titulação com oxigênio inspirado, de modo a manter uma saturação de oxi-hemoglobina igual ou superior a 94%, porém menor do que 100%, objetivando-se minimizar o risco de hiperoxemia e sua consequente nocividade.

Resumo dos algoritmos A e B

- **Extubado** → posicionar e aspirar vias aéreas (VA) → aspirar secreções → extender a cabeça e elevar o queixo → retirar corpos estranhos, se necessário.
- Utilizar cânula de Guedel (para manter a permeabilidade) e colar cervical, se presença de trauma.

◀ **Intubação traqueal**

Deve ser realizada sempre pelo profissional médico mais habilitado, pois pode agravar uma situação que já é crítica. O paciente deve estar com a permeabilidade da via aérea assegurada e com boa ventilação. Cada tentativa intubação traqueal deve durar poucos segundos, pois tentativas acima de 30 segundos podem levar a hipoxemia severa.

A colocação de um tubo endotraqueal garante uma via aérea definitiva. Permite adequada oxigenação pulmonar, além de proteger o paciente contra uma possível aspiração de conteúdo gástrico e permitir que as compressões torácicas sejam realizadas de forma ininterrupta, devendo-se manter uma frequência de 12 a 20 respirações/minuto em menores de oito anos e 10 a 12 respirações/minutos nos maiores.

Recomenda-se ter em mãos um tubo de diâmetro interno 0,5 mm menor e outro 0,5 mm maior que o calculado. O **uso da capnografia ou colorimetria** para detecção do gás carbônico (CO_2) exalado é um recurso que, adjunto à avaliação clínica, está indicado para confirmação da posição do tubo traqueal (detecta de forma mais rápida a colocação incorreta/deslocamento do tubo endotraqueal do que a monitorização da saturação), além de poder auxiliar durante a RCP, refletindo a eficácia das compressões torácicas. Estudos mostram uma forte correlação entre a concentração do $ETCO_2$ e o aumento do DC durante a reanimação. Também possui papel importante no transporte intra ou inter-hospitalar, frente ao maior risco de extubação acidental.

Escolha do tamanho da cânula endotraqueal

- Crianças com idade igual ou maior que 1 ano:

  Diâmetro interno (mm) sem *cuff*: $\dfrac{\text{idade (em anos)}}{4} + 4$

  $$\text{com } \textit{cuff}: \frac{\text{idade (em anos)}}{4} + 3$$

- Recém-nascidos (RN) prematuros: diâmetro interno (mm) = 2,5 a 3,0;
- RN de termo: diâmetro interno (mm) = 3,0 a 3,5;
- Lactentes de 6 meses a 1 ano: diâmetro interno (mm) = 3,5 a 4,5.

◖ Técnica de intubação

- Sempre testar os equipamentos. Todos os equipamentos devem estar em ordem para funcionar;
- Posicionar a criança numa superfície plana com queixo elevado na posição de "cheirar" para os menores de 2 anos;
- Iniciar ventilação com máscara e ambú com FiO_2 de 100% (a ventilação deve ser assistida somente se o paciente apresentar esforço respiratório inadequado);
- Monitorizar frequência cardíaca (FC) e oximetria de pulso;
- Realizar sedação e analgesia se paciente ainda estiver consciente, ou for uma intubação eletiva;
- Administrar atropina (0,02 mg/kg) endovenosa (EV). A atropina pode minimizar o risco de bradicardia e assistolia resultantes de estímulo vagal. Também diminui secreções orais podendo tornar mais fácil a visualização da via aérea. Devem ser considerados para crianças menores de um ano ou qualquer criança bradicárdica no momento da intubação. (Pals, 2015);

- Após a intubação, confirmar. Deve-se observar expansão torácica bilateral durante a ventilação com pressão positiva (com ambú), ausculta de murmúrios vesiculares bilateral e simétrico nas axilas. A intubação também pode ser confirmada pela análise do CO_2 expirado, pela melhora na saturação de oxigênio que deve alcançar um nível excelente, pois irá ser usado O_2 a 100%. Se ainda houver dúvida, deve-se preceder a laringoscopia direta para checar a passagem do tubo traqueal pela fenda glótica;
- Fixar a cânula adequadamente;
- Solicitar RX de tórax para observar o posicionamento da cânula.

Paciente com VA artificial: lembrar da regra mnemônica DOPE, caso ocorra deterioração em paciente intubado:
- **D**eslocamento da cânula orotraqueal (COT);
- **O**bstrução da COT;
- **P**neumotórax; e
- **E**quipamento (falha no circuito, por exemplo).

Se porventura não for possível realizar intubação traqueal numa emergência, pode-se realizar a cricotirotomia. Deve der realizada por profissional com treinamento cirúrgico, pois está associada a complicações como trauma de artérias carótidas ou veias jugulares.

Restabelecer a Circulação e Controlar a Hemorragia (C)

Palpar pulsos
Na ausência de pulsos, ou em caso de bradicardia (FC menor ou igual a 60 batimentos por minuto [bpm]) não responsiva à ventilação e oxigenação, **sem sinal de retorno da circulação espontânea (RCE)**, iniciar a compressão cardíaca externa, essa manobra permite que o sangue continue chegando aos órgãos vitais até que haja retorno das contrações cardíacas espontâneas e efetivas.
- Mantenha a ventilação e, assim que possível, acople um monitor ou desfibrilador.
  A ausência de pulsos arteriais de grandes vasos ou FC menor de 60 bpm indica necessidade de reanimação. Em lactentes, os pulsos de referência são o braquial e o femoral; em crianças maiores, as referências são o carotídeo e femoral.

Compressão cardíaca
- As compressões devem ser realizadas em superfície rígida e em posição supina;
- Comprima com força ($\geq$ 1/3 do diâmetro anteroposterior do tórax) e rapidez (mantendo frequência de 100-120 movimentos/minuto) e aguarde o retorno total do tórax;
- Se estiver sem via aérea avançada, a relação compressão-ventilação é 15:2.
- Minimize a interrupção nas compressões;

- Alterne as pessoas que aplicam as compressões a cada 2 minutos ou antes, se houver cansaço;
- Evite a ventilação excessiva.

Reavaliação

- Se um **ritmo não chocável** estiver presente (Atividade Elétrica Sem Pulso ou assistolia):
  - Continuar a RCP e estabelecer o acesso vascular sem interromper as compressões torácicas. Verificar novamente o ritmo cardíaco do paciente a cada dois minutos.
  - Sem interromper a RCP, administrar epinefrina IV (ou intraóssea) a cada três a cinco minutos, desde que o paciente não tenha pulso. Após cada dose fazer um *push* de solução salina para promover a entrada na circulação central (Caen et al., 2015).
- Se um **ritmo chocável** estiver presente (FV-TV):
  - Continuar com a RCP até o desfibrilador estar pronto para administrar um choque. Limpar a área ao redor do paciente e ofertar um choque usando uma dose inicial de 2 J/kg, o segundo choque 4 J/kg e os choques subsequentes ≥ 4 J/kg, no máximo 10 J/kg, ou a carga para adulto (de Caen et al., 2015);
  - Reiniciar imediatamente a RCP, começando com compressões torácicas;
  - Verificar o pulso se houver um ritmo organizado no monitor ou se houver outros sinais de ritmo de perfusão;

Considerações

- Após confirmar que o paciente não está respondendo, encontra-se em apneia e sem pulso, deve-se pedir ajuda, um desfibrilador e iniciar a RCP. Assim que a máquina estiver disponível, conectar um monitor/desfibrilador ou um DEA e identificar o ritmo. Iniciar a monitorização, um médico deve realizar a intubação orofaríngea e iniciar a ventilação com máscara de bolsa com oxigênio a 100%.
- Pesquisas mostraram que pacientes em PCR frequentemente recebem ventilação excessiva (muitas respirações ou volume muito grande). É importante que isso seja evitado porque a ventilação muito rápida do paciente ou com muito volume provoca aumento da pressão intratorácica, que resulta em diminuição do retorno venoso ao tórax, do fluxo sanguíneo coronariano e cerebral, do débito cardíaco e, por fim, da probabilidade de retorno da circulação espontânea (de Caen et al., 2015).
- Se a criança não estiver intubada, coordenar as compressões torácicas com ventilações. Se apenas um socorrista estiver presente, fazer 30 compressões torácicas e duas ventilações. Se dois (ou mais) socorristas estiverem presentes, fazer uma pausa após 15 compressões e realizar duas ventilações, sendo cada respiração por segundo.
- Procurar e tratar possíveis causas reversíveis da parada. A ultrassonografia está sendo usada com frequência crescente para detectar causas potencialmente reversíveis:

Capítulo 9 Reanimação Cardiorrespiratória em UTI Pediátrica

- – Hipovolemia
- – Hipoxia
- – íon hidrogênio (acidose)
- – Hipoglicemia
- – Hipopatemia / hipocalemia
- – Hipotermia
- – Pneumotórax hipertensivo
- – Tamponamento cardíaco
- – Toxinas
- – Trombose pulmonar
- – Trombose coronariana

- Uma via aérea avançada deve ser considerada e sua posição correta foi confirmada, as compressões torácicas devem ser realizadas continuamente (ou seja, sem pausa para ventilações). Sincronizar a uma frequência de uma respiração a cada seis segundos, totalizando 10 respirações/minuto (de Caen et al., 2015).
- Após dois minutos de RCP, verificar o ritmo rapidamente. Interrupções nas compressões torácicas para checagens de ritmo devem exigir menos de 10 segundos.
- Reavaliar periodicamente a posição avançada das vias aéreas, a posição e o contato do eletrodo e a eficácia da RCP. Verificar o nível de glicose no sangue da criança durante o esforço de reanimação e tratar a hipoglicemia, se presente.
- Se persistir um ritmo não estimulável, continuar a RCP e a administração de epinefrina até que ocorra o retorno da circulação espontânea ou o término dos esforços de reanimação.

Acesso Vascular

Um acesso venoso periférico (AVP) curto e calibroso é suficiente para administração de drogas e volume, mas numa situação de parada cardíaca, ou choque, pode não ser fácil a sua obtenção.

Se não for obtido AVP em até 90 segundos ou três tentativas, pode-se utilizar a via endotraqueal. Nesta via pode-se administrar somente naloxone, atropina, diazepam, epinefrina e lidocaína, formando o mnemônico NAVEL. Apesar da dose adequada não ser conhecida, pois a absorção da árvore traqueobrônquica ainda não foi estabelecida, utilizar dose 2 a 3 vezes maior que a habitualmente indicada, sem diluição, seguida de administração de 3 a 5 mL de soro fisiológico, seguida de ventilações com pressão positiva. Não exceder 5 mL em RN e lactentes e 10 mL em crianças maiores e em adolescentes.

É válido ressaltar que a obtenção de um AVP, assim como a administração de fármacos e colocação da via aérea avançada, embora ainda recomendados e de importância inquestionável, não devem levar a interrupções significativas durante a RCP, assim como não devem, em hipótese alguma, retardar a desfibrilação. Caso haja um acesso venoso central disponível, utilizá-lo, pois é a via mais segura para administração dos fármacos a serem utilizados.

As veias mais acessíveis são antecubital mediana e safena. Mas, o acesso deverá ser o mais rapidamente alcançado e não atrapalhar RCP. As drogas devem ser administradas em bolus, seguido de soro fisiológico (3 a 5 mL) para atingir a circulação central. Em caso de insucesso na obtenção do AVP, realizar a punção intraóssea, liberada em qualquer faixa etária.

Punção intraóssea

Pode ser realizada nas porções anterior da tíbia (**Figura 9.8**), distal do fêmur ou espinha ilíaca anterossuperior, desde o período neonatal até adolescentes e adultos. É segura para infusão de qualquer medicação, fluido ou derivados do sangue e as complicações são raras, incluindo a osteomielite, Síndrome Compartimental, fratura e extravasamento de drogas.
- **Acesso venoso profundo (via veia femoral ou veia safena):** não é a via de escolha na PCR, exceto se o paciente já estiver com o acesso central.

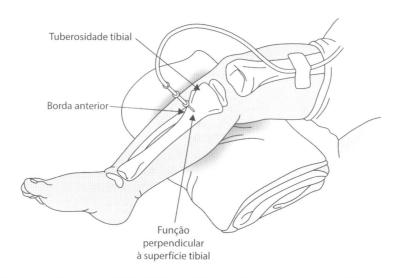

- **Figura 9.8.** Acesso à via tibial direita para punção intraóssea. Fonte: Pals, 2012.

Drogas Utilizadas na PCR

Epinefrina

Possui os efeitos cardiovasculares de aumentar a automaticidade cardíaca, contratilidade miocárdica, resistência vascular sistêmica, pressão arterial e consumo de oxigênio pelo miocárdio. Está indicada em casos de parada cardíaca e bradicardia sintomática não responsiva.

A dose via IO ou EV é de 0,01 mg/kg (0,1 mL/kg na concentração de 1:10.000).

A dose via ET é de 0,1 mg/kg (0,1 mL/kg na concentração de 1:10.000), com o máximo de 1 mg.

A diluição é de 1 mL de adrenalina em 9 mL de água destilada ou solução fisiológica a 0,9%. Repetir em 3 a 5 minutos. Apresenta como efeito alfa o aumento da pressão diastólica aórtica e melhora da perfusão coronariana. Doses maiores tem indicação em overdose por beta-bloqueador.

Apesar de ter sido recomendada por muitos anos a classe de recomendação de vasopressores para ressuscitação foi modificada de: "administre epinefrina durante uma RCP", em 2010, para "é aconselhável administrar epinefrina na RCP" em 2015. Isso devido ao fato de não haver estudos pediátricos de alta qualidade que mostrem a eficácia de vasopressores na PCR.

Atropina

Indicada em assistolia, bradicardia, dissociação atrioventricular e bloqueios atrioventriculares (BAV) de 2° e 3° graus. A dose é de 0,01 a 0,02 mg/kg, ou 0,2 mL/kg da diluição (uma ampola contém 1 mL = 0,25 mg). A dose máxima é de 2 mg e a diluição é de 2 mL em 8 mL de água destilada. A dose mínima deve ser respeitada pelo risco da bradicardia paradoxal, que ocorre devido a um estímulo central no núcleo vagal medular. O início de ação é de 30 segundos, com pico de 1 a 2 minutos (após administração EV).

Segundo a AHH 2015 (manteve-se em 2018), não há nenhuma evidência que respalde o uso rotineiro de atropina como pré-medicação para evitar bradicardia em intubações pediátricas de emergência. Então, deve-se considerá-la em situações em que haja maior risco de bradicardia. Com relação à dose mínima, não há evidência que a respalde, pois as evidências são conflitantes em impedir a bradicardia e outras arritmias durante a intubação de emergência em crianças. E esses estudos recentes utilizaram doses inferiores a 0,1 mg sem que houvesse aumento da probabilidade de aumento das arritmias nos bebês.

Bicarbonato de sódio a 8,4%

Indicado em casos de acidose metabólica comprovada, ou após 5 minutos de PCR, além de crise de hipertensão pulmonar e hipercalemia. A dose é de 1 mEq/kg. Na PCR deve ser usado puro, ou na diluição de 1:1 (4,2%) só para RN. A infusão DEVE ser realizada em 1 a 2 min, a cada 10 minutos, na dose de 0,5 mEq/kg. Apresenta, como efeitos colaterais, alcalose metabólica, hipernatremia, hiperosmolaridade, acidose intracelular paradoxal, depressão da contratilidade miocárdica, hipercapnia e desvio da curva de dissociação da hemoglobina para a esquerda.

Gluconato de cálcio a 10%

As indicações são PCR, sabidamente devida à hipocalcemia, hipercalemia, hipermagnesemia e intoxicação por bloqueador de canal de cálcio. A dosagem é de 10 mg/kg ou 0,1 mL/kg da solução a 10%, com dose máxima pediátrica de 2 gramas. Os efeitos colaterais influem bradicardia, bloqueio atrioventricular e necrose tecidual, se houver infiltração no subcutâneo. Deve-se evitar a administração em veia periférica.

Glicose

Reservada para os pacientes com hipoglicemia comprovada, na dose de 0,5 a 1 g/kg a 25%.

Vasopressina

Considerada um hormônio endógeno que age nos receptores específicos que causam vasoconstrição sistêmica e reabsorção de água no túbulo renal. Há secreção aumentada de vasopressina nos estados de choque circulatório levando à relativa vasoconstrição seletiva de vasos da pele, músculo esquelético, intestino, tecido adiposo e vasoconstrição menor no leito vascular coronariano, renal e cerebral. Como resultado da vasoconstrição há aumento do fluxo sanguíneo em direção ao coração e cérebro. Mas tais efeitos deste hormônio ainda estão em estudo e ainda precisam de comprovação na PCR. Além disso, há estudos em animais que mostram que a vasopressina é menos efetiva que a epinefrina.

Administração de Fluidos

Na RCP costuma-se utilizar cristaloides (soro fisiológico à 0,9% ou Ringer Lactato) na reanimação fluídica, devido a maior disponibilidade, menor custo e mantendo 25% do volume no espaço intravascular.

A administração EV rápida de fluidos isotônicos, o quanto antes, é amplamente aceita para tratamento do choque séptico. Entretanto, um grande ensaio randomizado e controlado sobre ressuscitação com fluidos, realizado em crianças com doenças febris graves, em ambientes com limitação de recursos, constatou que desfechos piores estavam associados a bolus de fluidos EV. Então, apesar da recomendação continuar a enfatizar a administração de fluidos EV em crianças com choque séptico, em ambientes com recursos limitados pode levar a complicações, enfatizando, assim, o tratamento individualizado de cada paciente.

Distúrbios de Ritmo

As condutas em cada um dos principais ritmos de colapso estão representadas na **Figura 9.9**.

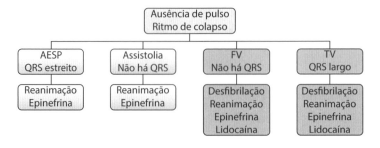

■ **Figura 9.9.** Condutas nas ausências de pulso e ritmo de colapso. Fonte: Adaptação do fluxograma do Pals, 2015.

- **Assistolia:** é caracterizada por ausência de pulso ou uma frequência de pulso menor que 60 batimentos por minuto (bpm) e acompanhada de comprometimento cardiorrespiratório grave é igual à **PCR (assistolia)** e deve ser tratada com RCP e epinefrina. (**Figura 9.10**)

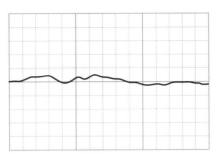

▶ **Figura 9.10.** Assistolia. Fonte: Pals, 2012.

- **Atividade Elétrica Sem Pulso (AESP):** caracteriza-se por atividade elétrica registrada no monitor ou eletrocardiograma (ECG), com ausência de pulsos. Normalmente precede a assistolia. Há ocasiões em que a AESP tem causa irreversível, que surge subitamente com queda do DC, em que o ritmo no ECG parecer normal, a FC pode ser aumentada ou cair rapidamente, os pulsos e outras evidências do DC são ausentes, com a criança com aspecto de ausência de vida. Pode-se chamar este evento de Dissociação Eletromecânica (DSM). (**Figura 9.11**)
    - **Causas de AESP:** 4Hs (Hipovolemia grave, Hipoxemia, Hipotermia e Hipercalemia) e 4Ts (Pneumotórax hipertensivo, Tamponamento cardíaco, Toxinas, e Tromboembolismo pulmonar). Assim que reconhecidas as causas, estas devem ser rapidamente corrigidas. O tratamento é o mesmo da assistolia. Lembrar-se, sempre, de tratar as causas conhecidas. Se a criança continua sem pulso, depois de estabelecida a via aérea, com suplementação de O_2, administrar epinefrina (0,01 mg/kg).

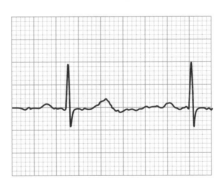

▶ **Figura 9.11.** Atividade Elétrica Sem Pulso. Fonte: Pals, 2012.

- **Taquicardia Ventricular (TV) e Fibrilação Ventricular (FV):** são eventos raros em crianças. Podem ter como causas cardiopatias congênitas, miocardiopatias ou miocardites, intoxicação por drogas (drogas de abuso, digoxina ou antidepressivos tricíclicos), causas metabólicas (hipercalemia, hipermagnesemia, hipocalemia ou hipoglicemia) e hipotermia. O tratamento da TV e FV hemodinamicamente estável, com pulsos palpáveis, envolve a monitorização com ECG de 12 derivações e obtenção de história detalhada. Usa-se amiodarona na dose de 5 mg/kg em 30 a 60 minutos ou lidocaína na dose de 1 mg/kg em cerca de 2 a 4 minutos. A amiodarona e a procainamida podem levar a hipotensão, além dessa última ser um potente inotrópico negativo, daí a importância da monitorização rigorosa da criança na infusão destas drogas. Nunca infundir as duas drogas juntas pois podem causar arritmia com intervalo QT prolongado.

- **Cardioversão para TV com pulso:** nas crianças com TV com pulsos palpáveis, mas com sinais de choque, está indicada a cardioversão sincronizada. Em se tratando de uma criança estável hemodinamicamente, e com bom nível de consciência, há tempo para a aquisição de um acesso venoso, fazer sedação e em seguida proceder a cardioversão sincronizada. Mas, dependendo da gravidade do paciente, a mesma pode ser feita antes de sua aquisição. Deve-se examinar o ritmo cardíaco e descartar *Torsades de Pointes* mas, se presente, administrar 25 mg/kg de magnésio a 10% em bolus lento em 10 a 20 minutos.

- **TV/FV Sem Pulso:** o tratamento definitivo da TV e FV sem pulso é a desfibrilação. Não esquecer de instituir ventilação, oxigenação e MCE adequadas e um acesso vascular deve ser tentado enquanto se carrega o desfibrilador. Nunca atrasar os choques. Se após o terceiro choque o paciente não foi desfibrilado, iniciar epinefrina EV na dose 0,01 mg/kg (0,1 mL/kg pela via ET) e tentar nova desfibrilação de 30 a 60 segundos. Se permanecer a FC ou a TVSP ou se recorrerem após a dose de epinefrina, pode ser usada a amiodarona (5 mg/kg em infusão rápida – bolus), seguindo nova desfibrilação com novo ciclo de MCE para facilitar o transporte do medicamento. Regra básica: RCP-droga-choque, RCP-droga-choque.

  - **Amiodarona:** é um antiarrítmico de farmacologia difícil, tem forma oral, pouco absorvível, e forma IV, usada nas arritmias atriais e ventriculares. Produz vasodilatação e supressão do nó AV, inibe o fluxo de potássio, prolongando o intervalo QT, além de inibir os canais de sódio, diminuindo a condução no miocárdio ventricular, prolongando a duração do QRS. Também tem sido usada na Taquicardia Atrial Ectópica ou Taquicardia Juncional Ectópica pós cirurgia cardíaca e TV em crianças com doença cardíaca de base. Nestes casos a dose recomendada é 5 mg/kg de ataque e pode ser repetida na mesma dose até 15 mg/kg/dia, tendo como efeito adverso a hipotensão. A meia vida é prolongada e de cerca de 40 dias. As complicações são hipotiroidismo ou hipertiroidismo, pneumonite intersticial, descoloração cutânea e elevação das enzimas hepáticas.

  - **Lidocaína:** é um antiarrítmico, com uso indicado no tratamento de FV/TV sem pulso em crianças resistentes ao choque, na dose inicial de 1 mg/kg em bolus intravenoso rápido e, em seguida, iniciada dose de manutenção com infusão contínua na dose 20 a 50 mcg/kg/min IV/IO.

Em 2015, foi definido o uso de fármacos antiarrítmicos durante a ressuscitação de PCR em crianças e tanto a amiodarona ou como a lidocaína são igualmente aceitáveis para o tratamento da FV refratária ao choque ou da TVSP, recomendações que não foram alteradas em 2018.

Diferenças da Cardioversão para Desfibrilação

- **Cardioversão elétrica:** sincronização do desfibrilador (**Figura 9.12**).
  A sincronização da energia fornecida com onda R do ECG reduz o risco de FV porque evita fornecer impulso elétrico no período vulnerável (onda T) do ciclo cardíaco (período refratário relativo ventrículo). Deve-se realizar sedação, se possível, e administrar energia de 0,5 a 1,0 J/kg. Aumentar a energia para 2J/kg se refratário.
- **Desfibrilação:** despolarização súbita de uma massa de células miocárdicas não sincronizada com ECG. A dose é de 2 a 4 J/kg.
  As pás devem ter diâmetro de 4,5 cm para RN e lactentes, 8,0 cm para crianças maiores e 13 cm para adolescentes e adultos (**Figura 9.13**).

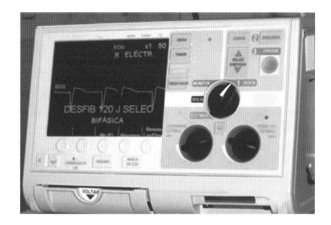

Figura 9.12. Cardioversor/desfibrilador. Fonte: Acervo dos autores.

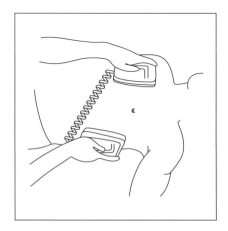 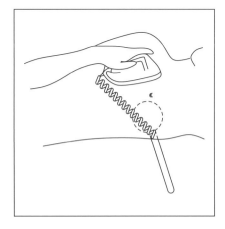

Figura 9.13. Colocação das pás para cardioversão ou desfibrilação. Fonte: Pals, 2012.

Cuidados Pós-Ressuscitação

A fase de pós-reanimação começa com o retorno da circulação espontânea. Esta fase do cuidado concentra-se em preservar a função neurológica, prevenindo a lesão secundária, determinando e tratando a causa da doença e se o paciente estiver fora do ambiente hospitalar, essa fase também permitirá ao paciente chegar a uma instituição pediátrica de atendimento terciário em um estado ecológico (de Caen et al., 2015).

Oxigenação

É importante aplicar um oxímetro de pulso e manter a avaliação da saturação de oxigênio. Se a administração de oxigênio suplementar for indicada, use a menor concentração inspirada de oxigênio que manterá uma SpO_2 de pelo menos 94% (de Caen et al., 2015). Se a saturação de oxigênio do paciente é de 100%, desmamar o oxigênio suplementar para uma meta de saturação entre 94% e 99% (Topjian et al., 2013). O oxigênio deve ser titulado para um valor apropriado ao paciente específico.

Ventilação

- Avaliar e monitorar a eficácia das ventilações com capnografia; é razoável visar uma $PaCO_2$ apropriada;
- Evitar hiperventilação, que pode aumentar a pressão intratorácica e, assim, prejudicar o débito cardíaco, e pode contribuir para a sua constrição (Topjian et al., 2013);
- Evitar a hipoventilação, que pode levar à vasodilatação cerebral e pode contribuir para hipóxia e hipercarbia;
- Se uma via aérea definitiva tiver sido colocada, verificar se o tubo está patente e se está bem preso. Obter uma radiografia de tórax para confirmar a posição da via aérea avançada e identificar possíveis complicações respiratórias decorrentes da ressuscitação (por exemplo, pneumotórax e fraturas de costela).
- Considerar a inserção de um tubo gástrico para aliviar a distensão gástrica.

Suporte cardiovascular

Todos os pacientes devem receber ECG contínuo e monitorização hemodinâmica. Um ECG de 12 derivações pode ser útil na determinação da causa da parada cardíaca (de Caen et al., 2015). Se houver arritmias, devem ser tratadas.

A administração de fluidos, inotrópicos (por exemplo, dobutamina) ou medicamentos vasoativos (por exemplo, norepinefrina) pode ser necessária para melhorar a função miocárdica e a perfusão de órgãos. As diretrizes atuais de ressuscitação recomendam o uso de fluidos parenterais, inotrópicos ou drogas vasoativas para manter uma pressão arterial sistólica maior que o quinto percentil para a idade (de Caen et al., 2015). Assegurar a permeabilidade das vias usadas para acesso IV antes de infundir agentes vasoativos.

Considerar a monitorização da pressão venosa central, saturação venosa central de oxigênio, lactato arterial e débito urinário para ajudar a orientar a eficácia das terapias (Topjian et al., 2013). Considerar, também, a ecocardiografia para quantificar o grau de disfunção miocárdica e acompanhar qualquer mudança ou resposta à terapia (Perkin, de Caen, Berg, Schexnayder e Hazinski, 2013).

Gerenciamento de temperatura

Outro fator importante é monitorar continuamente a temperatura corporal do paciente. Para bebês e crianças que permanecem em coma após a ressuscitação de parada cardíaca fora do hospital, as diretrizes atuais de ressuscitação consideram razoável manter cinco dias de normotermia contínua (36 a 37,5° C) ou manter dois dias de hipotermia contínua inicial (32 a 34° C) seguida por 3 dias de normotermia contínua (de Caen et al., 2015). Não há evidências suficientes para recomendar o resfriamento da normotermia em lactentes e crianças que permanecem em coma após a parada cardíaca hospitalar (de Caen et al., 2015).

A febre (38 °C ou mais) deve ser tratada de forma agressiva com dispositivos antipiréticos e de refrigeração (Topjian et al., 2013).

Quando Suspender a Reanimação

Vários fatores precisam ser considerados ao tentar prever os desfechos de uma PCR. Não se constatou, até o momento, nenhuma variável durante ou após a PCR que preveja, de forma confiável, desfechos favoráveis ou ruins. Por isso, devem ser consideradas:

- História clínica;
- Qualidade de vida do paciente;
- Direitos legais do paciente;
- Riscos e benefícios da terapia;
- Prognóstico;
- Grau de severidade das desordens metabólicas e anatômicas;
- Idade;
- Duração da PCR.

Referências Bibliográficas

1. Caen AR, Berg MD, ChameidesL, et all. 2015 American Heart Association Guidelines Update for Cardiopulmonary Resuscitation and Emergency Cardiovascular Care. Part 12: Pediatric Advanced Life Support. In Pediatrics. Circulation. 2015;132[suppl 2]: S526–S542. DOI: 10.1161/CIR.0000000000000266.)
2. Association guidelines for cardiopulmonary resuscitation and emergency cardiovascular care [published online November 5, 2018]. Circulation. https://www.ahajournals.org/doi/10.1161/CIR.0000000000000612
3. Backofen JE, Rogers MC. Emergency management of the airway. Em M.C. Rogers (Org.) Textbook of Pediatric Intensive Care. 2. ed. Baltimore: Williams & Wilkins, 1992, 2v. V.1, pp. 52-74.
4. Carvalho WB, Fascina LP, Moreira GA, Souto EJCF. Ressuscitação cérebro-cárdio-pulmonar. Manual de Terapia Intensiva Pediátrica. Rio de Janeiro: Atheneu, 1993, pp. 274-83.
5. Garcia RC, Piva PJ, Bruno F. Ressuscitação Cardiopulmonar. In: Piva JP, Garcia PC, Piva e Celliny – Medicina Intensiva em Pediatria. Rio de Janeiro: Revinter;2005. p:43-64.
6. Kleinman ME, Chameides L, Schexnayder SM, Samson RA, Hazinski MF, Atkins DL, et al. Part 14: pediatric advanced life support: 2010 American Heart Associaton Guidelines for Cardiopulmonary Ressucitation and Emergency Cardiovascular Care. Cieculation. 2010 Nov 2;122(18 Suppl 3): S862-75.
7. Kleinman ME, Oh W, Stonestreet BS. Comparison of intravenous and endotracheal epinephrine during cardiopulmonary resuscitation in newborn peglest. Crit care Med. 1999; 27: 2748-2754.

8. Livro do Profissional de Saúde. Suporte Avançado de Vida em Pediatria. 2008 Edição em português: Americam Heart Association.
9. atsumoto T, Fascina LP. Ressuscitação Cardiorrespiratória. Terapia Intensiva Pediátrica. 3 ed. São Paulo: Atheneu, 2006, pp.149-67.
10. Nemar RW, Shuster M, Callaway CW, et al. Parte 1: Sumário executivo. American Heart association Ressuscitation and Emergency Cardiovascular Care. Circulation. 2015;132(18) (suppl 2).
11. Neumar RW, Eigel B, Callaway CW, et al. The American Heart Association response to the 2015 Institute of Medicine reporto n Strategies to improve Cardiac Arrest Survival [publicado on-line antes da publicação impressa em 30 de junho de 2015]. Circulation.doi:10.1161/CIR00000000000000233.
12. Permeabilização das vias aéreas superiores. Manual de Terapia Intensiva Pediátrica. Rio de Janeiro: Atheneu, 1993, pp. 66-70.
13. Schleien CL, Kuluz JW, Shaffner DH, Rogers MC. Cardiopulmonary resuscitation. Em M.C. Rogers (Org.) Textbook of Pediatric Intensive Care. 2 ed. Baltimore: Williams & Wilkins, 1992, 2v. V.1, pp. 3-51.
14. Sherman BW, Munger MA, Foulke GE, Rutherford WF, Panacek EA. High-dose versus standard-dose epinephrine treatment of cardiac arrest after failure of standard therapy. Pharmacotherapy. 1997; 17 :242-7.
15. Tang W, Weil MH, Sun S, Noc M, Yang L, Gazmuri RJ. Epinephrine increases the severity of post resuscitation myocardial dysfunction. Circulation. 1995; 92:3089-93.
16. Zimmerman JJ. Acesso intravenoso de emergência no paciente pediátrico. Em Ferreira ACP, Troster EJ (Org.) Atualização em Terapia Intensiva Pediátrica. 2 ed. Rio de Janeiro: Interlivros, 1996, pp. 405-14.
17. Caen AR, Berg MD, Chameides L, Gooden CK, Hickey RW, Scott HF, et al. 2015 American Heart Association Guidelines for CPR & ECC. Retrieved from American Heart Association. Web-based Integrated Guidelines for Cardiopulmonary Resuscitation and Emergency Cardiovascular Care – Part 12: Pediatric Advanced Life Support: Eccguidelines.heart.org.
18. Topjian AA., Berg RA, Nadkarni VM. (2013). Advances in recognition, resuscitation, and stabilization of the critically ill child. Pediatric Clinics of North America, 60(3), 605–620.
19. Aehlert B. 2018 PALS Pediatric Advanced Life Support Study Guide 4th Edition. Cardiac Arrest 2018; pag 146-157.
20. Perkin RM, de Caen AR, Berg MD, Schexnayder SM, Hazinski MF. Shock, cardiac arrest, and resuscitation. In M. F. Hazinski (Ed.), Nurs- ing care of the critically ill child (3rd ed., pp. 101–154). St. Louis, MO: Mosby, 2013.
21. Duff JP, Topjian A, Berg MD, et al. 2018 American Heart Association focused update on pediatric advanced life support: an update to the American Heart.

Alterações e Emergências Neurológicas 10

Suely Alves Fonseca Costa
Sheila Fernanda Soares Carvalho

Muitos recém-nascidos (RN), crianças e adolescentes criticamente doentes se apresentam com doenças neurológicas graves ou desenvolvem complicações neurológicas. Uma grande parte dessas complicações resulta em períodos longos de internação em unidade de terapia intensiva pediátrica (UTIP).

Qualquer lesão neurológica pode ter consequências devastadoras. O cuidado de enfermagem prestado ao paciente com trauma neurológico, por exemplo, constitui-se em um grande desafio, exigindo do enfermeiro e da equipe conhecimentos relacionados com a neuroanatomia, neurofisiologia, resultados dos exames neurodiagnósticos e as etapas do processo de enfermagem com base no exame neurológico realizado pelo enfermeiro.

Para o sucesso do tratamento e das intervenções, o enfermeiro necessita elaborar um plano de cuidados que atenda as reais necessidades do paciente neurocrítico, prevenindo lesões encefálicas secundárias às alterações e emergências neurológicas.

Traumatismo Cranioencefálico

O TCE é um processo patológico resultante de trauma do couro cabeludo, crânio, meninges ou cérebro e está relacionado com acontecimentos indesejáveis produzindo lesão ou alteração de vários tipos. As crianças são as mais suscetíveis aos acidentes que provocam TCE, sendo este a maior causa de morte na infância e adolescência. Estudos afirmam que aproximadamente 1,6 milhões de pessoas em todo o mundo são atendidas por ano em hospitais de emergência, vítimas de algum tipo de TCE.

No que se refere ao perfil epidemiológico das lesões traumáticas na infância, estudo realizado por Franciosi (2008) buscou avaliar os aspectos econômicos relacionados com o gasto hospitalar e o tempo de internação de acordo com o tratamento realizado em um hospital público no interior de São Paulo. Os resultados mostraram que houve predominância dos indivíduos do sexo masculino com 71% dos pacientes, com o mecanismo de trauma mais frequente sendo a queda (36%) e média de 4,1 dias de internação. A taxa de mortalidade foi de 2,74%, sendo o TCE responsável por 80% da mortalidade e os maus tratos presentes em 40% dos óbitos. Nesse estudo, os autores concluíram que a população pediátrica tem particularidades que a tornam distinta da população adulta em relação à epidemiologia e manejo das lesões (Franciosi, 2008).

Nesse sentido, estudo prospectivo e transversal realizado por Bem et al (2008) buscou analisar os aspectos epidemiológicos dos pequenos traumas em crianças atendidas no serviço de emergência de um hospital de Florianópolis, entre julho de 2004 e maio de 2005. Os resultados mostraram que, dos 387 pacientes, 66,4% eram meninos, sendo 39% de pré-escolares. Trezentas e vinte e nove crianças eram brancas, 316 frequentavam escola e 59,9% dos acidentes ocorreram no final de semana, sendo 74,4% no período da tarde. Os pais estudaram até o ensino fundamental em 42,9% e a renda familiar variava entre três e cinco salários mínimos em 26,4%. As crianças eram procedentes do centro de Florianópolis em 45,5%; em 35,1%, o acidente ocorreu no quintal da casa; e 37,7% foram na companhia dos pais. A face foi mais atingida (42,6%) e a queda da própria altura a mais frequente (27,4%). Nesse estudo, os autores concluíram que o trauma na faixa etária pediátrica está intimamente relacionado às condições como sexo, idade e fase de desenvolvimento, porém sofre uma interação significativa com o meio, representado pela família, lar, escola e com a sociedade como um todo. O acidente mais frequente é a queda da própria altura, no período vespertino, em finais de semana, ocorrendo no quintal de casa, em companhia dos pais, sendo a face e couro cabeludo os locais mais atingidos.

Ao avaliar emergências neurológicas de uma criança, os aspectos fisiológicos e anatômicos do sistema nervoso central (SNC) devem ser considerados na compreensão do TCE. O crânio de um lactente é formado por uma série de ossos e nos RN e nas crianças menores ainda não estão completamente soldados, pois a caixa óssea crescerá bastante nos primeiros meses de vida. Além disso, há as fontanelas e as suturas, que são áreas de crescimentos desses ossos, sendo mais propensas a transferir força para o cérebro em sua parte mais inferior, em vez de fraturar e absorver parte da força ao longo da linha da fratura.

O tamanho e o peso da cabeça, desproporcionalmente maiores, contribuem para a tendência de as crianças baterem primeiro a cabeça quando caem. Além disso, os ligamentos cervicais pouco desenvolvidos, músculos do pescoço relativamente fracos e vértebras cervicais anteriormente afiladas fazem com que o lactente seja suscetível à extrema hiperflexão e hiperextensão do pescoço e a um maior movimento da cabeça quando submetidos a forças de aceleração--desaceleração.

Como causa de lesão secundária sistêmica do TCE, tem-se hipotensão, hipóxia, hipercapnia, anemia, febre, hipoglicemia, hiponatremia, sepse, pneumonia e coagulopatia. Entre as causas de lesão secundária, destacam-se: hematomas, inchaço e edema cerebral, hipertensão intracraniana, hérnias cerebrais, vasoespasmo, hidrocefalia, infecções, convulsões, lesões vasculares cerebrais e resposta inflamatória.

As manifestações clínicas do trauma craniano agudo variam de acordo com a gravidade e, nas lesões menores, pode haver ou não a perda da consciência, período transitório de confusão, sonolência, indiferença, irritabilidade, palidez e vômito. A condição mental alterada, como a dificuldade de despertar da criança, agitação, desenvolvimento de sinais neurológicos laterais focais e alterações marcantes de sinais vitais, indica a progressão da lesão.

A lesão grave é caracterizada por sinais de aumento da pressão intracraniana, fontanela abaulada, hemorragias retinianas, paralisias extraoculares, hemiparesia, quadriplegia, temperatura elevada, marcha instável e papiledema. Crianças com hematoma subdural e hemorragias retinianas devem ser avaliadas quanto à possibilidade de abuso infantil, principalmente a síndrome do bebê sacudido (**Figura 10.1**).

A avaliação da criança vítima de um TCE inclui a anamnese detalhada, além dos exames laboratoriais e de imagens. O exame físico deve ser realizado com cuidado para evitar lesões adicionais e lesões em outros segmentos corporais. Os olhos são avaliados quanto ao tamanho e à reatividade pupilar sendo que, em casos de envenenamento, as pupilas se apresentam puntiformes; após as convulsões são dilatadas e fixas; e em casos de pupila fixa unilateral, sugere-se lesão do mesmo lado; pupilas arreativas e dilatadas indicam hipotermia, anóxia e/ou isquemia.

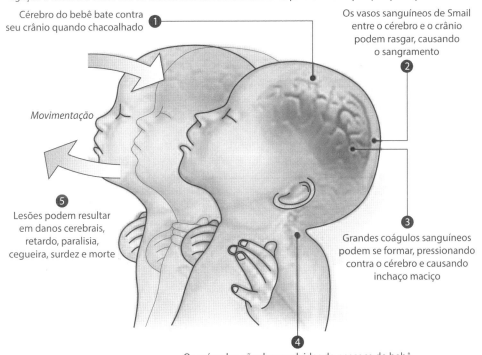

▶ **Figura 10.1.** Lesão provocada na síndrome do bebê sacudido. Fonte: arquivo pessoal.

É importante a equipe de saúde, em especial a de Enfermagem, atentar para sinais de respirações profundas, rápidas, periódicas ou intermitentes e ofegantes; oscilações amplas ou lentidão notável do pulso; e pressão de pulso ampla ou flutuações da pressão arterial, que são sinais de envolvimento do tronco cerebral. Além disso, deve-se incluir na assistência de enfermagem à criança com TCE:

- Avaliação geral dos sinais vitais;
- Observação contínua do nível de consciência;
- Observação dos sinais de rigidez de nuca, fotofobia, cefaleia, vômitos, que indicam irritação meníngea;
- Avaliação das respostas aos comandos verbais;
- Avaliação da resposta motora; alteração do tônus e força muscular, movimentos e posição do corpo;
- Resposta a estímulos dolorosos;
- Avaliação dos comportamentais espontâneo;
- Controle respiratório;
- Prevenção do aumento da pressão intracraniana (PIC);
- Controle da temperatura corporal;
- Manutenção da nutrição e hidratação;
- Controle das eliminações;
- Manutenção da integridade cutânea;
- Higiene e resposta ocular;
- Higiene oral;
- Posicionamento, exercício e estimulação;
- Apoio familiar.

Alguns sinais indicam agravamento da doença, tais como: convulsão pós-trauma, sangramento, rinoliquorreia, otoliquorreia, cefaleia, vômitos, bradicardia, bradipneia e hipertensão arterial. Pode-se utilizar a escala de resposta pediátrica (**Quadro 10.1**) e a escala de coma de Glasgow modificada para crianças a fim de auxiliar na triagem por gravidade do trauma (**Tabela 10.1**).

É importante sistematizar o atendimento inicial ao paciente vítima de TCE por meio de protocolo para facilitar o trabalho desenvolvido pelo enfermeiro e trazer segurança nas condutas a serem realizadas, favorecendo um bom prognóstico da vítima.

De acordo com o Suporte Avançado de Vida em Pediatria (PALS, 2014), algumas condutas são de suma importância no atendimento ao paciente vítima de TCE, entre estes são principais cuidados:

- Tomar as devidas precauções com a coluna cervical (imobilização);
- Manter via aérea e ventilação adequadas;

Quadro 10.1. Escala de resposta pediátrica (AVDN)

A: Alerta - Criança acordada, ativa e responde adequadamente aos pais e aos estímulos externos. Essa resposta adequada deve respeitar a idade e as condições prévias da criança.
V: Voz – Responde somente quando os pais ou o examinador chamam seu nome ou falam alto.
D: Dor – Só responde aos estímulos dolorosos, como aperto do leito ungueal.
N: Não responsivo – Não responde a nenhum estímulo.

Capítulo 10 Alterações e Emergências Neurológicas

Tabela 10.1. Escala de coma de Glasgow modificada para crianças, adaptada

Abertura ocular		
< 5 anos	> 5 anos	Pontuação
Espontânea	Espontânea	4
Ao comando verbal	Ao comando verbal	3
À dor	À dor	2
Nenhuma	Nenhuma	1

Melhor resposta verbal			
0 a 23 meses	2 a 5 anos	Acima de 5 anos	Pontuação
Sorri, balbucia	Palavras apropriadas	Orientado, conversa	5
Choro apropriado	Palavras inapropriadas	Confuso	4
Choro inapropriado	Choro, gritos	Palavras inapropriadas	3
Gemidos	Gemidos	Sons incompreensíveis	2
Nenhuma	Nenhuma	Nenhuma	1

Melhor resposta motora		
Abaixo de 1 ano	Acima de 1 ano	Pontuação
	Obedece ao comando	6
Localiza a dor	Localiza a dor	5
Flexão normal	Flexão normal	4
Flexão anormal	Flexão anormal	3
Extensão	Extensão	2
Nenhuma	Nenhuma	1

Legenda: A pontuação máxima para crianças abaixo de 1 ano é de 14, pois elas não são normalmente capazes de obedecer ao comando.
Fonte: 2012. Matsuno AK.

- Evitar hipóxia a fim de prevenir lesões secundárias;
- Providenciar acesso vascular;
- No caso de TCE grave, a entubação traqueal é geralmente necessária, deve-se ter à mão todo material para sequência rápida de entubação, muitos médicos na entubação também solicitam a administração de lidocaína antes de realizar o procedimento, para redução da pressão intracraniana (PIC);
- Considerar a inserção de uma sonda gástrica, pois a êmese espontânea é comum após o trauma craniano (passar sonda orogástrica caso não tenha sido descartada a possibilidade de trauma de base do crânio);
- Se o paciente apresentar hipotensão, procurar se há algum foco de hemorragia interna;
- Realizar avaliações neurológicas seriadas incluindo, sinais vitais, capacidade de resposta aos estímulos, tamanho e reação das pupilas

à luz, extensão e simetria das respostas motoras a cada 15 a 30 minutos até que a criança esteja alerta e, depois, a cada 1 ou 2 horas por 12 horas;
- Utilizar a escala de coma Glasgow para as comparações seriadas; se por acaso esta diminuir 2 pontos, pode ser indício de deterioração significativa, tornando necessária a reavaliação urgente do paciente;
- Quando o paciente estiver adequadamente estável, considere a realização de uma tomografia computadorizada (TC).

Hidrocefalia

A hidrocefalia na infância, congênita ou adquirida, representa grande problema médico e social. Algumas estimativas atribuem uma incidência de 1 a 3 casos por 1.000 nascimentos somente para a hidrocefalia congênita ou de início precoce, às quais se acrescentam as adquiridas (**Figura 10.2**).

A utilização da derivação ventricular externa (DVE) se constitui uma das formas de tratamento para a referida patologia e exige da equipe de saúde e, em especial do enfermeiro, cuidado específico e permanente. Os principais cuidados de enfermagem à criança portadora de DVE são:
- Posicionamento da criança e do próprio sistema: manter a criança em decúbito dorsal evitando a flexão do quadril, pois aumenta a pressão intracraniana;
- Manter DVE na linha 0 (zero), tomando como base o ponto médio de uma linha imaginária entre o canto da órbita e o conduto auditivo externo, que equivale ao forame de Monroe (**Figura 10.3**);
- Manter altura do sistema conforme decisão da equipe de neurocirurgia respeitando os limites de pressão intracraniana;
- Manipular o sistema de drenagem o mínimo possível;

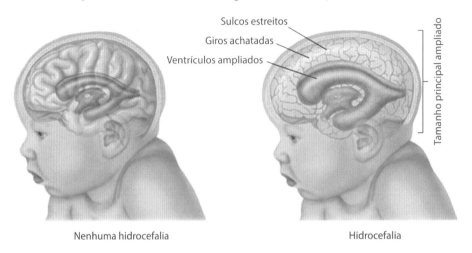

▶ **Figura 10.2.** Hidrocefalia na infância. Fonte: arquivo pessoal.

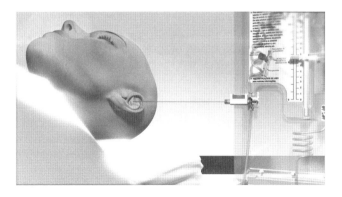

Figura 10.3. Nivelamento da derivação ventricular externa. Fonte: arquivo pessoal.

- Anotar débito, aspecto e cor da drenagem de líquor a cada 6 horas ou a cada 2 horas, quando instabilidade; anotar sinais e sintomas de infecção como mudança na coloração normal do líquido cefalorraquiano (LCR), calafrios, febre, confusão mental, rebaixamento do nível de consciência, alteração pupilar, déficits motores, cefaleia, rigidez de nuca e vômitos;
- Manipular com cuidado a criança evitando tracionamento do cateter;
- Nunca aspirar ou injetar solução no cateter, salvo em caso de antibioticoterapia intraventricular; em caso de obstrução, notificar a equipe de neurocirurgia;
- Realizar curativo na região pericateter a cada 2 dias;
- Fechar o cateter de DVE durante o transporte ou quando baixar a cabeceira a 0 grau, evitando hiperdrenagem; desprezar a bolsa coletora quando atingir dois terços de sua capacidade; manter técnica asséptica, ao manipular a via de saída da bolsa;
- Registrar o tempo de permanência do cateter e realizar cultura do líquido drenado da bolsa de DVE semanalmente.

Anóxia Neonatal

É definida como a ausência de oxigênio nas células do RN, bastando alguns minutos sem esse gás para que as atividades celulares cessem e se inicie o processo de morte celular. Estudos comprovam que o organismo humano consegue suportar aproximadamente 5 minutos de anóxia sem o aparecimento de lesões orgânicas.

As três principais causas da anóxia neonatal são: complicações no parto, demorados ou não assistidos, ou por circular de cordão, que interrompem o fluxo sanguíneo e, consequentemente, a oxigenação placentária; obstrução de vias aéreas, causadas por sangue, secreções ou mecônio e; apneia do RN, em virtude da incapacidade do RN em iniciar espontaneamente sua respiração.

Considerando essas principais causas, é de suma importância um atendimento de emergência que consiga intervir e ofertar de maneira eficaz a oxigenação celular, a fim de evitar os danos neurológicos e suas potenciais sequelas.

A forma empregada para avaliar o ajuste imediato do RN à vida extrauterina é o boletim de APGAR (**Tabela 10.2**), que foi criado pela dra. Vírginia Apgar (anestesista inglesa), na década de 1950 e consiste na avaliação de cinco itens do exame físico do RN nos 1º, 5º e 10º minutos de vida.

Cada um desses itens recebe nota de 0 a 2, em que a soma de todas as notas traz o resultado do boletim de APGAR, sendo 0 o pior resultado (parada cardiorrespiratória total) e 10 o resultado que mostra um RN com vitalidade máxima.

Outro modo de interpretar esse instrumento é: 0 a 3 pontos: sofrimento grave; 4 a 6 pontos; sofrimento moderado; e 7 a 10 indica ausência de dificuldade na adaptação à vida extrauterina.

O boletim do 1º minuto é fundamental para sinalizar se houve asfixia, sendo primordial para decisões que compreendem, por exemplo, assistir o RN com ventilação mecânica ou, simplesmente, aspirar vias aéreas. Já os boletins dos 5º e 10º minutos trazem respostas mais definitivas sobre o estado geral e neurológico do neonato, sendo determinante para a tomada de decisão imediata na sala de parto.

Na maioria das vezes, as medidas adotadas conseguem contornar todas as complicações sinalizadas pelo boletim de APGAR; todavia, em algumas situações, o RN sofre lesão celular, provocada pela isquemia, podendo ocorrer manifestações neurológicas, cardiovasculares, respiratórias, metabólicas, gastrintestinais, renais e hematológicas, e as neurológicas são definidas como encefalopatia hipóxico isquêmica. Seu tratamento, então, requer intervenções multissistêmicas e seu manejo representa um desafio para toda a equipe envolvida no tratamento do neonato.

Uma das intervenções adotadas em algumas instituições no Brasil é o resfriamento corpóreo, conhecido como **protocolo de hipotermia** que consiste em manter o bebê em uma temperatura entre 33 °C e 34 °C (**Figura 10.4**). Seu objetivo é inibir, reduzir e melhorar a evolução da lesão cerebral e sequelas neurológicas decorrentes da encefalopatia hipóxico-isquêmica (MAGALHÃES, et al.; 2016).

Seus critérios de inclusão são:

- Idade gestacional maior que 35 semanas;
- Evento isquêmico perinatal presente ou suspeito;
- Seis horas de vida ou menos;

Tabela 10.2. Boletim de APGAR

	0	1	2
Frequência cardíaca	Ausente	Menor que 100	Maior que 100
Respiração	Ausente	Irregular	Choro forte
Tônus muscular	Flácido	Alguma flexão	Movimentos ativos
Irritabilidade reflexa	Sem resposta	Careta	Tosse, espirro e choro
Cor da pele	Cianose central ou palidez	Cianose de extremidades	Totalmente róseo

Fonte: 1953. Apgar VA.

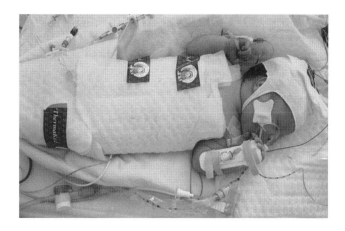

Figura 10.4. Recém-nascido sob protocolo de hipotermia terapêutica. Fonte: arquivo pessoal.

- Encefalopatia clínica (tônus anormal, irritabilidade excessiva ou resposta neurológica pobre);
- Convulsão clínica.

Além desses, para indicar o protocolo de hipotermia, o RN deve atender dois destes três critérios a seguir:
- APGAR menor que 5 no 5º minuto;
- Necessidade de suporte ventilatório com 5 minutos de vida (intubação ou ventilação com ambú);
- Gasometria do cordão ou arterial na 1ª hora de vida com pH menor do que 7,10 ou BE superior a -12.

Equipamentos necessários

- Termômetro retal ou esofágico com monitor;
- Bolsas de gelo ou colchão térmico;
- Monitores: cardíaco, saturação e pressão arterial.

Cuidados de enfermagem

- Desligar berço aquecido;
- Instalar termômetro retal a 5 cm da borda anal e fixá-lo;
- Manter monitorização contínua da temperatura retal que deve ficar entre 33 ºC e 34 ºC;
- Registrar a temperatura a cada 30 min;
- Passar sonda vesical de demora e realizar controle rigoroso de diurese até o final do reaquecimento;
- Manter acesso vascular seguro;
- Manter jejum durante hipotermia;
- Observar se há sinais de dor conforme escore, se necessário solicitar aumento da dose da analgesia;

- Cuidados com a pele, não deixando contato direto de bolsas de gelo com a pele do RN, pois é muito sensível;
- Comunicar a equipe médica imediatamente se houver: sangramento ativo, arritmia cardíaca (não sinusal), persistência de hipoxemia com FiO_2 de 100%, nestes casos o resfriamento poderá ser interrompido.

Reaquecimento

- Iniciar após 72 horas do início do resfriamento;
- Aquecer de 0,2 °C a 0,5 °C por hora até a temperatura retal atingir 36,5 °C;
- Manter controle contínuo da temperatura retal com registro a cada 1 hora até 24 horas após a temperatura atingir 36,5 °C.

Os pais deverão ser amparados e informados pela equipe durante toda a duração do protocolo, pois ver o filho RN em resfriamento causa muita angústia e apreensão; desse modo, é muito importante que eles saibam dos riscos e benefícios que o protocolo de hipotermia poderá trazer.

Crise Convulsiva

A convulsão é definida pelo Ministério da Saúde como contratura involuntária da musculatura, que provoca os conhecidos movimentos desordenados e que são acompanhados pela perda da consciência (Ministério da Saúde, Portaria n° 1.319/2013). Na infância, sua manifestação, muitas vezes, é percebida quando há elevação rápida da temperatura corporal, denominada convulsão febril, uma manifestação que geralmente não causa prejuízos neurológicos à criança, mas geram apreensão nos familiares e uma grande discussão na literatura sobre qual a melhor opção terapêutica a ser adotada.

Um aspecto importante a ser considerado nas convulsões febris é que ela sempre ocorre em vigência de um processo infeccioso, que não seja do SNC, sendo as infecções virais as mais comuns. Além destas, a literatura admite como crise febril aquelas que ocorrem após as vacinações da DPT (pelo componente *pertusis*) e tríplice viral (pelo componente sarampo).

O manejo inicial, geralmente adotado pelos serviços, é diminuir a temperatura corporal com antipiréticos e outros métodos, além de observação para certificar de que não ocorrerão novas crises. Se houver suspeita de alterações no SNC, como a meningite por exemplo, é coletado LCR e adotado isolamento respiratório até confirmação laboratorial.

Convulsão Neonatal

Nos RN, as crises convulsivas são causadas ou associadas a condições como encefalopatia hipóxico isquêmica, hemorragia intracraniana, distúrbios metabólicos (hipoglicemia, hipocalemia) e infecções como as meningites. É uma emergência que exige reconhecimento da etiologia para que seu tratamento seja imediato e não produza dano cerebral ao neonato, porém um dos grandes desafios para a equipe é evidenciar as crises, pois suas manifestações são, na maioria das vezes, muito sutis, podendo passar desapercebidas.

Com os grandes avanços atuais, as UTI neonatais vêm adotando a utilização do eletroencefalograma de amplitude ampliada (aEEG) nos RN com suspeita ou histórico que o deixe propenso à crise convulsiva.

Trata-se de um método de monitorização cerebral contínua, à beira do leito, não invasivo, que evidencia as crises convulsivas com análise dos seus traçados, permitindo que estas sejam tratadas no tempo real da sua manifestação, minimizando seus danos posteriores.

O tratamento da convulsão neonatal ainda é bastante controverso na literatura, mas habitualmente a maioria dos profissionais intensivistas neonatais e neurologistas utiliza como 1ª escolha o fenobarbital seguido da hidantalização para controle das crises. Considerando todos os motivos das manifestações convulsivas, percebe-se quão importante é ter conhecimento das suas causas, a fim de minimizar seus efeitos com a aplicação de tratamentos adequados, evitando intervenções desnecessárias, bem como atuando prontamente para evitar posteriores sequelas quando o quadro necessita de intervenções mais específicas e invasivas.

Meningites

Fazem parte do SNC o cérebro e a medula espinhal, que são envolvidos pelas membranas dura-máter, aracnóidea e pia-máter, sendo que, no espaço entre estas duas últimas, encontra-se o LCR cuja função é amortecer e proteger essas estruturas nervosas contra impactos rotineiros.

Porém, existem alguns agentes infecciosos que podem invadir essas membranas, também conhecidas como meninges levando ao desenvolvimento da meningite (**Figura 10.5**). Esses agentes infecciosos podem ser bactérias, vírus, fungos ou até mesmo provocados por traumatismos.

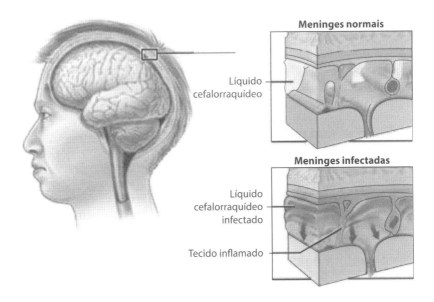

■ **Figura 10.5.** Meningite na infância. Fonte: arquivo pessoal.

A meningite bacteriana é um quadro grave e agudo. Já a meningite viral não é tão grave e o paciente costuma melhorar espontaneamente ao longo dos dias. Inicialmente, todos os quadros de meningite são semelhantes. Logo, não é possível distinguir uma da outra apenas pelos sintomas.

Trata-se de uma doença grave e de rápida evolução, que requer grande atenção do ponto de vista de saúde pública, principalmente as causadas por bactérias e vírus por poderem produzir surtos. O diagnóstico precoce e o tratamento imediato são de extrema importância para o sucesso prognóstico do paciente que se não tratado rapidamente pode ser letal.

Seus principais sinais e sintomas incluem: febre alta repentina, cefaleia intensa, náuseas, vômitos muitas vezes em jato, sinais de irritação meníngea (rigidez na nuca, fotofobia), alterações do LCR e, às vezes, manifestações cutâneas (petéquias) (**Figura 10.6**).

A maioria dos pacientes são internados 24 horas após o aparecimento dos primeiros sintomas. O período de incubação da meningite bacteriana é, em média, de 3 a 4 dias.

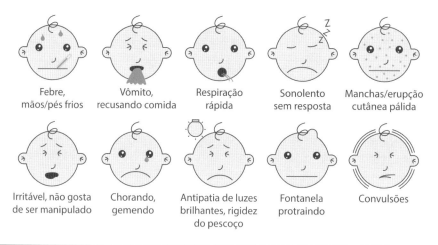

▪ **Figura 10.6.** Sinais e sintomas de meningite na infância. Fonte: arquivo pessoal.

Tratamento

Para meningite viral, muitas vezes, o tratamento é dispensável, pois a doença costuma desaparecer sozinha após algumas semanas. Geralmente, os únicos meios de terapia são repouso, ingestão de muita água e o uso de medicamentos para aliviar as dores. Em casos específicos, também pode ser utilizado um antiviral.

Já para casos de meningite bacteriana, o tratamento deve ser imediato por meio de antibióticos intravenosos e medicamentos para reduzir o risco de complicações.

Cuidados de enfermagem

- Precauções de isolamento respiratório até 24 horas após o início de antibioticoterapia, quarto privativo, uso de máscara cirúrgica ao se aproximar da criança, lavagem de mãos e restrição de visitas;

- Controlar ingestão e perdas hídricas, observar sinais de desidratação;
- Estimular a ingesta hídrica quando a criança estiver com a dieta liberada;
- Controlar o débito urinário;
- Manter o repouso no leito após a punção lombar com decúbito dorsal horizontal, evitando o uso de travesseiro;
- Reduzir a intensidade da luz, estímulos e ruídos ambientais;
- Avaliar as alterações no nível de consciência;
- Verificar perímetro cefálico em lactentes uma vez ao dia com fita métrica que deve acompanhar as proeminências dos lobos occipital e frontal.

◀ Referências Bibliográficas

1. Aehlert BJ. Pals: suporte avançado de vida em pediatria: guia de estudo. Tradução: Adiana Paulino do Nascimento, et al. Rio de Janeiro: Elsevier; 2014.
2. Aicardi J. Hydrocephalus and non traumatic peri-cerebral collections. In Diseases of the nervous system in childhood. 2 ed. London: Mc KeithPress, 1998;187-209.
3. Apgar VA. Proposal for a new method of evaluation of newborn infant. AesthAnalg32:260,1953.
4. Bem MAM, Júnior JLS, Souza JA, Araújo EJ, Pereima ML, Quaresma ER. Epidemiologia dos pequenos traumas em crianças atendidas no Hospital Infantil.
5. Arquivos Catarinenses de Medicina, 2008; 37(2): 59-62.
6. Capone Neto A, Stape A, Brandt RA. Traumatismo cranioencefálico. In: Knobel E, Stape A, Troster Ej, D' Agostini A. Terapia intensiva: pediatria e neonatologia. São Paulo: Atheneu; 2005.
7. Eloia SC, Eloia SMC, Sales ENBG, Sousa SMM, Lopes RE. Análise epidemiológica das hospitalizações por trauma crânio encefálico em um hospital de ensino. Sanare Sobral, 2011; 10 (2): 34-9.
8. Franciosi CES, Tamaoki MJS, Araújo EFA, Dobashi ET, Utumi CE, Tumi JA, Ishida A. Trauma na infância e adolescência: epidemiologia, tratamento e aspectos econômicos em um hospital público. Acta ortop. Brás, 2008; 16(5): 261-5.
9. Gardner P, Leipzig T, Phillips P. Infectionsof central nervous systems shunts. Med. Clin North Am, 1985;69:297-314.
10. Hockenberry MJ, Wilson D. Influência do desenvolvimento na promoção de saúde da criança. In: Fundamentos de enfermagem pediátrica – Wong. Tradução Maria Inês Corrêa do Nascimento. 9 ed. Rio de Janeiro: Elsevier Editora; 2014.
11. Magalhães M, et al. Neuroprotective body hypothermia among newborns with hypoxic ischemic encephalopathy: there-year experience in a tertiary university hospital. A retrospective observational study. São Paulo med. J.vol.133 nº4; 2015.
12. Magalhães M, Rodrigues FPM, Gallacci CB, Pachi PR, Chopard MRT, Neto TBL. Guia de bolso de neonatologia. 2 ed. Serviço de neonatologia do departamento de pediatria da Santa Casa de SP. São Paulo: Atheneu; 2016.
13. Matsuno AK. Reconhecimento das situações de emergência: avaliação pediátrica. Medicina (Ribeirão Preto) 2012;45(2): 158-67.
14. Ministério da Saúde. Protocolo clínico e diretrizes terapêuticas. Portaria nº 1.319, 25 nov 2013. Disponível em: u.saude.gov.br/images/pdf/2014/fevereiro/07/pcdt-epilepsia-2013.pdf.
15. Olivier CE. Puericultura: Preparando o futuro para o seu filho. Novas edições acadêmicas; 2015.
16. Rodrigues F, Setubal JL. Manual de urgência e emergências em pediatria. Hospital Sabará. Ed. Sarvier; 2010.
17. Rodrigues FPM, Magalhães M. Normas e condutas em neonatologia. Serviço de neonatologia do departamento de pediatria da Santa Casa de SP. São Paulo: Atheneu; 2010.
18. Siqueira LFM. Atualização do diagnóstico e tratamento das crises epiléticas febris. Rev. Assoc. Med. Bras. Vol 56 nº4. São Paulo; 2010.

Terapia Nutricional na Criança Grave 11

Giovana Muramoto

Durante a internação hospitalar, vários fatores levam a um risco aumentado de desenvolver desnutrição energético-proteica, que pode chegar a 50% dos pacientes. São fatores de risco para desnutrição intra-hospitalar pacientes portadores de doença crônica, menores de 6 meses de idade, com história de prematuridade, baixo nível de escolaridade materna, história de diarreia prévia, e outros. Entre os pacientes internados, existem uma porcentagem variável de pacientes que já se internam com algum grau de desnutrição, fator este de risco para um maior agravo nutricional. Além disso, quanto maior o tempo de internação, maior a prevalência de desnutrição.

As alterações antropométricas são frequentes em pacientes internados em unidades de terapia intensiva pediátrica (UTIP) e essas alterações se relacionam com maior morbimortalidade. A desnutrição em Pediatria, principalmente no recém-nascido (RN), pode levar ao retardo de crescimento e prejudicar o desenvolvimento do sistema nervoso central (SNC).

A alta prevalência de desnutrição em pacientes internados em UTIP pode ser explicada pelas alterações metabólicas e hormonais que ocorrem no paciente gravemente enfermo. Mediadores inflamatórios, como interleucinas e fatores de crescimento e necrose, participam da resposta ao estresse levando a um aumento do catabolismo proteico e à lipólise. O consumo de aminoácidos para produção de energia reduz a massa muscular significativamente, sobretudo a musculatura esquelética e o tecido conectivo. Esta depleção muscular atinge a musculatura diafragmática podendo trazer repercussões na ventilação do paciente e à musculatura cardíaca.

No paciente gravemente enfermo, o coração trabalha com uma demanda aumentada e alterações de miofibrilas com diminuição da massa muscular cardíaca podem trazer graves repercussões. O aumento da excreção nitrogenada e a dificuldade de metabolização e incorporação de nutrientes acarretam um balanço nitrogenado negativo.

Alterações hormonais durante a síndrome da resposta inflamatória sistêmica (SIRS) e a sepse levam a um aumento da produção e à liberação dos hormônios contrarreguladores, como o hormônio de crescimento, cortisol, adrenocorticotrófico (ACTH) e catecolaminas. O aumento do cortisol diminui a liberação da produção e aumenta a resistência à insulina. O aumento na produção de catecolaminas estimula a gliconeogênese hepática, a lipólise, a liberação de ACTH e de glucagon e inibe a captação de glicose periférica. A associação desses fatores leva a um estado de hiperglicemia com diminuição da utilização de glicose intracelular e consequente aumento da produção de lactato.

A principal fonte de energia durante a sepse passa a ser os ácidos graxos em detrimento dos hidratos de carbono, com intensa mobilização dos lipídeos dos adipócitos. Essa lipólise intensa é atenuada com a administração exógena de uma quantidade de lipídeos na dieta desses pacientes. Essas alterações metabólicas e hormonais levam a um estado hiperglicêmico com aumento da resistência à insulina, associado à instabilidade hemodinâmica com potencial hipoperfusão do trato gastrintestinal (TGI) e distúrbios eletrolíticos e acidose, dificultando a administração, absorção e metabolização de nutrientes exógenos. Embora a terapia nutricional não possa prevenir ou reverter o catabolismo durante a resposta endócrino-metabólica ao estresse, ela minimiza os efeitos deletérios que a intensa deficiência de nutrientes pode ocasionar.

Superalimentação

O paciente gravemente doente tem uma demanda energética reduzida em virtude de diversos fatores como a sedação profunda, ventilação mecânica e alterações hormonais do estado catabólico que desviam a utilização da fonte calórico-proteica que seria destinada ao crescimento.

A superalimentação ocorre quando a oferta de calorias excede as necessidades. Essa oferta de nutrientes pode tornar-se excessiva em situações em que as demandas metabólicas estão alteradas (p. ex.: na sepse) e o excesso da oferta de calorias, principalmente de carboidratos, em relação à capacidade de oxidação, leva a um aumento na produção de dióxido de carbono a ser eliminado pelos pulmões. Esse fato torna-se relevante nos pacientes com reserva respiratória diminuída ou insuficiência respiratória grave.

Durante o estresse metabólico, há aumento da lipólise e da oxidação dos ácidos graxos livres com diminuição da metabolização do carboidrato exógeno. O excesso de nutrientes ofertados durante o estresse metabólico pode acarretar uma sobrecarga hepática e induzir a formação de esteatose, colestase e alteração da função do fígado.

A administração excessiva de calorias aumenta a necessidade de energia para o processamento delas e não favorece sua incorporação e dos nutrientes efetivamente nos pacientes graves. Na criança gravemente doente, o gasto energético medido representa a necessidade total de energia e a oferta calórica, nessa fase, não deve exceder esse valor até a regressão do estresse metabólico.

Hiperglicemia

A hiperglicemia comumente está presente no paciente internado em UTIP e está associada a desfechos clínicos desfavoráveis durante a internação hospitalar. A hipoglicemia, menos frequente, mas altamente deletéria, também deve ser evitada durante o tratamento do paciente gravemente enfermo.

O controle glicêmico em UTIP deve ser feito de modo rotineiro, principalmente no paciente que venha apresentar distúrbios glicêmicos durante o tratamento. Na introdução e manutenção de dieta, seja enteral ou parenteral, a composição dos nutrientes deve ser adequada para cada paciente levando-se em conta a idade, estado nutricional, disfunções orgânicas pré-existentes e, também, as condições metabólicas de cada um durante a internação. Mesmo durante o estado catabólico da sepse, com maior risco para estados de hiperglicemia, a oferta de nutrientes deve ser adequada e, se necessário, existe a recomendação do tratamento com insulinoterapia para valores glicêmicos consistentemente elevados.

Avaliação Nutricional

O estado nutricional do paciente à internação é muito importante e deve ser avaliado na admissão na UTI. Desse modo, pacientes previamente desnutridos ou em risco nutricional são identificados de imediato, possibilitando a adequação do tratamento. O acompanhamento nutricional deve ser feito por meio de avaliações periódicas do seu estado nutricional e a periodicidade pode variar de acordo com o diagnóstico nutricional e estado clínico de cada criança.

A anamnese e o exame físico são importantes parâmetros para identificação dos pacientes de risco para desenvolver desnutrição e para selecionar entre todos aqueles que necessitam reavaliação, seguimento ou aprofundamento da investigação nutricional. Em alguns casos, a avaliação laboratorial está indicada.

Dados de anamnese como ganho ou perda de peso recente, histórico alimentar qualitativo e quantitativo, sintomas relacionados ao trato gastrintestinal recentes, uso de medicações (podem estar associada a distúrbios digestivos e absortivos), traumas, cirurgias etc. são dados importantes para identificação do paciente de risco para desnutrição (**Tabela 11.1**).

Tabela 11.1. Definições dos estados nutricionais

Risco nutricional: pacientes que em vigência das suas condições clínicas de base necessitam de algum tipo de intervenção nutricional.
Desnutrição: qualquer alteração do estado nutricional relacionada à deficiente ingestão de nutrientes ou prejuízo do seu metabolismo.
Desnutrição secundária: qualquer estado de deficiência metabólico nutricional resultante de uma disfunção orgânica inicial.

Fonte: arquivo pessoal.

Durante o exame físico, a medição do peso e da estatura auxiliam para a classificação do estado nutricional da criança. Segundo as definições da Organização Mundial da Saúde (OMS), as crianças podem ser classificadas de acordo com os seus dados antropométricos em magreza extrema, magreza, eutrófico, sobrepeso e obeso. A medição das pregas cutâneas e da área muscular do braço pode fornecer importantes informações quanto à composição corpórea de gordura e muscular.

A avaliação antropométrica de crianças internadas em UTI gera informações importantes, mas que, neste contexto, estão sujeitas a interferências de diversos fatores relacionados, principalmente, ao balanço fluídico do paciente (retenção hídrica, edema, ascite, uso de diuréticos e desidratação).

A medição, à beira do leito, da composição corporal para quantificação da massa magra, massa gorda e água corporal total, durante a internação do paciente em UTIP é de difícil execução e, portanto, apresenta resultados não confiáveis.

Os pacientes considerados de risco ou com algum grau de desnutrição são submetidos à avaliação laboratorial, principalmente para avaliação de desnutrição proteico-energética. Para avaliação das proteínas viscerais, podem ser dosadas albumina, transferrina, pré-albumina, fibronectina e proteína ligada ao retinol. O metabolismo proteico também pode ser estimado mediante o índice creatinina/altura, que se correlaciona com o balanço nitrogenado. Este consiste na quantificação das perdas de nitrogênio pelo organismo em 24 horas em comparação com sua ingesta nesse período.

A mensuração do nível sérico de albumina no paciente gravemente enfermo também não reflete o estado nutricional imediato, pois sofre interferência de diversos fatores como sepse, insuficiência renal, alterações da função hepática, desidratação, infusão de albumina, entre outros. A pré-albumina, por ter meia-vida mais curta do que a albumina, poderia refletir melhor o estado nutricional, porém seu nível sérico também sofre interferência de diversos fatores durante a inflamação intensa e o estresse metabólico. A mensuração do equilíbrio de azoto e o cálculo do gasto energético de repouso são estratégias adicionais que podem auxiliar nessa avaliação nutricional.

Pacientes com deficiência de imunidade celular e com contagem de linfócitos totais inferiores a $1.500/mm^3$ podem estar relacionados a estados de desnutrição e maior mortalidade.

A depleção de eletrólitos, vitaminas e oligoelementos ocorre com frequência nos pacientes gravemente enfermos e pode se relacionar com o estado nutricional, bem como o desenvolvimento de anemia durante a internação. A avaliação laboratorial desses parâmetros é de grande valia durante o seguimento para adequação do suprimento dietético.

Exames bioquímicos marcadores de disfunção orgânica (dosagem de ureia, creatinina, transaminases hepáticas, bilirrubinas etc.) também são importantes para adequação da dieta durante o período crítico de doença e devem ser, sempre que possível, levados em consideração.

O gasto e o requerimento energético devem ser mensurados de rotina. Muitas vezes, não é possível a realização de calorimetria indireta por falta do material adequado. Nesses casos, uma estimativa do requerimento energético pode ser realizada por meio de fórmulas para adequação da oferta de nutrientes ao paciente grave. Algumas delas para cálculo das necessidades energéticas desenvolvidas para crianças saudáveis (**Tabela 11.2**) devem ser ajustadas para o cálculo em crianças gravemente enfermas (**Tabela 11.3**).

▶ Tabela 11.2. Cálculo das necessidades energéticas de crianças saudáveis

	Idade (anos)	Fórmula para cálculo do GEB Consumo Energético Basal (Kcal/kg/dia)
Masculino	0 a 3	GEB = 0,167 × Peso (kg) + 1517,4 × Estatura (m) – 617,6
Masculino	3 a 10	GEB = 19,6 × Peso (kg) + 130,3 × Estatura (m) – 414,9
Masculino	10 a 18	GEB = 16,25 × Peso (kg) + 137,2 × Estatura (m) – 515,5
Feminino	0 a 3	GEB = 16,25 × Peso (kg) + 1023,2 × Estatura (m) – 413,5
Feminino	3 a 10	GEB = 16,97 × Peso (kg) + 161,8 × Estatura (m) – 371,2
Feminino	10 a 18	GEB = 8,365 × Peso (kg) + 465 × Estatura (m) – 200

Fonte: arquivo pessoal.

▶ Tabela 11.3. Cálculo das necessidades energéticas de crianças gravemente enfermas

Idade (anos)	Kcal/kg de peso corporal
0 – 1	90 – 120
1 – 7	75 – 90
7 – 12	60 – 75
12 – 18	30 – 60
> 18	25 – 30

Fonte: arquivo pessoal.

Para pacientes pediátricos acima de 2 anos de idade em ventilação mecânica, o cálculo do GEB (**Tabela 11.4**) pode ser obtido pela seguinte fórmula: GEB = [(17 × idade (meses) + (48 × Peso (kg) + 298 × Temperatura (graus Celsius) – 9677] × 0,239.

▶ Tabela 11.4. Fator de correção do GEB em situações de estresse

Doença de base	Fator de correção
Nenhum	1
Pós-operatório	1,1 – 1,3
Sepse	1,3
Trauma	1,2 – 1,6
Queimado	1,2 – 2

Fonte: arquivo pessoal.

As necessidades hídricas basais dos pacientes também podem ser estimadas por fórmulas, como o método Holliday-Seagar (**Tabela 11.5**). No período neonatal, o volume a ser ofertado varia de acordo com o peso de nascimento e a idade em horas/dias de vida (**Tabela 11.6**). O volume obtido deve ser ajustado às condições clínicas de cada paciente, levando em consideração as perdas hídricas, equilíbrio hemodinâmico, diurese etc.

➡ **Tabela 11.5.** Cálculo das necessidades hídricas basais do paciente pediátrico de acordo com o peso

Peso (kg)	Cálculo das necessidades hídricas basais
3 a 10	100 mL/kg
10 a 20	1.000 mL + 50 mL/kg acima de 10 kg
Acima de 20	1.500 mL + 20 mL/kg acima de 20 kg

Fonte: Baseado no método Holliday-Segar.

➡ **Tabela 11.6.** Necessidades hídricas no período neonatal de acordo com o peso

Peso (gramas)	Dias de vida	
	1° – 2°	3° – 7°
< 750	80 – 120	120 – 160
750 – 1.000	70 – 90	100 – 150
> 1.000 – 1.500	60 – 70	100 – 150
> 1.500	60 – 70	100 – 150

Fonte: arquivo pessoal.

Após a realização da avaliação nutricional, um plano de cuidados nutricionais deve ser individualizado para cada paciente internado em UTIP, indicando a necessidade ou não de intervenção nutricional. O tipo de dieta, a via de administração e a frequência das reavaliações são informações presentes neste plano terapêutico.

Terapia Nutricional

O suporte nutricional ao paciente crítico tem como objetivo reduzir o balanço metabólico negativo e, consequentemente, a intensidade da desnutrição aguda. A escolha da via de administração e da qualidade da dieta é de fundamental importância. Os pacientes que se encontram incapazes de se alimentar voluntariamente por via oral e em risco nutricional têm indicação de nutrição enteral.

O objetivo principal da terapia nutricional (parenteral, enteral ou mista) é restaurar a composição corporal em relação à massa magra metabolicamente ativa. Todos os pacientes gravemente enfermos devem ser avaliados e acompanhados pela equipe multidisciplinar de terapia nutricional.

Escolha da via de administração

Em crianças gravemente doentes com trato gastrintestinal funcionante, a enteral deve ser a via utilizada para administração de dieta (**Figura 11.1**). A nutrição enteral é preferida em relação à parenteral, pois é mais fisiológica e reduz a atrofia da mucosa intestinal e o risco de translocação bacteriana.

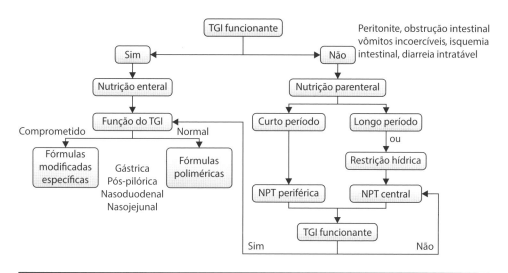

■ **Figura 11.1.** Algoritmo de nutrição enteral e parenteral. Fonte: Adaptado de ASPEN JPEN, 2002.

Em crianças gravemente doentes, não existem evidências suficientes em Pediatria para indicar precisamente o sítio da sonda para administração da dieta: gástrico, pós-pilórico (transpilórico) ou jejunal. A via pós-pilórica deve ser considerada nos pacientes em que não se consegue atingir o volume de dieta adequado ou que apresentem intolerância gástrica à administração da dieta. Os pacientes com alto risco de broncoaspiração também se beneficiam da administração de dieta enteral por sonda locada em sítio pós-pilórica.

Nutrição enteral

A nutrição enteral é o modo de administração de alimento através de sonda no TGI, podendo ser diretamente no estômago, duodeno ou jejuno. A sondagem é feita através da cavidade nasal, oral ou estomias para atingir a região desejada do TGI. Opta-se pelo uso de gastrostomia (**Figura 11.2**) ou jejunostomia para aqueles pacientes já estomizados (pacientes em UTIP apresentam distúrbios

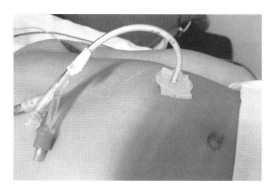

■ **Figura 11.2.** Sonda de gastrostomia em paciente estomizado. Fonte: arquivo pessoal.

alimentares relacionados a quadros neurológicos, distúrbios de deglutição ou dependência de ventilação mecânica) ou que necessitarão de dieta enteral por tempo prolongado.

As sondas podem ser compostas por materiais como poliuretano ou silicone e comumente apresentam um fio-guia metálico que deve ser retirado logo após a introdução da sonda. Os materiais adequados devem ser separados antes do início do procedimento, conforme descrito na **Tabela 11.7**. O paciente deve estar posicionado em proclive a 30° em decúbito dorsal ou posição ortostática. As orientações para técnica adequada de passagem da sonda estão descritas na **Figura 11.3**.

■ Tabela 11.7. Materiais necessários para passagem de sonda

Sonda de calibre e comprimento adequado para idade
Solução hidrossolúvel ou água para lubrificação da sonda
Fita adesiva para fixação da sonda na pele
Luvas de procedimento
Estetoscópio
Seringa de 5 mL ou 10 mL

Fonte: arquivo pessoal.

O posicionamento da extremidade da sonda pós-pilórica, em duodeno ou jejuno, tecnicamente pode ser difícil em alguns pacientes e a administração de procinéticos e antieméticos pode ser útil. Em alguns casos, fazem-se necessários a introdução e o posicionamento da sonda enteral com auxílio de endoscopia digestiva.

Após o procedimento de passagem de sonda enteral, o posicionamento adequado deve ser verificado através da imagem radiológica (**Figura 11.4**). Após verificação do adequado posicionamento da sonda, esta pode ser utilizada para administração de dieta. Habitualmente o volume inicial de dieta equivale a 30% do ideal a ser administrado. Isso porque, muitas vezes, é necessária a avaliação da tolerância do TGI às características da dieta e ao volume infundido em cada horário. Esse volume inicial normalmente é aumentado de modo progressivo nas próximas infusões até atingir o volume adequado para atender as necessidades proteico-energéticas do paciente.

O esvaziamento gástrico se dá numa velocidade em torno de 5 mL/kg/hora. Resíduos gástricos maiores do que esse valor geralmente são considerados como atraso nesse esvaziamento. Pacientes gravemente doentes frequentemente apresentam retardo no esvaziamento gástrico ou gastroparesia. Nesses casos, a administração de dieta por sonda pós-pilórica pode melhorar a retenção da dieta no volume adequado para a situação clínica do paciente.

Quanto à infusão da dieta, pode ser administrada por gotejamento (gavagem) ou por bomba de infusão contínua em até 2 horas (máximo tolerado em virtude do risco de proliferação bacteriana e de contaminação da dieta). Pacientes que não toleram a infusão intermitente, principalmente os graves e em ventilação mecânica, se beneficiam de infusão lenta e contínua de dieta em sistema fechado. Nesse tipo de infusão, as pausas devem ser evitadas, bem como a desconexão do sistema fechado.

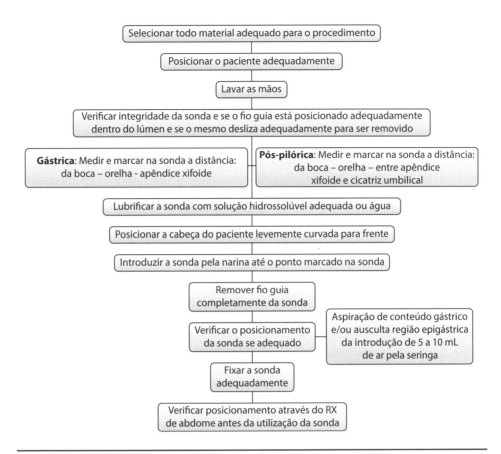

> **Figura 11.3.** Algoritmo para passagem de sonda para alimentação enteral. Fonte: arquivo pessoal.

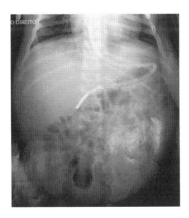

> **Figura 11.4.** Confirmação do posicionamento da sonda enteral pós-pilórica à radiografia de abdome. Fonte: arquivo pessoal.

A escolha da dieta adequada para cada paciente deve levar em conta a composição de cada tipo de dieta, a idade do paciente e a viabilidade do trato digestivo. As dietas são compostas por proteínas, lipídeos, carboidratos e uma quantidade de vitaminas e minerais (**Tabela 11.8**). São consideradas completas quando apresentam todos os nutrientes para atender as necessidades nutricionais se administradas na quantidade adequada. Existem dietas cuja composição foi alterada para situações especiais e, portanto, podem apresentar osmolalidade e concentração de eletrólitos, minerais e vitaminas inadequados para os pacientes em diferentes faixas etárias.

➡ **Tabela 11.8.** Classificação das dietas enterais de acordo com sua composição

Polimérica	Carboidratos, lipídeos e proteínas intactas
Oligomérica	Nutrientes parcialmente digeridos
Elementar	Aminoácidos, triglicerídeos de cadeia média e maltodextrina

Fonte: arquivo pessoal.

Em pacientes impossibilitados de receber adequado aporte nutricional por via digestiva, e que muitas vezes têm indicação de receber nutrição parenteral total (NPT), deve ser considerada a possibilidade de introdução de dieta enteral mínima (EM). A EM se caracteriza por uma dieta em volume reduzido, comumente menor do que 30% das necessidades do paciente. Ela tem como objetivo manter o trofismo intestinal por meio da manutenção da integridade dos enterócitos, redução da translocação bacteriana e da recirculação êntero-hepática.

Durante a administração de dieta enteral, alguns cuidados que devem ser tomados para minimizar intercorrências e complicações estão listado na **Tabela 11.9**.

➡ **Tabela 11.9.** Cuidados mínimos durante a administração de dieta enteral

• Lavar as mãos antes e após a manipulação do sistema de dieta
• Verificar a temperatura da dieta (temperatura ambiente)
• Examinar o paciente antes da infusão: padrão respiratório, distensão abdominal, ruídos hidroaéreos e resíduo gástrico
• Avaliar o posicionamento da sonda (principalmente após crise de tosse ou vômito)
• Alterar o decúbito do paciente quando necessário: elevado ou lateralizado à D
• Checar a adequada velocidade da infusão da dieta
• Limpar a sonda com água ou ar após término da infusão
• Examinar o paciente após a infusão da dieta: padrão respiratório, distensão abdominal, ruídos hidroaéreos e presença de náuseas e vômitos
• Atentar para integridade de pele e mucosa nasal no local da sonda
• Registrar os volumes infundidos no impresso de balanço hídrico

Fonte: arquivo pessoal.

Ressalte-se que o paciente que recebe nutrição enteral em UTIP muitas vezes não consegue atingir a meta calórica desejada por diversos fatores relacionados à intolerância parcial do TGI e às condições clínicas. Mas também alguns deles, se não evitáveis, podem ser minimizados. As frequentes interrupções da dieta no paciente grave consequentes à necessidade de submeter o paciente a procedimentos, exames de imagem, mudança de decúbito, administração de medicações, por exemplo, levam frequentemente a um déficit do aporte efetivamente administrado em relação ao planejado.

Nutrição Parenteral Total

A NPT geralmente é indicada quando o paciente apresenta alteração no funcionamento do TGI. Situações como enterocolite necrosante, pós-operatório do TGI, abdome agudo inflamatório ou obstrutivo, infecção intestinal grave ou íleo paralítico prolongado podem inviabilizar a introdução de dieta enteral, mesmo que na forma de enteral mínima.

A NPT é composta por uma formulação de macronutrientes (lipídeos, proteínas, glicose) e micronutrientes (eletrólitos, vitaminas e oligoelementos). A formulação da NPT é individualizada para cada paciente de acordo com as necessidades e capacidade metabólica de cada criança. Quando individualizada, o frasco da NPT deve conter na identificação o nome do paciente para o qual ela foi formulada. Nos pacientes que recebem NPT, a avaliação da função orgânica é feita por meio da coleta de exames laboratoriais para avaliação de função renal, hepática, metabolismo lipídico, controle glicêmico, controle eletrolítico e hematológico.

A NPT pode ser administrada por cateter em veia periférica ou veia central. A infusão em veia periférica pode ser realizada para aqueles cuja previsão da utilização de NPT é menos de 14 dias. A concentração de glicose se limita a 12,5% e a osmolalidade não deve ultrapassar 900 mosm/L. O acesso venoso periférico que recebe NPT deve ser trocado a cada 48 horas.

Pacientes que necessitam de restrição hídrica (cardiopatas e portadores de insuficiência renal) acabam por receber formulações com uma maior concentração de nutrientes e osmolaridade mais alta da solução, sendo necessária a administração de NPT estritamente por acesso central, incluindo os cateteres centrais de implantação periférica (PICC). A infusão de NPT não deve ser realizada por gotejamento e sempre deve ser controlada por bomba de infusão (**Figura 11.5**).

A formulação da NPT é feita em ambiente com fluxo laminar e condições assépticas por farmacêutico especializado. Os ingredientes são adicionados numa sequência específica para que a estabilidade da solução seja mantida evitando precipitação ou perda da função dos nutrientes. Após a finalização da montagem da solução, ela deve ser mantida em ambiente refrigerado (2 °C a 6 °C) por até 36 horas. Após abertura do sistema, ou seja, perfuração da embalagem para o acoplamento no equipo de infusão endovenoso, a solução tem viabilidade por, no máximo, 24 horas. A identificação da NPT deve conter a data com horário de fabricação e validade. Após esses prazos, a solução não deve ser utilizada.

A NPT não pode ser misturada a nenhuma outra solução para que se evite o risco de cristalização e de inativação da solução. Portanto, não devem ser acrescidos quaisquer solutos ou soluções ao frasco. Ela também deve ter via única e exclusiva para infusão no paciente. Não deve ser colocada em sistema "Y" durante a infusão.

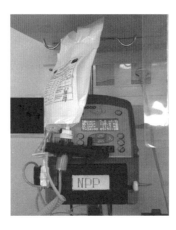

▶ **Figura 11.5.** Administração de NPT protegida da luz, em equipo fotossensível e em bomba de infusão contínua. Fonte: arquivo pessoal.

Alguns componentes, principalmente lipídeos e vitaminas, são fotossensíveis, e, portando, degradados quando expostos à luz. Por isso, a embalagem deve ser protegida da luz durante toda sua conservação e administração ao paciente. O equipo utilizado para a infusão também deve ser composto por material fotossensível.

A composição da NPT favorece a proliferação bacteriana na solução que comumente é infundida de maneira contínua. Devemos tomar cuidado para minimizar essa complicação, evitar a desconexão do equipo ao cateter, bem como o refluxo de solução para o frasco durante mudanças no posicionamento do paciente e equipamentos.

◀ Complicações

Algumas medidas podem ser tomadas frente a algumas intercorrências gastrintestinais, que são elas: checar o posicionamento da sonda enteral, infundir a dieta em menor velocidade de infusão, reduzir o volume ofertado de dieta, realizar uma pausa ou intervalo entre as dietas, elevar o decúbito do paciente, utilizar medicações procinéticas e protetores gástricos etc.

Existem complicações relacionadas à administração de dietas, tanto enterais quanto parenterais a que se devem ter atenção, conforme **Tabela 11.10**.

A formação de uma equipe de profissionais especializados em terapia nutricional e a adoção de protocolos diminuem as taxas de complicações, melhoram a efetividade do tratamento e reduzem secundariamente os custos do tratamento.

A intervenção precoce em ambiente de terapia intensiva, mediante a atuação de uma equipe multidisciplinar, para detecção dos casos de risco e instituição de uma terapêutica adequada, é fundamental. Atualmente nos hospitais de maior complexidade existe a organização de uma Equipe Multidisciplinar de Terapia Nutricional (EMTN) composta obrigatoriamente por, no mínimo, médico, enfermeiro, farmacêutico e nutricionista, segundo a Portaria n° 272 do Ministério da Saúde (Portaria MS/SNVS n° 272 de 8 de abril de 1998). Essa Portaria também normatizou as competências de cada profissional frente à terapia nutricional, e o Conselho Federal de Enfermagem (COFEN) em 2014, com a Resolução COFEN n° 453

Tabela 11.10. Complicações relacionadas à terapia nutricional

Dietas enterais	Dietas parenterais
Diarreia	Colestase
Vômitos	Hepatite
Distensão abdominal	Insuficiência hepática
Broncoaspiração	Insuficiência renal
Pneumonias	Hipertrigliceridemia
Interação com absorção de medicações	Extravasamento da solução em tecido subcutâneo
Infecção sinusites	Infecção associada ao cateter
Necrose aleta e septo nasal	Celulite trajeto cateter
Deslocamento da sonda	Deslocamento cateter
Obstrução da sonda	Obstrução do cateter
Distúrbios eletrolíticos	Distúrbios eletrolíticos
Hiperglicemia	Hiperglicemia
Síndrome da hiperalimentação	Síndrome da hiperalimentação

Fonte: arquivo pessoal.

de 16 de janeiro de 2014, enfatizou a importância do papel do enfermeiro e das atribuições dos técnicos de enfermagem dentro da EMTN.

Atualmente as EMTN dos hospitais de alta complexidade contam com um time composto por psicólogo, fonoaudiólogo, assistente social, terapeuta ocupacional, dentista, entre outros, além dos especialistas já mencionados.

Referências Bibliográficas

1. Agência Nacional de Vigilância Sanitária (Brasil). Portaria nº 272/MS/ SNVS, de 8 de abril de 1998. Aprova o Regulamento Técnico para fixar os requisitos mínimos exigidos para a Terapia de Nutrição Parenteral. 1998.
2. A.S.P.E.N. Board of Directors and the Clinical Guidelines Task Force. Guidelines for the use of parenteral and enteral nutrition in adult and pediatric patients. JPEN J Parenter Enteral Nutr. 2002;26(Suppl):1SA--138SA. Errata 2002;26:144.
3. Organização Mundial da Saúde. Physical status: the use and interpretation of anthropometry. Genebra, 1995. (Technical Report Series, 854).
4. Resolução RDC nº 63, de 6 de julho de 2000. Aprova o Regulamento Técnico para fixar os requisitos mínimos exigidos para a Terapia de Nutrição Enteral. 2000.

Controle de Infecção em Unidade de Terapia Intensiva Pediátrica e Neonatal

12

Maria Lúcia Barbosa Maia dos Santos
Mônica Taminato
Juliana Caires de Oliveira Achili Ferreira
Karina Peron

Segurança do Paciente

A prevenção de infecções relacionadas à assistência à saúde (IRAS) está no cerne da segurança do paciente. Essa questão está recebendo atenção nos níveis regionais e nacionais e de consumidores, pagadores, legisladores, e da mídia, além de especialistas.

O moderno cuidado em saúde desenvolveu um extenso sistema de prevenção a fim de garantir que os cuidados capazes de salvar vidas não resultem em IRAS. Desse modo, à medida que confiamos cada vez mais no custo-efetividade de procedimentos complexos como cirurgia, endoscopia, terapia intravenosa e outros procedimentos invasivos realizados ambulatorialmente, devemos dirigir a atenção para a necessidade de visão apropriada e manutenção de práticas de prevenção de infecção nesses novos cenários.

Todavia, mesmo agindo com foco na prevenção, ainda hoje as IRAS são consideradas um dos principais desafios da qualidade do cuidado do paciente internado, principalmente os imunocomprometidos, com internação prolongada, e em quadro agudo hospitalizado em unidades de terapia intensiva (UTI).

Também se deve considerar que as características do sistema de saúde predispõem a ocorrências de erros, entre elas: ambientes incertos e dinâmicos, múltiplas fontes de informação, mudanças de metas, necessidade de processamento de informações atualizadas em circunstâncias variadas, consequências imediatas e múltiplas decorrentes de diferentes ações, momentos de intenso estresse em razão de longos períodos de atividades rotineira e repetitiva, tecnologia sofisticada e redundante, interface complexa entre operador e equipamento, alto risco e vários indivíduos com diferentes prioridades.

Desde então, estratégias globais foram desenvolvidas para a promoção da segurança do paciente. Em 2004, a Organização Mundial da Saúde (OMS) criou a World Alliance for Patient Safety, que passou a ser chamada de Patient Safety Program, com o objetivo de organizar conceitos e definições sobre segurança do paciente e propor medidas para reduzir os riscos e minimizar os eventos adversos.

Segundo a OMS, a segurança do paciente consiste em reduzir a um mínimo aceitável o risco de dano desnecessário associado ao cuidado de saúde. Inicialmente a OMS priorizou duas ações para diminuir os riscos e minimizar os eventos adversos: reduzir as infecções relacionadas à assistência à saúde por meio da campanha "Cuidado Limpo é Cuidado Seguro" e promover a cirurgia mais segura pela adoção de uma lista de verificação antes, durante e após o ato cirúrgico.

Outras ações têm sido estimuladas pela OMS, tais como: evitar erros com medicamentos, identificar os pacientes, garantir uma correta comunicação durante a transmissão de informações sobre um caso, retirar soluções eletrolíticas concentradas das áreas de internação, evitar más conexões de tubos, cateteres e seringas, usar seringas descartáveis, entre outros.

No início de 2016, pesquisadores, profissionais da saúde e lideranças políticas se reuniram em Londres no evento Patient Safety Global Action Summit, em que foram discutidas projeções da segurança do paciente para o ano de 2030. Após discussões, foram determinados pontos específicos que deverão ser fortalecidos, a exemplo da inclusão de representantes de todos os níveis para promoção da cultura de segurança (inclusive pacientes), treinamento de profissionais da saúde e administradores, redes sociais como importantes ferramentas para mensuração de dados relativos à segurança e identificação de novas potenciais fontes de risco para pacientes e, por fim, mudanças de comportamento essenciais para a melhoria da segurança do paciente.

O cuidado seguro resulta tanto de ações corretas dos profissionais, processos e sistemas adequados nas instituições e serviços como de políticas governamentais regulatórias.

No Brasil, os serviços de prevenção e controle de infecção, transfusões e anestesia se destacaram como os primeiros a promoverem a segurança do paciente. Há anos adotam medidas para garantia da segurança dos processos de cuidado, obtendo bons resultados.

No ano de 2013, foi publicada a Portaria MS/GM nº 529/2013, que instituiu o Programa Nacional de Segurança do Paciente (PNSP), com o objetivo de contribuir para a qualificação do cuidado em saúde com prioridade à segurança do paciente em todos os estabelecimentos de saúde do país. O PNSP foi dividido em quatro eixos:

1. Estímulo à prática assistencial segura (criação de protocolos básicos, elaboração de planos locais de segurança do paciente, criação de núcleos de segurança do paciente, sistema de notificação de incidentes, sistema de notificação de eventos adversos no Brasil);
2. Envolvimento do cidadão na segurança;
3. Inclusão do tema segurança do paciente no ensino (educação permanente, cursos técnicos, graduação e pós-graduação); e
4. Incremento da pesquisa em segurança do paciente. Além disso, a portaria prevê, no âmbito do Ministério da Saúde, o Comitê de Implementação do Programa Nacional de Segurança do Paciente (CIPNSP).

Deve-se reforçar que o sucesso da implantação de medidas de segurança do paciente depende da ação de cada uma das esferas envolvidas, desde organizações internacionais, nacionais, institucionais, profissional da linha de frente até a família e o paciente.

Infecção Relacionada à Assistência à Saúde

A infecção hospitalar é aquela adquirida após a admissão do paciente, manifestada durante a internação ou após a alta e está relacionada aos procedimentos realizados durante a hospitalização, conforme a Portaria nº 2.616 de 12 de maio de 1998.

Considerando que as infecções hospitalares constituem risco significativo à saúde dos usuários dos hospitais e estabelecimentos de saúde, sua prevenção e controle envolvem melhoria da assistência à saúde prestada, vigilância sanitária tomadas no âmbito do Estado, do Município e de cada instituição.

A ampliação do conceito de infecção hospitalar, atualmente denominada infecção relacionada à assistência à saúde (IRAS), resulta da expansão dos estabelecimentos que prestam assistência à saúde que compreende, além de hospital de agudos, hospital de pacientes crônicos, clínicas, laboratórios, assistência domiciliar e unidades de hemodiálise.

As IRAS consistem em eventos adversos ainda persistentes nos serviços de saúde. Sabe-se que a infecção ocasiona a considerável elevação dos custos no cuidado do paciente, além de aumentar o tempo de internação, a morbidade e a mortalidade nos serviços de saúde e do país.

A identificação, a prevenção e o controle das IRAS representam fundamentos para a intervenção sobre o risco em serviços de saúde, antes que a lesão alcance o paciente. Desse conjunto de ações, considerado prioritário para promover a segurança do paciente, extraem-se expressões numéricas que orientam o estabelecimento individual e o coletivo de medidas para prevenir e intervir na ocorrência de eventos adversos infecciosos e sobre o risco ao paciente.

A Agência Nacional de Vigilância Sanitária (Anvisa) vem produzindo, desde 2008, manuais que abordam diferentes questões relacionadas às principais síndromes infecciosas relacionadas à assistência à saúde, incluindo suas definições, indicadores, medidas e estratégias de prevenção.

Desde 2010, o indicador de infecção primária de corrente sanguínea (IPCS) em pacientes em uso de cateter venoso central (CVC) em unidades de terapia intensiva (UTI) é de notificação obrigatória para alguns estabelecimentos de saúde de todo território nacional, públicos e/ou privados e são publicados periodicamente para acesso e controle de ações locais e nacionais. Em longo prazo, o intuito é estabelecer o fluxo de informações de indicadores de saúde para as outras infecções relacionadas à assistência à saúde.

Uma meta estabelecida com essa ação é diminuir em 30% as infecções primárias de corrente sanguínea em um período de 3 anos conforme as possibilidades locais.

Em 2010, a Anvisa divulgou indicadores nacionais de IPCS em que foram notificadas 18.370 infecções em UTI adulta e pediátrica e a densidade de incidência observada foi de 3,3 infecções/1.000 CVC (laboratorialmente confirmadas). Nessa pesquisa, participaram 690 hospitais de todo o país; destes, 36,2% (250) eram do Estado de São Paulo.

Dados do National Healthcare Safety Network (NHSN), referentes ao ano de 2012, evidenciaram uma densidade de incidência de IPCS de 0,59 infecções/1.000 CVC/dia em UTI de hospitais universitários e de 0,41 infecções/1.000 CVC/dia em UTI dos demais tipos de hospitais, cujos dados foram obtidos de 4.444 hospitais norte-americanos.

Os microrganismos mais comumente isolados nas hemoculturas de pacientes que apresentam IPCS são os gram-positivos, entre eles se destacam o estafilococos coagulase-negativa e o *Staphylococcus aureus*. Todavia, existe uma gama de microrganismos nas UTI. Desse modo, o **Quadro 12.1** a seguir lista os mais comuns, com os locais de acometimento e recomendações gerais de prevenção:

Quadro 12.1. Microrganismos mais comuns em UTI

Local	Microrganismo	Diferenciação quanto ao método de coloração de Gram
Corrente sanguínea	*Klebsiella pneumoniae* produtora de carbapenemase (KPC)	Gram-negativo
Secreção traqueal	*Acinetobacter baumannii*	Gram-negativo
Secreção traqueal	*Burkholderia cepacia*	Gram-negativo
Corrente sanguínea	*Pseudomonas aeruginosa*	Gram-negativo
Urina	*Escherichia coli*	Gram-negativo
Secreção traqueal	*Enterobacter cloacae*	Gram-negativo
Urina	*Enterobacter aerogenes*	Gram-negativo
Escarro	*Serratia marcescens*	Gram-negativo
Secreção traqueal	Enterococo Resistente à Vancomicina	Gram-positivo
Urina	*Enterococcus faecalis*	Gram-positivo
Corrente sanguínea	*Enterococcus faecium*	Gram-positivo
Corrente sanguínea	*Staphylococcus epidermidis*	Gram-positivo
Recomendações que podem ser realizadas para prevenção da ICS por microrganismos resistentes		

Precaução de contato e limpeza de superfície, higiene das mãos:
* Manter 1 m de distância entre o leito do isolamento e outros leitos.
* Equipamentos como estetoscópios, termômetros, esfigmomanômetros e outros devem ser de uso exclusivo do paciente e higienizados após o uso.
* Evitar levar os prontuários ao lado do paciente, especialmente apoiá-los no mobiliário, pelo risco de contaminação.
* Proceder à limpeza e desinfecção de equipamentos como monitores, bombas e painel de respirador com espuma detergente (Surfa'Safe) ao final de cada plantão.
* A identificação de isolamento de contato deve estar no prontuário.
* Orientar os acompanhantes quanto à higienização, restringir deambulação entre leitos.

Pacientes que recebem antibióticos permanecem colonizados após a cura da infecção, e podem transmitir a bactéria para os pacientes por meio das mãos dos profissionais.

Fonte: APECIH. Precauções e isolamento, 1999.

Assim, as IRAS são um dos grandes problemas para o cuidado do paciente, e sua vigilância e prevenção deve ser prioridade no planejamento estratégico das instituições comprometidas com o cuidado de saúde mais seguro. A maioria das mortes e sofrimentos atribuíveis a elas pode ser evitada pela adesão à higienização das mãos e às precauções padrão e especiais, ação muito simples e que continua sendo a principal medida.

Diante disso, em quaisquer dos cenários em que se considere a assistência à saúde, do hospital de agudos ao cuidado ambulatorial, passando pelas instituições de longa permanência, as IRAS ainda são um desafio e nenhuma instituição ou país pode pretender ter resolvido definitivamente esse problema.

Para o desenvolvimento das ações relacionadas às medidas de prevenção, definições de fatores de risco e levantamento do perfil epidemiológico, além de auxiliar e divulgar os indicadores para as equipes de assistências e multiprofissionais de cada instituição, é necessário um grupo de profissionais dedicados conforme a Portaria nº 2.616 de 12 de maio de 1998. Entre as suas principais competências, estão:

1. Executar um Programa de Controle de Infecções Hospitalares (PCIH) que consiste em um conjunto de ações desenvolvidas para redução máxima possível da incidência, da gravidade e da transmissibilidade das infecções hospitalares;
2. Elaborar, implementar, manter e avaliar programa de controle de infecção hospitalar adequado às características e necessidades da instituição, contemplando, no mínimo, ações relativas à adequação, implementação e supervisão das normas e das rotinas técnico-operacionais, visando à prevenção e controle das infecções hospitalares;
3. Usar racionalmente antimicrobianos e materiais médico-hospitalares;
4. Realizar investigação epidemiológica de casos e surtos, sempre que indicado, e implantar medidas imediatas de controle;
5. Elaborar e divulgar, regularmente, relatórios e comunicar, periodicamente, à autoridade máxima de instituição e às chefias de todos os setores do hospital a situação do controle das infecções hospitalares, promovendo seu amplo debate na comunidade hospitalar.

Higiene de mãos e segurança do paciente: o papel da higienização das mãos em reduzir as IRAS

Em 1847, o médico húngaro Ignaz Philip Semmelweis foi o primeiro a descrever a associação de mãos contaminadas dos profissionais de saúde, tanto com infecções endêmicas como com graves surtos, quando demonstrou que as higienizar adequadamente poderia prevenir infecções e evitar a mortalidade.

Embora a higiene das mãos constitua a medida mais eficaz na prevenção da transmissão de microrganismos patogênicos, os estudos evidenciam que a adesão ao procedimento pela equipe multidisciplinar é insatisfatória.

"Higiene das mãos" é um termo geral, que se refere a qualquer ação de higienizar as mãos para prevenir a transmissão de microrganismos e, consequentemente, evitar que pacientes e profissionais de saúde adquiram IRAS. De acordo com a Anvisa, o termo engloba a higiene simples, a higiene antisséptica e a fricção antisséptica das mãos com preparação alcoólica.

◀ Recomendações para a higiene das mãos

As indicações para higiene das mãos obedecem os critérios das diretrizes do CDC e do Comitê Consultivo em Práticas de Controle de Infecção em Saúde (CDC/HICPAC), disponíveis desde outubro de 2002. Cada recomendação é categorizada com base em dados científicos existentes, fundamentação teórica, aplicabilidade e impacto econômico, conforme o **Quadro 12.2** a seguir.

➡ **Quadro 12.2.** Nível de evidência

Nível de evidência	Definição
Categoria IA	Enfaticamente recomendado para implementação e firmemente apoiado por estudos experimentais, clínicos ou epidemiológicos bem desenhados.
Categoria IB	Enfaticamente recomendado para implementação e apoiado por determinados estudos experimentais, clínicos ou epidemiológicos e uma forte base teórica.
Categoria IC	Necessário para implementação, conforme exigido por regulamentação ou padrão federal ou estadual.
Categoria II	Sugerido para implementação e apoiado por estudos clínicos ou epidemiológicos sugestivos ou uma fundamentação teórica.
Nenhuma recomendação	Problema não resolvido. Práticas para as quais não existem evidências suficientes ou nenhum consenso em relação à eficácia.

Fonte: Guideline for Hand Hygiene in Health-Care Settings. October 25, 2002/Vol. 51/No. RR-16.

Higienizar as mãos com sabonete líquido e água:
- Quando estiverem visivelmente sujas ou manchadas de sangue ou de outros fluidos corporais (IA);
- Antes de ter contato direto com pacientes (IB);
- Antes de usar luvas estéreis ao inserir um cateter intravascular central (IB);
- Antes de iniciar cateterização urinária, vascular periférica ou outros dispositivos invasivos que não requerem cirurgia procedimento (IB);
- Após o contato com o paciente (IB);
- Após o contato com fluidos corporais ou excreções, membranas mucosas, pele não intacta e curativos se as mãos não estiverem visivelmente sujas (IA);
- Antes de passar de um local do corpo contaminado para outro local não contaminado no mesmo paciente (II);
- Após o contato com objetos (incluindo equipamentos médicos) de proximidade imediata do paciente (II);
- Depois de retirar as luvas (IB);
- Antes de comer e depois de usar um banheiro (IB);

- Lenços impregnados com antimicrobianos pode ser considerado como uma alternativa para lavar as mãos com sabão não antimicrobiano e água. Todavia, por não serem tão eficazes como esfregar as mãos à base de álcool ou lavar as mãos com um sabonete antimicrobiano e água para reduzir as contagens bacterianas nas mãos dos profissionais de saúde, eles não são considerados substitutos (IB);
- Lavar as mãos com sabão e água não antimicrobianos ou com sabão antimicrobiano e água mediante exposição a *Bacillus anthracis* suspeita ou comprovada. O ato de lavar e enxaguar as mãos sob tais circunstâncias é recomendado porque álcoois, clorexidina, iodóforos e outros agentes antissépticos têm pouca atividade contra esporos (II);
- Nenhuma recomendação pode ser feita em relação ao uso rotineiro de esfregões não alcoólicos à mão para higiene em ambientes de cuidados de saúde (problema não resolvido).

Indicações: As indicações para a higienização das mãos dependem das tarefas executadas nessas áreas assistenciais e de prestação de cuidado (**Quadro 12.3**; **Figuras 12.1** e **12.2**). A indicação é justificada pelo risco de transmissão de microrganismos de uma superfície "antes" ou "após" o contato.

Quadro 12.3: Indicações dos cinco momentos para a higienização das mãos

1. Antes do contato com o paciente	• Antes do contato direto com os pacientes.
2. Antes de realizar procedimentos	• Antes de manusear um dispositivo invasivo na assistência ao paciente, estando ou não com luvas. • Se estiver mudando de um sítio corporal contaminado para outro limpo durante o cuidado ao paciente.
3. Após risco de exposição a fluidos corporais	• Após contato com fluidos ou excreções, membrana mucosas, pele não intacta ou curativo de feridas. • Se tiver mudando de um sítio corporal para outro limpo durante o cuidado ao paciente. • Após remoção de luvas.
4. Após contato com o paciente	• Após contato direto com os pacientes. • Após remoção de luvas.
5. Após contato com as áreas próximas ao paciente	• Após contato com objetos inanimados e superfícies (inclusive equipamentos médicos) imediatamente próximas ao paciente. • Após remoção de luvas.

Fonte: Segurança do paciente. Higienização das mãos. ANVISA, 2013.

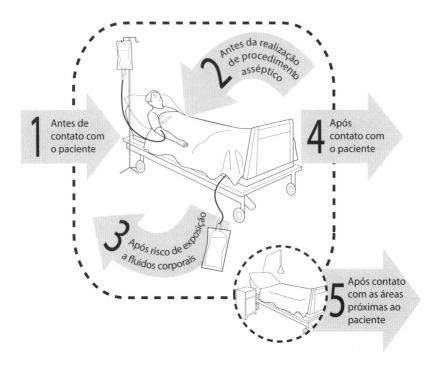

Figura 12.1. Cinco momentos para higienização das mãos. Fonte: Manual para observadores: estratégia multimodal da OMS para melhoria da higienização das mãos.

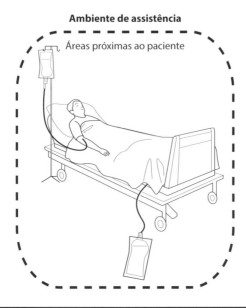

Figura 12.2. Pontos de assistência: áreas próximas ao paciente. Fonte: Manual para observadores: estratégia multimodal da OMS para melhoria da higienização das mãos.

Infecção primária de corrente sanguínea em neonatologia e pediatria

O uso de cateter venoso central (CVC) vem se tornando prática indispensável nos cuidados aos pacientes hospitalizados. A utilização de CVC representa significativo avanço no diagnóstico e na terapêutica em saúde. Nos recém-nascidos (RN) e crianças, são indicados para terapia medicamentosa, monitoração hemodinâmica e administração de nutrição parenteral total. E procedimentos cirúrgicos e clínicos são realizados com o desenvolvimento dessa tecnologia.

Entretanto, mesmo diante dos benefícios verificados, por se tratar de um dispositivo de acesso direto invasivo, o CVC é o principal fator de risco para infecção de corrente sanguínea (ICS) nas UTI pediátrica e neonatal, associado a complicações infecciosas e mecânicas, locais ou sistêmicas, que resultam em disseminação hematogênica com base no cateter colonizado.

Uma revisão da literatura, feita por Stocco et al., em 2012, sobre as principais causas de mortalidade por infecções relacionadas ao uso de CVC, evidenciou que a sepse primária foi a complicação mais prevalente relacionada ao cateter, com maior incidência nas crianças de menor peso ao nascer, sexo masculino e maior tempo de permanência do cateter. Os autores também identificaram *S. coagulase negativo*, *Candida sp.* e *Enterococcus sp*, como os microrganismos mais comuns nos casos de sepse relacionado ao uso de CVC, além da relação dos mesmos com a mortalidade.

A definição da sepse neonatal como precoce ou tardia, auxilia muito na escolha do esquema empírico de tratamento das IRAS à assistência em neonatologia, pois este depende do tempo de aparecimento da clínica (precoce ou tardia), da realização prévia de procedimentos invasivos, do conhecimento da microbiota prevalente e do padrão de resistência de cada hospital, sendo os patógenos mais comumente relatados em pediatria e neonatologia o estafilococos coagulase-negativa, *S. aureus*, enterococos e *Candida spp.*

A infecção neonatal precoce tem início no período pré-natal ou perinatal, provável origem materna, causada por toxoplamose, sífilis, citomegalovírus e *Streptocuccus agalactiae*, enquanto a sepse tardia, assim como outras infecções, em geral é causada por microrganismos adquiridos pós-nascimento, provável origem hospitalar, por meio de transmissão direta ou cruzada (**Figura 12.3**).

Entre os fatores de risco associados à sepse tardia encontram-se o peso ao nascer; atraso na nutrição enteral; uso de nutrição parenteral; uso de CVC e ventilação mecânica (VM) e complicações de prematuridade que normalmente exigem intervenção cirúrgica, como enterocolite necrosante, canal arterial patente e displasia broncopulmonar.

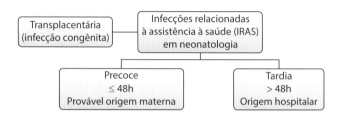

■ **Figura 12.3.** Classificação das IRAS em neonatologia de acordo com o tempo de manifestação dos sinais clínicos. Fonte: Manual para Critérios Diagnósticos de Infecções Relacionadas à Assistência à Saúde Neonatologia, ANVISA, 2013.

O **Quadro 12.4** sintetiza os principais agentes etiológicos da sepse neonatal, divida em precoce e tardia.

⮞ Quadro 12.4. Principais agentes etiológicos da sepse neonatal

Sepse precoce	Sepse tardia
Estreptococos dos grupos A, B, D e Viridans *Listeria monocytogenes* Bacilos entéricos Gram-negativos (*Escherichia coli*)	*Estaphylococcus aureus,* Estafilococos coagulase-negativa *Escherichia coli* *Klebsiella-Enterobacter* Pseudomonas *Serratia marcescens* *Salmonella sp* Fungos

Prevenção de infecção neonatal precoce por estreptococos do grupo B

Identificar e tratar profilaticamente as gestantes a partir da detecção oportuna da bactéria estreptococos do grupo B (GBS) entre 35 e 37 semanas de gestação, em cultura de conteúdo vaginal e retal, constitui-se a principal medida para prevenção da infecção neonatal.

Ao encontro dessa temática relevante de saúde pública, a Secretaria Municipal de Saúde de São Paulo lançou uma nota técnica para rastreamento de GBS em todas as gestantes incluídas no Programa Mãe Paulistana, no ano de 2008, dividindo as competências entre a atenção básica, para identificar o patógeno no momento oportuno; a maternidade; e os neonatologistas, prevenindo possíveis desfechos negativos ao neonato.

Uma revisão sistemática com metanálise mostrou, posteriormente, a efetividade das estratégias de rastreamento e o impacto na redução da incidência de sepse neonatal, sendo ressaltada a superioridade da estratégia do *screening* universal para detecção do estreptococo em momento oportuno para adoção de medidas profiláticas.

Estratégias e medidas de prevenção de infecção de corrente sanguínea em neonatologia e pediatria

As estratégias e medidas de prevenção de IPCS seguem as recomendações do Manual da Anvisa (2017) e *Guideline for Prevention of Intravascular Catheter--Related Infections* – HICPAC – *Centers for Disease Control* (CDC, 2011), relacionadas à Pediatria e Neonatologia, que são:

- Designar somente profissionais treinados e que demonstram competência para inserção e manutenção dos cateteres periféricos e centrais (IA).
- Assegurar adequada relação Enfermagem/RN. Estudos observacionais revelaram aumento do risco de infecção relacionada a cateteres vasculares quando a relação RN/enfermeiros está insuficiente (IB).
- O uso de luvas não dispensa a adequada higiene das mãos, antes e após a manipulação do acesso vascular (**Figura 12.4**) (IA).
- Usar luvas estéreis para inserção de cateter vascular central (IA).

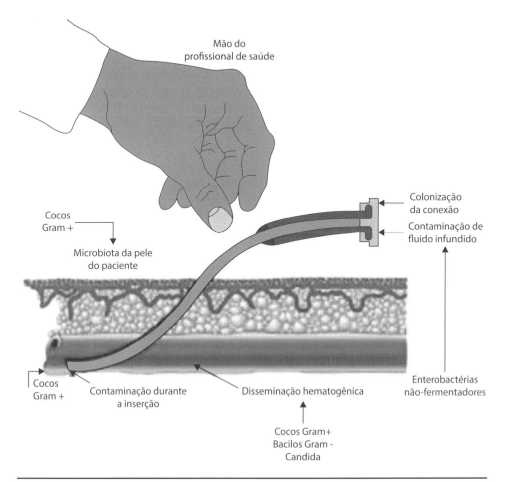

Figura 12.4. Fisiopatogenia da infecção relacionada ao CVC. Fonte:http://www.anvisa.gov.br/servicosaude/controle/rede_rm/cursos/rm_controle/opas_web/modulo5/pre_corrente.htm.

- Usar luvas estéreis ou de procedimento não estéreis (usando técnica asséptica) nas trocas de curativos (IC).
- Eduque os profissionais de saúde (PS) envolvidos na inserção, no cuidado e na manutenção de cateteres vasculares sobre a prevenção de IPCS (II).
- Inclua as indicações para uso de cateter, inserção apropriada e manutenção, o risco de IPCS e estratégias gerais de prevenção de IPCS.

Cateter Venoso Central

- Usar solução antisséptica para inserção do CVC (dar preferência às soluções de clorexidina) (IA).
- Antes da inserção do cateter, aguardar a ação e a permanência mínima do antisséptico ou até que tenha secado por completo (IB).
- Usar curativo estéril de gaze ou transparente para cobrir o local de inserção (IA).

- Se o paciente apresentar sangramento, dar preferência ao curativo com gaze até resolução do problema (II).
- Trocar o curativo sempre que o local estiver sujo, úmido ou solto (IB).
- Não usar pomadas ou cremes de antimicrobiano no local de inserção do cateter, pois aumenta o risco de colonização, de infecção fúngica e de resistência microbiana. (IB)
- Não trocar o CVC de rotina com objetivo de reduzir infecção associada a cateter (IB).
- Manter cateter periférico o tempo que for possível, sem troca programada, exceto se ocorrer alguma complicação (IB).
- Pode-se utilizar acesso nas extremidades superiores ou inferiores para inserção do cateter periférico (II).
- A pacientes que não estejam recebendo soluções com lipídeos ou sangue e derivados, recomenda-se não trocar o sistema de infusão, incluindo os outros dispositivos acoplados ao sistema, com intervalo menor que 96 horas, e não maior que 7 dias, exceto se suspeita ou comprovação de bacteremia relacionada ao CVC (IA).
- Trocar o sistema de infusão sangue ou derivados ou solução lipídica em no máximo 24 horas (IB).
- Trocar o dispositivo tipo *needleless* (sem agulha) no mínimo com a mesma frequência do resto do sistema de infusão (II).
- Utilizar antisséptico apropriado (clorexidina, álcool 70%, ou antisséptico à base de iodo) nas conexões com objetivo de minimizar risco de infecção associada a cateter (IA).
- Implantar sistema de *bundles* com objetivo de checar a adesão às recomendações locais relativas à prevenção de infecção associada a cateter (IB).
- Constituir grupo específico de cateter para inserção e manutenção dos CVC (IB).
- Evitar uso de agulhas de metal (aço) para inserção periférica, pelo maior risco de extravasamento de fluidos e medicamentos, seguido de necrose (IA).
- Usar cateter tipo cateter central de inserção periférica (CCIP) sempre que estiver programada infusão endovenosa maior que 6 dias (IB).
- Usar curativo impregnado com clorexidina nas crianças maiores de 2 meses de idade, desde que todas as outras medidas de prevenção já tenham sido implantadas (treinamento, uso apropriado de clorexidina e outros) e, mesmo assim, os índices de infecção associada a cateter não estejam declinando (IB).
- Usar precaução de barreira máxima, com luva, máscara, avental e campos grandes estéreis, tanto na inserção do cateter como nas trocas com fio-guia (IB).
- Não remover os CCIP apenas por causa de febre. Usar o julgamento clínico, para descartar a possibilidade de infecção em outro sítio (II).
- Trocar o curativo a cada 2 dias para gaze (II) e, para curativo transparente, não há limite de tempo para troca, visto que o risco de deslocamento do CVC, no momento da troca, é maior do que o benefício de sua troca com tempo pré-estabelecido (IB).

Cateter Umbilical

- O cateter umbilical deve ser reservado para situações de emergência ou quando não houver outra opção de acesso, devendo ser substituído assim que possível.
- Realizar antissepsia do coto e da região periumbilical com produto à base de clorexidina ou PVPI. Não utilizar tintura de iodo pelo impacto sobre a glândula tireoide do neonato.
- Barreira máxima no momento da inserção, incluindo uso de gorro, máscara, avental estéril de manga longa, luvas estéreis e campo ampliado estéril.
- Após sutura do cateter no coto umbilical, realizar fixação do dispositivo, utilizando-se a técnica da "ponte".
- Manter o sítio de inserção limpo e seco.
- Não utilizar antimicrobianos tópicos pelo risco de seleção de resistência microbiana e de colonização fúngica.
- Adicionar baixas doses de heparina (0,25 a 1 U/m) ao fluido infundido através do cateter umbilical arterial (IB).
- Remover o cateter umbilical arterial assim que este não seja mais necessário ou a qualquer sinal ou sintoma de insuficiência vascular de membros inferiores ou sinais de infecção associada ao cateter. Idealmente, manter o cateter umbilical arterial por máximo de 5 dias (II).
- Remover o cateter umbilical venoso assim que possível, podendo ser mantido no local até o máximo de 7 dias, desde que mantido de forma asséptica.

Medidas Adicionais para Controle de Infecção em UTIP e Neonatal

Clorexidina

Segundo o *Guideline* sobre Higiene das Mãos em Ambientes de Saúde (CDC, 2002), a clorexidina é um antisséptico bifosfonado catiônico, desenvolvido na Inglaterra no início dos anos 1950, cuja forma química, digluconato, é solúvel em água. Sua atividade antimicrobiana é atribuída à capacidade de fixação e ao subsequente rompimento das membranas citoplasmáticas, resultando em precipitação de conteúdo celular. Todavia, a atividade antimicrobiana imediata deste composto não esporicida ocorre mais devagar do que a de álcoois. Quanto ao uso, responde muito bem contra bactérias gram-positivas, tem atividade menor contra bactérias gram-negativas e fungos e atividade mínima contra o bacilo da tuberculose.

Formulações aquosas ou detergentes contendo clorexidina em concentrações de 0,5 a 0,75% são mais efetivas do que sabão neutro. Entretanto, essas formulações têm menos efetividade do que preparações de detergentes antissépticos contendo gluconato de clorexidina a 4%, além do fato de que preparações com gluconato de clorexidina a 2% serem discretamente menos eficazes do que as que contêm clorexidina a 4%.

Quando associada em baixas concentrações (0,5 a 1,0%) a preparações à base de álcool, a clorexidina tem maior atividade residual do que o uso do álcool sozinho. Ademais, quando usada conforme as recomendações, ela tem bons dados de segurança, com absorção mínima pela pele.

Existem três tipos de preparações de clorexidina:
- Degermante (2%): para degermação de campo operatório e das mãos;
- Alcoólica: para realizar antissepsia da pele e de procedimentos invasivos;
- Aquosa (0,2 a 0,12%): para realizar higiene oral e antissepsia de mucosas.
- Essas informações tornam a clorexidina um composto valioso para ser utilizado nas unidades de terapias intensivas pediátricas e neonatais, visando a prevenção de infecção e diminuição das taxas já existentes.

◀ Banho com clorexidina

Estudos demonstram que o uso da clorexidina para higienização de rotina em pacientes na UTI pode diminuir a incidência da aquisição do *Staphylococcus aureus* resistente à meticilina (MRSA) e *enterococcus* resistente à vancomicina e pode reduzir a incidência de ICS associadas ao uso de cateter, além de reduzir também a aquisição de enterobactérias via transmissão cruzada em situações endêmicas.

Um estudo que introduziu o banho com clorexidina em neonatos de baixo peso mostrou diminuição das taxas de ICS com impacto especial para os gram-positivos, principais agentes de infecção em neonatologia e pediatria, provavelmente em virtude da redução na carga de microrganismos na pele de pacientes infectados ou colonizados, com redução subsequente na contaminação das superfícies do ambiente e mãos do pessoal da equipe de saúde. Os autores afirmam ser necessários novos estudos sobre as medidas de erradicação para o trato gastrintestinal, feridas e/ou outros locais do corpo colonizado, se a erradicação completa for o objetivo.

Já pesquisadores americanos fizeram um estudo randomizado com pacientes em uso de banho com clorexidina e pacientes sem esse tipo de banho e verificaram que o banho diário com clorexidina antisséptica como lavagem tópica antisséptica profilática diária leva à diminuição da densidade de infecção entre os pacientes oncológicos pediátricos, especialmente em pacientes com mais de 12 anos de idade. Além disso, o banho diário de clorexidina reduziu significativamente a taxa de infecção hospitalar adquirida em pacientes com mais de 12 anos de idade. Os resultados desse estudo sugerem que o banho diário com clorexidina pode ser uma medida eficaz de redução da infecção nosocomial em pacientes oncológicos pediátricos.

Outro estudo randomizado, não cego, cruzado, realizado em cinco hospitais pediátricos americanos, avaliou taxas de bacteremia em pacientes que fizeram banho com gluconato de clorexidina comparado com as práticas padrão de banho por um período de 6 meses. Evidenciou-se que crianças gravemente doentes recebendo banhos diários com gluconato de clorexidina tiveram uma menor incidência de bacteremia e o tratamento foi bem tolerado.

Embora os estudos supracitados demonstrem benefícios do uso do banho com clorexidina, são necessários mais trabalhos com a população pediátrica, em razão das particularidades de cada país, que envolvem diferentes etnias, hábitos e costumes, além das microbiotas, a fim de que o procedimento possa ser empregado nas instituições com segurança em larga escala.

Referências Bibliográficas

1. Mendes, EDT. Banho de clorexidina para prevenção de colonização e infecção por micro-organismos multirresistentes na unidade de transplante de células tronco e hematopoiéticas [tese]. São Paulo: Faculdade de Medicina da Universidade de São Paulo, 2015 [citado 2018-04-27]. doi:10.11606/T.5.2016.tde-02052016-144208.
2. World Health Organization. WHO Guidelines on Hand Hygiene in Health Care. [internet]. Geneva; WHO; 2005.
3. Yu A, Flott K, Chainani N, Fontana G, Darzi A. Patient Safety 2030. London, UK: NIHR. Imperial Patient Safety Translational Research Centre; 2016.
4. Brasil. Ministério da Saúde. Portaria nº 529 de 1 de abril de 2013. Brasília; MS; 2013.
5. Brasil. Ministério da Saúde. Agência Nacional de Vigilância Sanitária. Portaria nº 2.616 de 12 de maio de 1998. Brasília: Anvisa; 1998.
6. Brasil. Agência Nacional de Vigilância Sanitária – Anvisa. Brochura: Higienização das Mãos em Serviços de Saúde. Disponível em: http://www.anvisa.gov.br/hotsite/higienizacao_maos/manual_integra.pdf. 2008.
7. Brasil. Ministério da Saúde. Agência Nacional de Vigilância Sanitária. Indicador Nacional das infecções relacionadas à assistência à saúde. Brasília: Anvisa; 2011.
8. Dudeck MA, Weiner LM, Allen-Bridson K, Malpiedi PJ, Peterson KD, Pollock DA, Sievert DM, Edwards JR. National Healthcare Safety Network (NHSN) report, data summary for 2012, Device-associated module. Am J Infect Control. 2013; 41(12):1148-66.
9. Porto JP, Santos RO, Gontijo PP Filho, Ribas RM. Active surveillance to determine the impact of methicillin resistance on mortality in patients with bacteremia and influences of the use of antibiotics on the development of MRSA infection. Rev Soc Bras Med Trop. 2013; 46(6):713-718.
10. Sievert DM, Ricks P, Edwards JR, Schneider A, Patel J, Srinivasan A, et al. National Healthcare Safety Network (NHSN) Team and Participating NHSN Facilities. Antimicrobial-resistant pathogens associated with healthcare-associated infections: summary of data reported to the National Healthcare Safety Network at the Centers for Disease Control and Prevention, 2009-2010. Infect Control Hosp Epidemiol. 2013. Jan;34(1):1-14.
11. Shah H, Bosch W, Thompson KM, Hellinger WC. Intravascular catheter-related bloodstream infection. Neurohospitalist. 2013. Jul;3(3):144-51.
12. Associação Paulista de Estudo e Controle de Infecção Hospitalar (APECIH). Precauções e isolamentos. São Paulo; 1999.
13. World Health Organization. WHO Guidelines on Hand Hygiene in Health Care. [internet]. Geneva; WHO; 2009. Disponível em: http://whqlibdoc.who.int/publications/2009/9789241597906_eng.pdf.
14. Brasil. Agência Nacional de Vigilância Sanitária – Anvisa. Assistência Segura. Uma Reflexão Teórica Aplicada à Prática. Série Segurança do Paciente e Qualidade em Serviços de Saúde. Brasília, 2013. Anvisa. Brochura: Segurança do Paciente. Higienização das Mãos. Disponível em: http://anvisa.gov.br/servicosaude/manuais/paciente_hig_maos.pdf.
15. Centers for Disease Control and Prevention. Guideline for Hand Hygiene in Health-Care Settings. Recommendations of the Healthcare Infection Control Practices. Advisory Committee and the HICPAC/SHEA/APIC/IDSA. Hand Hygiene Task Force. October 25, 2002/Vol. 51/No.RR-16.
16. Brasil. Agência Nacional de Vigilância Sanitária – Anvisa. Assistência Segura: Uma Reflexão Teórica Aplicada à Prática. Série Segurança do Paciente e Qualidade em Serviços de Saúde. Brasília; 2013.
17. Centers for Diseases Control and Prevention: Vital signs: central line-associated blood stream infections. United States, 2001, 2008, and 2009. MMWR 2011, 60:243-248.
18. Perdikaris P, Pestsios K, Vasilatou-Kosmidis H, Matziou V. Complications of Hickman-Broviac catheters in children with malignancies. Pediatr Hematol Oncol. 2008;25(5):375-84.
19. Stocco JGD, Crozeta K, Taminato M, Danski M, Meier MJ. Avaliação da mortalidade de neonatos e crianças relacionada ao uso do cateter venoso central: revisão sistemática. Acta paul. enferm. 2012; 25(1): 90-95.
20. Brasil. Ministério da Saúde. Agência Nacional de Vigilância Sanitária. Neonatologia: critérios nacionais de infecções relacionadas à assistência à saúde. Brasília: Ministério da Saúde; 2013.
21. Center for Disease Control and Prevention. Prevention of Perinatal Group B Streptococcal Disease Revised Guidelines from CDC. 2010. MMWR Morb Mortal Wkly Rep. 2010;59(RR-10):1-27.

22. São Paulo. Nota técnica: prevenção da infecção neonatal pelo Streptococcus agalactiae (Estreptococo do grupo B ou GBS). São Paulo: Prefeitura de São Paulo; 2008.
23. Taminato M, Fram D, Torloni MR, Belasco AGS, Saconato H, Barbosa DA. Screening for group B Streptococcus in pregnant women: a systematic review and meta-analysis. Rev Latinoam Enferm. 2011;19(6):1470-8.
24. Brasil. Agência Nacional de Vigilância Sanitária. Infecção de Corrente Sanguínea. Orientações para Prevenção das Infecções Primária de Corrente Sanguínea. Agosto, 2010.
25. Center for Disease Control and Prevention. Department of Health and Human Services. Guidelines for the Prevention of Intravascular Catheter – Related Infections. Washington, 2011. 83 p.
26. Bleasdale S, Trick W, Gonzalez I, Lyles R, Hayden M, Weinstein R. Effectiveness of chlorhexidine bathing to reduce catheter-associated bloodstream infections in medical intensive care unit patients. Arch Intern Med 2007;167:2073-9.
27. Chung Y, Kim JS, Lee SS, Lee JA, Kim HS, Shin KS, Park EY, et al. Effect of daily chlorhexidine bathing on acquisition of carbapenem-resistant Acinetobacter baumannii (CRAB) in the medical intensive care unit with CRAB endemicity. Am J Infect Control. 2015. Aug 18: S0196-6553(15)00749-X.
28. Montecalvo MA, McKenna D, Yarrish R, Mack L, Maguire G, Haas J, et al. Chlorhexidine Bathing to Reduce Central Venous Catheter-associated Bloodstream Infection: Impact and Sustainability. Am J Med. 2012 May;125(5):505-11. doi: 10.1016/j.amjmed.2011.10.032.
29. Wendt C, Schinke S, Wurttemberger M, Oberdorfer K, Bock-Hensley O, von Baum H. Value of whole-body washing with chlorhexidine for the eradication of methicillin-resistant Staphylococcus aureus: a randomized, placebo-controlled, double-blind clinical trial. Infect Control Hosp Epidemiol 2007;28:1036-43.
30. Raulji CM, Clay K, Velasco C, Yu LC. Daily Bathing with Chlorhexidine and Its Effects on Nosocomial Infection Rates in Pediatric Oncology Patients. Pediatr Hematol Oncol. 2015;32(5):315-21. doi: 10.3109/08880018.2015.1013588. Epub 2015 Apr 28.
31. Milstone AM, Elward A, Song X, Zerr DM, Orscheln R, Speck K, et al. Pediatric SCRUB Trial Study Group. Daily chlorhexidine bathing to reduce bacteraemia in critically ill children: a multicentre, cluster-randomised, crossover trial. Lancet. 2013 Mar 30;381(9872):1099-106. doi: 10.1016/S0140-6736(12)61687-0. Epub 2013 Jan 28.

Humanização do Cuidado Prestado à Criança Grave e à Família

13

Carolina Perracini

A unidade de terapia intensiva pediátrica (UTIP) foi criada com o objetivo de salvar a vida de crianças com risco iminente de morte. O desenvolvimento da ciência médica, por meio da realização de procedimentos complexos e por vezes invasivos, somados ao uso de tecnologias cada vez mais potentes, tem conseguido salvar e prolongar a vida dos pacientes. Mas o ambiente frio e hostil pode trazer traumas irreparáveis para a criança e para a família (Molina, et al; 2009).

O atendimento prestado a uma criança nessa unidade não deve garantir apenas as necessidades físicas e biológicas, mas também as psicossociais e espirituais, a fim de realizar um cuidado integral e humanizado, minimizando os efeitos da internação.

O tratamento a que se propõe é considerado invasivo e complexo, tanto para o paciente quanto para a sua família e, por isso, o trabalho desenvolvido requer uma atenção multiprofissional.

Trabalhar em equipe promove troca de experiências e saberes, proporcionando melhor compreensão do paciente, reconhecendo o mesmo em sua totalidade, na direção de uma atenção integral a saúde da criança.

As crianças internadas nesta unidade estão passando por um momento delicado de suas vidas, necessitando de atenção, monitoramento e intervenções complexas por 24 horas. Muitas delas apresentam-se em coma ou sedadas, fazem uso de aparelhos e medicações para garantia de sua sobrevivência. Tudo isso exige um maior esforço por parte da equipe para agir e interagir.

Junto às crianças temos seus acompanhantes, normalmente um dos pais ou uma pessoa de referência da criança. O direito ao acompanhante é garantido por lei e sua presença é fundamental para minimizar os efeitos da internação e para compor o cuidado integral. No entanto, os mesmos também devem ser alvo da atenção da equipe, uma vez que se encontram fragilizados diante do ambiente desconhecido e da incerteza sobre a saúde e o futuro da criança.

Após essa breve descrição do cenário da UTIP e da caracterização dos atores envolvidos (equipe profissional, criança e acompanhante), é necessário compreender a humanização de acordo com a proposta da política nacional.

Política Nacional de Humanização

A Política Nacional de Humanização (PNH) foi elaborada com base em um conjunto de princípios e diretrizes aplicados, na prática, por meio de dispositivos.

A PNH propõe uma mudança dos modelos de atenção e de gestão fundados na racionalidade biomédica. Modelos esses que se apresentam na prática fragmentados, hierarquizados e centrados na doença.

Uma das conquistas da construção do Sistema Único de Saúde (SUS) foi a ampliação da concepção de saúde, que deixou de ser reduzida à ausência de doenças. O processo saúde-doença passou a ser compreendido como produto e produtor de uma complexa rede, uma produção social composta de múltiplos fatores.

Os valores que norteiam essa política são a autonomia e o protagonismo dos sujeitos, a corresponsabilidade entre eles, os vínculos que estabelecem e a participação coletiva nas práticas de saúde; entendendo sujeitos todas as pessoas envolvidas no processo de cuidado da saúde, que são: paciente, acompanhante, profissional da saúde e gestor.

Ela se afirma como política pública de saúde com base nos seguintes princípios:

- **Indissociabilidade entre atenção e gestão:** compreendendo que não se pode separar a clínica e a política. Atenção e gestão devem caminhar juntas no processo de produção de saúde e na produção de sujeitos;
- **Transversalidade:** implica a transformação dos modos de relação e de comunicação entre os sujeitos envolvidos no processo de produção de saúde. Paciente, acompanhante, profissional da saúde e gestor devem estar abertos e preparados para dialogar e interagir frequentemente, favorecendo mudanças significativas nas práticas de saúde;
- **Protagonismo, corresponsabilidade e autonomia dos sujeitos:** reconhecendo que todos (paciente, acompanhante, profissional e gestor) devem participar ativamente e se responsabilizar pelo cuidado e pela produção da saúde.

As diretrizes da PNH são conceitos norteadores que se expressam no método da inclusão de usuários, trabalhadores e gestores nos serviços de saúde. Elas são representadas na prática como clínica ampliada, cogestão dos serviços, valorização do trabalho, acolhimento e defesa do direito dos usuários.

Os dispositivos são a tradução dessas diretrizes em estratégias concretas destinada à promoção de mudanças no modelo de atenção e gestão em curso. Um dispositivo é uma ação, um projeto, uma tecnologia a ser implantada, algo que dispare um movimento de mudança para transformar a prática vigente.

Alguns dispositivos propostos pela PNH são:
- Acolhimento com classificação de risco;
- Colegiado gestor;
- Visita aberta e o direito ao acompanhante;

- Equipe de referência;
- Projeto terapêutico singular;
- Ambiência.

Vale destacar que a implantação desses dispositivos nos serviços de saúde se efetiva caso a caso, considerando a especificidade de cada um.

Trazer a PNH para o contexto da UTIP exige uma associação entre a humanização que se preconiza na política e a humanização possível de ser aplicada na prática. Por esse motivo, o exercício entre teoria e prática será apresentado a seguir, como possibilidade.

Visita Aberta e Direito ao Acompanhante

A visita aberta e o direito ao acompanhante são dispositivos propostos pela PNH que tem como objetivo a manutenção do elo entre paciente, sua rede social e o serviço de saúde. Na prática, ela é traduzida como a ampliação do horário de visita nas unidades de internação e a presença de um representante da rede social do paciente que o acompanhará durante toda permanência nos ambientes de assistência à saúde.

Trazendo a proposta do dispositivo para o contexto desse capítulo, será abordada a importância do acompanhante durante a internação da criança em uma UTIP, respeitando as particularidades da infância e dos seus familiares.

O Estatuto da Criança e do Adolescente, por meio da Lei nº 8.069 de 1990, regulamenta a situação dos acompanhantes das crianças durante o período de internação no nosso país. O artigo 12 desse estatuto, atualizado pela Lei nº 13.257 de 2016, determina que os estabelecimentos de atendimento à saúde, inclusive as unidades neonatais, de terapia intensiva e de cuidados intermediários, deverão proporcionar condições para a permanência em tempo integral de um dos pais ou responsável, nos casos de criança e/ou adolescente (Brasil, 1990; Brasil, 2016).

Apesar de ser um direito, trazer os pais para o contexto de uma internação em UTIP não é uma questão simples e implica a reorganização do processo de trabalho em níveis teóricos e práticos. É necessário mudar o cuidado centrado na doença para uma abordagem cujo núcleo está na criança e na família, trazendo uma nova demanda assistencial. A família e a criança passam a ser considerado um só cliente.

Os benefícios para a criança internada em uma UTIP são muitos. Estar com a família significa receber carinho, apoio e segurança nesse momento desafiador, o que pode ajudar a criança a permanecer mais calma e confiante para o enfrentamento da doença e da internação. Estudos apontam que a presença do familiar contribui para a diminuição do tempo de internação da criança, colabora para a assistência integral e melhora a sua adaptação ao hospital (Lima, et al; 1999).

Do ponto de vista fisiológico, a visita e o acompanhante estimulam a produção hormonal do paciente, diminuindo o seu estado de alerta e a ansiedade frente ao desconhecido, trazendo serenidade, confiança e, em consequência, uma resposta mais positiva ao tratamento (Brasil, 2008). Mesmo pacientes inconscientes sentem a presença de familiares. Uma pessoa querida pode confortar um paciente grave em estado de coma, seja com seu carinho, seja com a sua voz. A percepção auditiva ainda é muito questionada em pacientes comatosos, porém estudos sugerem que este é o último sentido a desaparecer em pacientes com alteração do estado de consciência (Dias, et al, 2010; Puggina, et al, 2005).

A presença do familiar também é fundamental em virtude do conhecimento que ele tem sobre a criança. Ele ajuda a captar dados do contexto de vida desse paciente, possibilitando um diagnóstico mais abrangente; auxilia na identificação das necessidades da criança, uma vez que reconhece expressões de dor, padrões de desconforto, coloração de pele e posição preferida; e ainda colabora na observação do quadro clínico, transmitindo para equipe qualquer alteração.

Como a internação em uma UTIP é intensamente marcada pela separação da criança e de seus familiares, muitas vezes os pais também querem participar do cuidado prestado ao seu filho, dentro do possível, sendo esta uma maneira de se sentirem mais próximos da criança (**Figura 13.1**). Participações simples em atividades cotidianas, como auxiliar no banho, realizar uma mudança de decúbito, trocar uma fralda, possibilita aos pais a sensação de estarem exercendo a função materna/paterna. Para a criança, essa participação é percebida como confirmação de afeto, proporcionando a continuidade dos laços familiares e afetivos.

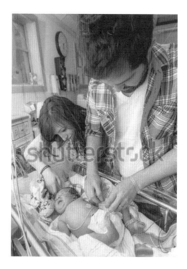

▪ **Figura 13.1.** Pais assumindo cuidados básicos da criança durante a internação em UTIP. Fonte: https://www.shutterstock.com/search/neonatal+intensive+care.

Outro papel importante que a família desempenha durante o período de internação é o de intermediar na relação terapêutica entre profissional e paciente. Como mediador do processo terapêutico, ela pode colaborar para a aceitação do tratamento e amenizar os fatores estressantes da doença, decorrentes dos procedimentos médicos e da hospitalização (Lima, et al; 1999).

O acompanhante que é estimulado e assume essa postura ativa durante a internação, passa a ser corresponsável pelo cuidado da sua criança, contribuindo para uma atenção integral e humanizada.

Além do direito ao acompanhante, a criança internada também deve receber visitas na UTIP de acordo com horários estabelecidos em sua rotina e com a avaliação da equipe multiprofissional. Esse é outro ponto que merece destaque, uma vez que receber carinho de uma pessoa querida ou ouvir uma mensagem de conforto contribui significativamente para o bem-estar e para o tratamento.

Sempre que possível, a autorização de visitas deve respeitar a autonomia e desejo da criança e de sua família. Visita de avós, madrinha/padrinho, irmãos, primos, representantes religiosos ou de uma pessoa que seja referência pode ser um fator importante para a recuperação e reabilitação do paciente.

Entendendo a importância do acompanhante e da visita para a criança internada em UTIP, a equipe precisa reconhecer a família como parte do cuidado humanizado prestado à criança. Nesse sentido, oferecer espaços de escuta e acolhimento aos familiares é fundamental. Quando é estabelecido vínculo, a família se sente acolhida e compreendida, e suas necessidades também são atendidas.

A equipe também deve oferecer aos acompanhantes uma maior compreensão sobre o cotidiano da UTIP, por meio do esclarecimento de dúvidas (sejam elas sobre aparelhos, monitor, exames e procedimentos e condições clínicas da criança) ou da realização de orientações. Ressaltando que o esclarecimento aproxima e torna a família parceira da equipe.

É preciso estar atento às particularidades e singularidades de cada caso. Repensar normas e flexibilizar horários de visita e de troca de acompanhante são atitudes de respeito às necessidades de cada família. O impacto da internação deve ser analisado de acordo com as múltiplas variáveis, por exemplo: o cuidado com os filhos que ficaram em casa, a necessidade de manutenção do emprego, o desejo de receber visita religiosa ou de um parente que veio de longe visitar a criança. Todas essas questões devem ser consideradas e analisadas individualmente.

A formação de grupos operativos e/ou a realização de oficinas terapêuticas são outras estratégias importante de humanização do cuidado com familiares em UTIP. Conduzidos pela equipe multiprofissional, esses espaços buscam oferecer acolhimento e escuta, na intenção de aliviar ansiedades, diminuir o estresse, saciar as dúvidas e fazer orientações. Por serem grupais, favorecem a interação entre os familiares das crianças internadas, a troca de experiências e a formação de uma rede de apoio (**Figuras 13.2** e **13.3**).

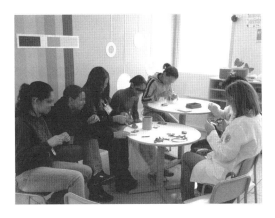

▶ **Figuras 13.2.** Grupo de acompanhantes de UTIP. Fonte: arquivo pessoal da autora.

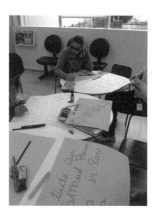

▶ **Figura 13.3.** Grupo de acompanhantes de UTIP. Fonte: arquivo pessoal da autora.

Ambiência

A ambiência também é um dispositivo da PNH e se refere ao tratamento dado ao espaço físico, sendo este entendido como espaço social, profissional e de relações interpessoais. Deve proporcionar atenção acolhedora, humana e resolutiva, considerando alguns elementos que atuam como catalizadores da inter-relação homem e espaço.

A proposta da ambiência considera basicamente três eixos.

1. O espaço que possibilita uma reflexão da produção de sujeito e do processo de trabalho, garantindo a construção de ações a partir da integralidade e da inclusão.
2. O espaço que visa o conforto de trabalhadores, pacientes e familiares, voltado para individualidade e privacidade dos sujeitos envolvidos. Destacam-se elementos do ambiente que interagem com o homem, como a cor, o cheiro, o som, a iluminação. Como exemplo, o relato a seguir:

    "Certa vez, quando uma das paredes da enfermaria da pediatria de um hospital foi pintada de amarelo ouro e as demais harmonizadas com cores quentes e frias, quebrando o ambiente monocromático e sem expressão, percebeu-se que as crianças responderam positivamente, sendo estimuladas pelas cores – o local acabou por se constituir num ponto de atração dentro da enfermaria" (Brasil; 2004, p. 7).

    A privacidade diz respeito à proteção da intimidade do paciente, que muitas vezes pode ser garantida com uso de divisórias ou cortinas (**Figura 13.4**). Já a individualidade refere-se ao entendimento de que cada paciente é diferente do outro, vindo de um cotidiano e espaço social específicos. A arquitetura também deve ser considerada, no sentido de criar ambientes que ofereçam ao paciente espaço para seus pertences e para acolher sua rede social.
3. O espaço como ferramenta facilitadora do processo de trabalho, favorecendo a otimização de recursos e o atendimento humanizado, acolhedor e resolutivo. Um espaço que possibilite o diálogo e a interação entre as

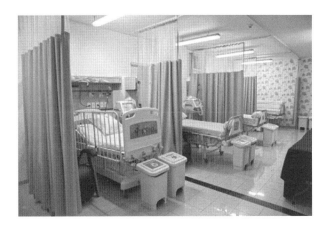

> **Figura 13.4.** Separação dos leitos de uma UTIP. Fonte: http://www.noticiasdematogrosso.com.br/hospital-santa-rosa-inaugura-uti-pediatrica-em-cuiaba.

equipes, favorecendo as discussões de caso e a elaboração de projetos terapêuticos singulares, por exemplo.

Finalizada a introdução conceitual sobre ambiência, faz-se necessária uma reflexão sobre a ambiência e a produção de cuidado em uma UTIP. A hospitalização é potencialmente traumática para as crianças não somente em relação aos aspectos emocionais e de seu desenvolvimento, mas também considerando que o ambiente é diferente e desconhecido.

Existe nesse ambiente um excesso de estimulação que se dá de maneira negativa, por meio de estímulos de dor devido aos procedimentos invasivos; por meio de ruídos como alarmes do monitor, som do respirador, crianças chorando; e por meio do desconforto físico resultante de sua condição clínica e do uso de medicações.

Contudo, há também uma diminuição da estimulação do desenvolvimento da criança, consequente ao ambiente pouco adequado à infância e empobrecido de estímulos inerentes ao universo infantil, que pode intervir diretamente nos processos de desenvolvimento do paciente.

A ausência de padrões infantis no ambiente hospitalar retira do imaginário das crianças e de seus familiares o referencial do mágico e do lúdico, fundamentais para garantia de continuidade do seu desenvolvimento. Vale destacar que a preocupação com alguns aspectos do espaço físico da UTIP com frequência é dedicada aos usuários externos, como familiares e visitantes, em vez de ser propriamente dirigida à criança (**Figura 13.5**). Conforme exemplo a seguir:

> *"...quando a criança se encontra entubada ou usando suporte respiratório, quando se faz traqueostomia e/ou gastrostomia, a postura no leito será preferencialmente em supino, tendo como cenário o teto monocromático. No campo de visão oferecido nessa postura, só é possível para criança enxergar parte dos aparelhos que a monitoram ou parte das pessoas que debruçam sobre ela. Enfeites, quadros, objetos pessoais, acabam ficando distantes do seu campo de visão"* (Morsch e Aragão; 2006, p. 239).

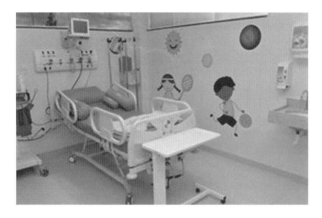

▶ **Figura 13.5.** Decoração de um leito pediátrico com desenhos infantis.
Fonte: https://conexaoto.com.br/image/73479_768x450_width.jpg

A ausência de janelas em uma UTIP também impossibilita o contato com o mundo exterior e prejudica a orientação temporal, como a referência do dia e da noite, fundamental para a criança organizar sua rotina de sono, atividade, alimentação.

Assim, é preciso refletir sobre a adequação dos espaços que oferecem cuidado à criança, no sentido de adaptá-los às realidades e particularidades do quadro clínico em que ela se encontra. É preciso, também, organizar o espaço para a acomodação do acompanhante, para a recepção de visita e para a interação com a equipe.

Paralelamente ao ambiente como espaço físico, é necessário abordar as interações que nele acontecem. São muitas as pessoas que passam todo dia no leito da criança internada em uma UTIP. Porém, poucas oferecem espaço de escuta e acolhimento, ou iniciam uma conversa sobre suas dúvidas, sobre o que poderiam realizar para deixá-la mais confortável, ou sobre como ela gostaria que fossem realizados alguns procedimentos.

É importante reconhecer a criança que está no leito como sujeito, que também pode (e deve!) exercer autonomia, auxiliando e participando do seu cuidado no período de internação. Para crianças impossibilitadas de tal participação por uma condição mais grave, os pais têm um papel fundamental nesse sentido, afinal ninguém melhor do que eles para trazer dados importantes da criança em relação à posição preferida para dormir, métodos para acalmar, canções preferidas, entre outros.

Quando falamos em ambiência também surge uma preocupação com a adequação da linguagem. Durante a sua internação na UTIP, a criança se depara com conceitos verbais diferentes e expressões desconhecidas. É preciso estar atento à linguagem utilizada com a criança, sua família e até mesmo nos espaços próximos a elas. Uma pergunta simples como "ela já fez xixi?" transforma-se em "apresentou diurese?", e daí por diante. Não compreender o vocabulário utilizado pode gerar fantasias, potencializar medos e gerar angústias.

Por último, mas não menos importante, trazer para o ambiente da UTIP registros pessoais da criança e de seu meio familiar possibilita maior segurança e oferece outras possibilidades de interação e comunicação com a equipe. Fotos, desenhos, brinquedo favorito possibilitam que temas além da doença sejam compartilhados entre todos. Vale ressaltar que a autorização para entrada e permanência de tais registros na UTIP deve ser avaliada e realizada pela equipe em razão dos riscos de infecção hospitalar.

Nesse sentido, não se devem restringir as atividades rotineiras da UTI aos procedimentos, aos exames ou até mesmo à televisão. Devem-se incluir na rotina o brincar, o contar de histórias, o ouvir músicas infantis e cantigas, a realização de desenhos e pinturas; tudo analisado e oferecido de acordo com o desenvolvimento e com o quadro clínico em que a criança se encontra (**Figuras 13.6 e 13.7**).

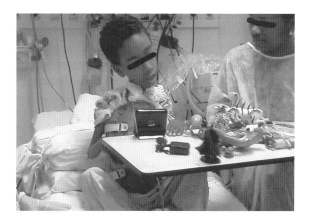

Figura 13.6. Criança brincando no leito de UTIP acompanhada pela mãe. Fonte: arquivo pessoal da autora.

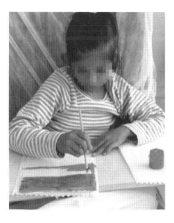

Figura 13.7. Criança realizando atividade de pintura durante a internação. Fonte: arquivo pessoal da autora.

Clínica Ampliada

A clínica ampliada (CA) é uma diretriz que se faz presente na prática mediante os dispositivos: projeto terapêutico singular e equipe de referência. Tais dispositivos podem ser adaptados e aplicados nos diferentes contextos de atenção à saúde, abrangendo desde a atenção básica até uma UTI em um hospital de especialidade.

A proposta da CA busca se constituir em uma ferramenta de articulação dos diferentes enfoques e disciplinas, compreendendo a complexidade dos sujeitos que utilizam o serviço de saúde e os limites da prática clínica centrada na doença.

Em uma UTIP, ela pode ser entendida como a interação entre os diferentes profissionais que compõem a equipe e que assistem o paciente. Equipe médica, equipe de enfermagem, fisioterapeuta, fonoaudióloga, psicóloga, serviço social, terapeuta ocupacional e nutrição – todos em constante interação uns com os outros, favorecendo uma compreensão mais abrangente do caso, propondo intervenções mais resolutivas, minimizando sofrimentos.

A CA também reconhece a necessidade de compartilhamento com os usuários/pacientes os diagnósticos e as condutas em saúde, demandando a sua participação e autonomia. No caso da criança internada em uma UTIP, o compartilhamento do diagnóstico e das condutas será feito de acordo com a idade e o desenvolvimento cognitivo e emocional da criança, associado à avaliação do seu estado de consciência e quadro clínico, sempre por meio de linguagem adequada e adaptada ao universo infantil.

Além da criança, esse compartilhamento sempre deve alcançar seu acompanhante, valorizando a permanência dele na unidade e estimulando a corresponsabilização pelo cuidado.

Alguns eixos da CA são:

1. Compreensão ampliada do processo saúde-doença: buscando evitar uma abordagem que privilegie excessivamente um conhecimento específico;
2. Construção compartilhada de diagnósticos e terapêuticas: sendo esta muito mais potente do que uma abordagem pontual e individual;
3. Ampliação do "objeto de trabalho": compreendendo que as doenças acometem pessoas e não apenas o coração, o pulmão, o rim, por exemplo;
4. A mudança dos modos de trabalho: sugerindo um novo modo de funcionamento das equipes, por meio de técnicas relacionais como a capacidade de escuta, a capacidade de lidar com condutas automatizadas, de lidar com a expressão de problemas, com a família, entre outras;
5. Suporte para os profissionais: necessidade de criar instrumentos de suporte para os profissionais da saúde, a fim de que eles também possam lidar com as suas dificuldades.

Para trazer a CA para a prática é preciso que toda a equipe esteja preparada e disponível para realizar escuta tanto para o paciente quanto para seu acompanhante. A escuta é definida como o acolhimento toda queixa do paciente e de seu acompanhante mesmo quando aparentemente não interessar para a intervenção. A doença e o processo de internação precisam ser compreendidos e correlacionados com a vida, e ninguém melhor do que a família ou a criança para trazer esses dados para a equipe.

Sabe-se que a rotina de uma UTIP é agitada e que não é possível fazer uma escuta detalhada para todos os pacientes e familiares. No entanto, a equipe pode se organizar e identificar casos mais elegíveis.

Projeto Terapêutico Singular

O Projeto Terapêutico Singular (PTS) é um conjunto de propostas de condutas terapêuticas para um paciente e sua família, resultado de uma discussão coletiva da equipe interdisciplinar e, quando possível, com participação do usuário/acompanhante. Normalmente, é dedicado a situações mais complexas. Em uma UTIP, por exemplo, pode ser um instrumento orientador para casos de longa permanência, para casos com quadro clínico mais complexo ou mesmos casos em situação de vulnerabilidade social.

Na prática, ele é construído por meio de uma reunião com todos os profissionais que compõem a equipe, reconhecendo que todas as opiniões são importantes para ajudar a compreender o paciente e sua família e para definição de propostas de ações.

O PTS pode ser dividido em quatro momentos:
1. Definição de hipóteses diagnósticas;
2. Definição de metas;
3. Divisão de responsabilidades entre membros da equipe;
4. Reavaliações.

As unidades precisam reservar um tempo fixo da sua rotina, seja diário ou semanal, para reuniões exclusivas de PTS, dependendo da característica de cada serviço. Para que as reuniões sejam efetivas, é preciso construir um clima favorável ao diálogo em que todos aprendam a falar e a ouvir, inclusive críticas.

A inclusão do acompanhante na elaboração do PTS em UTIP é importante em virtude de todo conhecimento que ele tem a respeito da criança. Sua participação valoriza o vínculo e corresponsabiliza pelo cuidado prestado, como já foi descrito anteriormente na diretriz do direito ao acompanhante.

Equipe de Referência

Trazendo para o contexto da UTIP, a Equipe de Referência (ER) pode ser definida por um conjunto de profissionais que se responsabiliza pelos mesmos pacientes cotidianamente. Esse arranjo possibilita que os profissionais e os pacientes se aproximem uns dos outros, estimulando a formação de vínculo e um cuidado mais individualizado.

Considerando a complexidade dos casos e a situação de fragilidade dos familiares da UTIP, trabalhar com ER ou profissional de referência pode ser muito positivo. As crianças são submetidas a muitos procedimentos, seu acompanhante não consegue identificar todos os profissionais que passam pelo leito, por isso, ter um profissional de referência, que seja mais próximo da família e que faça a articulação com demais profissionais, pode auxiliar no acolhimento e na melhor condução do caso.

A diretriz da CA e os dispositivos já apresentados são bastante complementares; na prática, valorizam o trabalho em equipe, a importância dos diferentes saberes, a participação do paciente e de seu familiar com intuito de proporcionar um cuidado integral e humanizado.

Trazer a humanização para o contexto de uma UTIP é um desafio. Os dispositivos e as diretrizes da PNH apresentam-se como possibilidades para a humanização do cuidado prestado à criança e à família, sugerindo um olhar ampliado do processo saúde-doença, uma reorganização dos processos de trabalho e uma adequação do ambiente.

Referências Bibliográficas

1. Brasil. Clínica Ampliada e Compartilhada. Secretaria de Atenção à Saúde. Política Nacional de Humanização da Atenção e Gestão do SUS. Brasília: Ministério da Saúde; 2009.
2. Brasil. Estatuto da Criança e do Adolescente. Atualizado pela Lei nº 13.257 de 8 de março de 2016. Brasília: Ministério da Saúde; 2016.
3. Brasil. Estatuto da Criança e do Adolescente. Lei nº 8.069 de 13 de Julho de 1990. Dispõe sobre o Estatuto da Criança e do Adolescente e dá outras providências. Brasília: Distrito Federal; 1990.
4. Brasil. HumanizaSUS: ambiência. Secretaria-Executiva. Núcleo Técnico da Política Nacional de Humanização. Brasília: Ministério da Saúde; 2004.
5. Brasil. HumanizaSUS: Política Nacional de Humanização: a Humanização como eixo norteador das práticas de atenção e gestão em todas as instâncias do SUS. Ministério da Saúde. Secretaria-Executiva. Núcleo Técnico da Política Nacional de Humanização. Brasília: Ministério da Saúde, 2004BRASIL. HumanizaSUS: visita aberta e direito ao acompanhante. Secretaria-Executiva. Núcleo Técnico da Política Nacional de Humanização. Brasília: Ministério da Saúde; 2004.
6. Brasil. Programa de Humanização da Assistência Hospitalar. Secretaria de Assistência à Saúde. Programas e relatórios n. 20. Brasília: Ministério da Saúde; 2001.
7. Brasil. Redes de produção de saúde. Secretaria de Atenção à Saúde. Política Nacional de Humanização da Atenção e Gestão do SUS. Brasília: Ministério da Saúde, 2009.
8. Dias TFR, Ferreira HG, Rocha MA, Miclos PV, Oliveira ERA, Gomes MJ. Percepção da equipe de enfermagem à audição do paciente comatoso. Revista Brasileira de Pesquisa em Saúde; 2010; 12 (3): 53-61.
9. Faquinello P, Higarashi IH, Marcon SS. O atendimento humanizado em unidade pediátrica: percepção do acompanhante da criança hospitalizada. Texto Contexto Enfermagem. Florianópolis; 2007, Out-Dez; 16(4): 609-16.
10. Hayakawa LY, Marcon SS, Higarashi IH, Waidman MAP. Rede social de apoio à família de crianças internadas em uma unidade de terapia intensiva pediátrica. RevBrasEnferm, Brasília 2010 maio-junho; 63(3):440-5.
11. Lima RAG, Rocha SMM, Scochi CGS. Assistência à criança hospitalizada: reflexões acerca da participação dos pais. Ver Latino-am. Enfermagem. 1999; 7(2):33-9.
12. Morsch DS, Aragão PM. A criança, sua família e o hospital: pensando em processos de humanização. In: DESLANDES S. F. (org.) Humanização dos cuidados em saúde: conceitos, dilemas e práticas. Rio de Janeiro: Editora Fiocruz; 2006.
13. Pauli MC, Bousso RS. Crenças que permeiam a humanização da assistência em unidade de terapia intensiva pediátrica. Ver Latino-am Enfermagem 2003. Maio-Junho; 11(3): 280-6.
14. Pontes EP, Couto DL, Lara HMS, Santana JCB. Comunicação não verbal na unidade de terapia intensiva pediátrica: percepção da equipe multidisciplinar. Rev. Min Enferm. 2014. Jan/Mar 18(1): 152-157.
15. Puggina ACG, Silva MJP, Gatti MFZ, Graziano KU, Kimura MA. A percepção auditiva nos pacientes em estado de coma: uma revisão bibliográfica. Acta Paul Enferm, 2005; 18(3): 313-9.
16. Reis LS, Silva EF, Waterkemper R, Lorenzini E, Cecchetto FH. Percepção da equipe de enfermagem sobre humanização em unidade de tratamento intensivo neonatal e pediátrica. Rev. Gaúcha Enferm. 2013; 34(2): 118-124.
17. Santos Filho SB, Barros MEB, Gomes RS. A política nacional de humanização como política que se faz no processo de trabalho em saúde. Interface – Comunic., Saúde, Educ., v.13, supl. 1, p.603-13; 2009.

Aspectos Bioéticos no Cuidado à Criança em Terapia Intensiva

14

Ana Paula Dias França Guareschi
Ana Maria Auricchio

A unidade de terapia intensiva pediátrica (UTIP) é um local destinado ao atendimento às crianças gravemente enfermas ou potencialmente graves, que dependem de uma vigilância maior da sua hemodinâmica por toda a equipe multidisciplinar. É um setor fechado, com alta tecnologia e com capacidade de realizar procedimentos especializados.

De acordo com a Lei nº 8.069 de 13 de julho de 1990, o Estatuto da Criança e do Adolescente (ECA), a criança tem o direito da permanência dos pais durante o seu tratamento, mesmo em unidades críticas. As pesquisas mostram a filosofia do cuidado centrado no paciente e família como estratégia de minimizar os efeitos negativos da hospitalização da criança.

Na atualidade, tem-se no ambiente de terapia intensiva pediátrica, a presença constante e participativa da família da criança crítica, o que demanda uma capacitação dos profissionais em realizar o cuidado centrado na família, que acompanha o processo de adoecimento dos seus filhos, buscando compreender o fenômeno da hospitalização e da assistência prestada pela equipe multidisciplinar.

Outro avanço na área pediátrica é a descentralização da tomada de decisão hegemônica, da equipe médica, sobre a condução do tratamento da criança cujo prognóstico é reservado, pois a família e a criança têm participado com maior autonomia sobre as discussões referentes aos cuidados paliativos.

Na UTIP, os profissionais que atuam na assistência à criança e sua família têm a possibilidade de discutir e refletir os conhecimentos científicos adquiridos em confronto com a incorporação das novas tecnologias assistenciais por meio da bioética.

A bioética surge na década de 1970 como proteção aos direitos do indivíduo, de sua sobrevivência, e para melhoria na qualidade de vida, visto que os referenciais éticos e deontológicos vigentes não mais davam conta da realidade transformada pelo avanço da ciência e da tecnologia.

Bioética é o ramo do conhecimento multidisciplinar em que o fundamento é a pessoa e o estabelecimento da ética na sua vida. Ela tem se caracterizado por ser uma proposta prática de princípios éticos racionais, que pretende uma validade universal. Os direitos humanos fundamentais e, especialmente, o direito à vida e a saúde, são a base conceitual dessa proposta.

Existem diversos paradigmas para a tomada de decisão em bioética: **principialismo**, que enfatiza os princípios da tradição da ética médica, como autonomia, que diz respeito à capacidade que tem a racionalidade humana de fazer leis para si mesma, significa a capacidade da pessoa de se autogovernar, escolher, dividir, avaliar, sem restrições internas ou externas; **beneficência**, que é fazer o bem, cuidar da saúde, favorecer a qualidade de vida; **não maleficência**, que é não fazer o mal; e **justiça**, princípio que obriga a garantir a distribuição justa, equitativa e universal dos benefícios dos serviços de saúde.

Nesse contexto, os aspectos bioéticos prevalentes no cuidado à criança na UTIP são: autonomia da criança e família na tomada de decisão sobre o tratamento, distanásia na UTIP e limitação do suporte de vida em pediatria.

Autonomia da Criança e Família na Tomada de Decisão sobre o Tratamento

Autonomia é a capacidade da pessoa para decidir, fazer ou buscar aquilo que julga ser melhor para si mesma. Para que ela possa exercer essa autodeterminação, há duas condições fundamentais: a capacidade para agir intencionalmente, o que pressupõe compreensão, razão e deliberação para decidir, corretamente, entre as alternativas apresentadas; e a liberdade, no sentido de estar livre de qualquer influência controladora para a tomada de decisão.

O respeito à autonomia significa ter consciência desse direito, da pessoa ter um projeto de vida, de ter seus pontos de vista e opiniões, de fazer escolhas autônomas, de agir segundo seus valores e convicções, preservando os direitos fundamentais do homem e aceitando o pluralismo ético-social existente.

O princípio da autonomia deve ser relativizado em se tratando da criança, no sentido de que esta tem graus variados de autonomia, conforme sua idade e seu desenvolvimento cognitivo e psicossocial. Desse modo, o volume de informação a ser compartilhado com a criança, e o seu papel na tomada de decisão, deve ser avaliado caso a caso, consensualmente, pela família e o pediatra.

À medida que a criança se desenvolve, ganhará mais autonomia, de forma crescente e qualificada, em todos os aspectos da vida. Os pais devem aceitar esse momento da criança, inerente ao seu caminhar em direção à vida plena. A tomada de decisão envolvendo pacientes pediátricos deve ser responsabilidade compartilhada entre a equipe de saúde e os pais, com a participação da criança sempre que o seu desenvolvimento o permita.

Para a tomada de decisão, o respeito à autonomia deve ser discutido, quanto ao estado de consciência, maturidade e capacidade cognitiva, sendo sua participação essencial. Assim, seu desenvolvimento cognitivo e psicossocial deve ser levado em consideração, bem como o seu papel, o dos pais e o do pediatra.

O direito da criança à opinião e expressão e ao respeito à autonomia está determinado no ECA. Perante a lei, os pais são os legítimos "defensores" dos filhos, mas as crianças podem decidir sobre o seu próprio tratamento depois de informadas, pois se considera que a capacidade de compreender a consequência dos atos se inicia por volta de 6 anos de idade.

Atualmente, na maioria das culturas vigentes, a criança é considerada legalmente incompetente para tomada de decisões, já que não preencheria as condições mínimas para fazer escolhas autônomas e racionais, tornando-se necessário que outras pessoas decidam por elas. Trata-se do *proxy* consente.

Muitas vezes, a criança não tem sua autonomia respeitada e supõe-se que ela é completamente incapaz de decidir de acordo com seu livre arbítrio por não ter a capacidade de receber as informações necessárias para exercê-lo, por não conseguir compreendê-las corretamente, por não ter como avaliá-las ou por estar, por algum motivo, impedida de decidir, quando nem sempre é esse o caso.

A legislação, mesmo tendo o melhor dos intuitos, praticamente nivela todas as crianças a uma mesma condição: a de incapacidade, criando a necessidade de se ter pessoas aptas a decidir e responder por elas, como se essas pessoas fossem sempre e inevitavelmente imbuídas das melhores intenções em relação à criança.

As pessoas que legalmente respondem pelas crianças são os pais. São eles que melhor conhecem seu filho, que têm maior interesse por seu bem-estar e a maior probabilidade de agir para o benefício daquela criança em particular.

O direito dos pais em decidir por seus filhos está fundamentado nos deveres inerentes à condição de ser pai e mãe, num contexto sociocultural que prioriza a responsabilidade parental e a integridade da família. Desse modo, a concepção dos pais sobre o que é melhor para a criança, deve, na maioria das vezes, ser respeitada. Na ausência dos pais, ou quando são considerados incapazes para decidir, como no caso de drogadição ou na presença de distúrbios psiquiátricos graves, pode-se solicitar a participação de parentes ou, ainda, a intervenção do Judiciário para nomear um tutor legal que represente os melhores interesses da criança.

Diversas características do desenvolvimento da criança devem ser consideradas:

- O desenvolvimento é um processo que evolui continuamente, à medida que as habilidades se aperfeiçoam, novas capacidades são adquiridas, novas vivências são acumuladas e integradas e, portanto, o processo é passível de rápidas e extremas mudanças no tempo;
- A aquisição das competências é progressiva, não se dá em saltos, como se se tratasse de compartimentos estanques e segue sempre uma ordem preestabelecida, sendo, portanto, razoavelmente previsível;
- Os tempos e o ritmo em que o desenvolvimento se processa são individualizados, levando a que duas crianças de uma mesma idade possam estar em momentos diferentes de aquisição de competências comportamentais;
- No caso específico da inteligência, o desenvolvimento é extremamente influenciado por fatores extrínsecos ao indivíduo: experiências, estímulos, ambiente, educação e a cultura.

A capacidade de operar o pensamento concreto e de compreender as possíveis consequências, de boa parte de seus atos, aperfeiçoa-se na idade escolar, entre os 6 e os 10 anos de idade.

Ao profissional de saúde, compete definir, já desde os primeiros anos de vida da criança, em que etapa ela se encontra ao longo de seu processo evolutivo, para identificar se a decisão tomada é ditada por medo, capricho, por vontade decorrente de sua visão egocêntrica ou se já é o resultado de uma reflexão mais amadurecida.

No diagnóstico da autonomia, busca-se identificar se a criança já atingiu: habilidade de receber, entender e transmitir informações importantes; capacidade de refletir e realizar escolhas com algum grau de independência; habilidade de prever riscos, benefícios e possíveis danos, bem como considerar múltiplas opções e consequências, além de interiorização de um conjunto de valores razoavelmente estável.

É responsabilidade do pediatra, à medida que seus pacientes se tornam mais velhos, incluí-los no processo de tomada de decisão. A esse processo de tomada de decisão, que deve ser gradual, dá-se o nome de assentimento, diferente de consentimento, que é dado por uma pessoa totalmente capaz.

Assentimento deve incluir:

- Ajudar o paciente, de maneira apropriada ao seu grau de desenvolvimento, a entender a natureza de sua condição;
- Explicar ao paciente o que ele pode ou deve esperar com os procedimentos médicos;
- Fazer avaliação clínica do grau de compreensão que o paciente tem de sua situação e dos fatores que possam estar influenciando suas respostas;
- Solicitar uma expressão da vontade do paciente em aceitar os cuidados propostos. Sempre que solicitada a opinião, ter em mente a intenção de levá-la em consideração. Em situações em que os cuidados propostos se impuserem, independentemente ou não da aceitação da criança, esta deve ser informada, mas não questionada sobre o fato e jamais deve ser enganada.

Distanásia na UTIP

O progresso da ciência e os avanços tecnológicos na saúde proporcionam diversos benefícios para tratamento de doenças, assim como prevenção de outras. Os profissionais de saúde que atuam em UTIP também utilizam a tecnologia para realizar diagnósticos precisos e tratamentos precoces, com o objetivo de curar ou diminuir o sofrimento da criança.

A introdução da tecnologia de salvar vidas é muito importante, porém não veio acompanhada por um consenso social, o que dificulta saber quando tanta tecnologia pode ser inapropriada ou quando um tratamento deve ser interrompido.

Atrelado a isso, há a ausência de discussão sobre essa temática na formação dos profissionais que atuam na UTIP, pois eles são ensinados a valorizar o potencial de reversão de quadros críticos das crianças graves, tendo como enfoque a cura e o cuidado humano, além da continuidade da assistência às crianças crônicas e que necessitam de reabilitação. Esses profissionais, muitas vezes, vivenciam histórias de sucesso de crianças graves, cujo prognóstico não é favorável, mas que, apesar da adversidade, conseguem obter uma melhora significativa, isso pode ser um dos fatores que influenciam a tomada de decisão da equipe de investir até o último instante na terapêutica.

Porém, nem todas as crianças críticas têm esse destino, pois, consequentemente a diferentes fatores intrínsecos e extrínsecos, podem apresentar uma complexidade no seu processo de adoecimento que impossibilitam o restabelecimento da saúde. Pode-se inferir que a dificuldade em se entender os conceitos de vida e morte pode favorecer a dificuldade em se estabelecer limites para o investimento terapêutico.

Capítulo 14 Aspectos Bioéticos no Cuidado à Criança em Terapia Intensiva

Outro aspecto observado é o medo da responsabilidade pela decisão de não investir como principal fator determinante da frequência da prática da distanásia, que é cultivada em uma sociedade ocidental que valoriza a salvação da vida a qualquer preço. Essa obstinação em manter a vida, postergando a morte sem considerar o sofrimento do outro, talvez seja a incapacidade do homem em lidar com o "fracasso" relacionado à morte do semelhante.

A questão de reflexão desse cenário é que, apesar de algumas crianças não terem sucesso quanto à terapêutica, há uma intensificação dos cuidados com medidas "heroicas" para a manutenção do tratamento, podendo gerar a distanásia na UTIP.

O dicionário Aurélio conceitua distanásia como "morte lenta, ansiosa e com muito sofrimento". Desse modo, distanásia significa prolongamento exagerado da morte de um paciente, sinônimo de tratamento inútil, atitude médica que, visando salvar a vida do paciente terminal, submete-o a grande sofrimento, prolongando, assim, o processo de morrer. Na Europa dá-se o nome de "obstinação terapêutica"; nos Estados Unidos, de "futilidade médica".

Distanásia é o ato de prolongar a vida do paciente seja por medicamentos de qualquer tipo para esse fim, seja por meio de aparelhos de forma inútil, uma vez que a morte já é uma sentença, e não uma possibilidade.

O que tem acontecido é a prática da distanásia de cunho financeiro em alguns cenários de cuidado e, em outros contextos, ocorre pelo desconhecimento do profissional ou medo de futuras retaliações. Esse é um problema mais cultural do que jurídico. A distanásia é crime se realmente acontece, contudo, pode ser um limiar muito sutil a diferença entre a distanásia e a real intenção do médico de curar o paciente. Mas quando realmente acontece, ela é degradante, inclusive do ponto de vista dos direitos humanos. O ser humano tem direito de saber, exatamente, o que está acontecendo com ele para que ele mesmo possa definir se quer ou não uma ortotanásia, por exemplo. Ou, então, se quer tentar um tratamento inútil: distanásia.

O Código de Ética Médica em vigor autoriza a ortotanásia e recomenda aos profissionais que evitem exames ou tratamentos desnecessários nos pacientes em estado terminal. Aconselha a adoção de cuidados paliativos que reduzem o sofrimento do doente.

A ortotonásia, diferente da eutanásia, é sensível ao processo de humanização da morte e alívio das dores e não incorre em prolongamentos abusivos com a aplicação de meios desproporcionados, que imporiam sofrimentos adicionais, ou seja, "morte no seu tempo certo".

O médico não é legalmente obrigado a acatar o desejo dos pais quando o procedimento é claramente ineficaz, conforme Código de Ética Médica. Nessas circunstâncias, devem-se avaliar os benefícios e sofrimentos impostos à criança e evitar que o estresse psicológico ou financeiro determinem a indicação ou suspensão de determinado tratamento. Havendo incertezas sobre o prognóstico, deve-se recorrer ao parecer de outros médicos na busca de maior precisão no julgamento clínico.

Todos os componentes da equipe de saúde responsáveis pelo atendimento da criança devem participar do processo decisório. Se houver consenso da não indicação de meios de suporte de vida, a família deve ser esclarecida com relação aos resultados do tratamento e conscientizada das reais possibilidades. Obter o consentimento livre e esclarecido da família é tarefa da equipe de saúde.

A resolução n° 1.805 respalda legalmente a tomada de decisão da equipe médica de suspender procedimentos e tratamentos que prolonguem a vida do paciente, dando garantias de cuidados necessários para aliviar os sintomas que geram sofrimento.

Apesar dessa resolução, a determinação da irreversibilidade ainda é difícil na UTIP, sendo dominante a decisão de adotar medidas visando salvar a vida do paciente independentemente da gravidade do caso.

Limitação do Suporte de Vida em Pediatria

A obstinação terapêutica é armadilha na fase terminal da vida da criança. Quando a morte envolve paciente pediátricos, a situação parece ser mais dramática, submetendo a equipe multidisciplinar, principalmente os médicos, ao risco de "obstinação terapêutica mais impetuosa do que aos adultos".

Iniciativas adotadas como as recomendações da Sociedade de Pediatria de São Paulo (SPSP), sobre a ordem de não reanimar, e a do Conselho Federal de Medicina (CFM), sobre a promoção de cuidados paliativos, procuram amenizar o desconforto da equipe multidisciplinar.

A SPSP divulgou recomendações sobre a decisão de não reanimar crianças, destacando o conforto físico, afetivo e emocional do paciente e família, quando não há possibilidade de recuperação; a necessidade de ouvir a criança e o adolescente; e de registrar e justificar condutas em prontuário.

A opção de tratamento que oferece a melhor proporção de benefícios, em relação aos potenciais danos, é considerada o melhor interesse da criança. Por isso, o questionamento a ser realizado pelos profissionais, nos casos cuja decisão é o tratamento de suporte de vida, é: "deve-se preservar a vida, não considerando a sua qualidade?"

Os cuidados paliativos (CP) têm feito importantes contribuições para os cuidados de pessoas com doenças que limitam a vida, alterando o objetivo do tratamento de curativo para paliativo, preocupando-se com o conforto do paciente, reconhecendo que, por vezes, combater a morte resultaria no prolongamento desta.

Quando a equipe médica e família percebem que medidas invasivas não trazem mais benefícios ao paciente e passam a priorizar o alívio do paciente, é o momento para encaminhá-lo aos CP. Esses cuidados destinam-se a prestar suporte aos pacientes e suas famílias diante de condições que ameacem ou limitem a vida. Nem toda criança em fase de morte irá para os CP, e nem aquelas encaminhadas para essa abordagem são terminais.

A Organização Mundial de Saúde (OMS) definiu o conceito específico de CP na pediatria como o "cuidado ativo e total prestado à criança, no contexto do seu corpo, mente e espírito, bem como o suporte oferecido a toda sua família". Crianças em CP caracterizam-se por padrão de múltiplas necessidades e alta demanda em curto, médio e longo prazos. Incluem-se, nessa abordagem, pacientes pediátricos portadores de malformações congênitas severas, fibrose cística, paralisia cerebral, distrofias musculares, câncer, Aids e outras situações incuráveis e em progressão.

Os CP devem ser implantados, mesmo nos casos em que há tratamento curativo, com o objetivo de proporcionar melhor controle dos sintomas e melhor qualidade de vida para a criança e sua família.

Apesar das dificuldades de definição da limitação do suporte vital em pediatria intensiva, algumas medidas para a morte mais digna de crianças em CP, que estejam em ambiente intensivo, são identificadas, tais como participação da família nas decisões; acolhimento aos rituais familiares; e controle da dor e de outros sintomas de desconforto.

A morte de crianças em UTIP deve ser cercada de honestidade, dignidade, humanismo, respeito e decisão conjunta entre familiares e equipe de saúde, para abreviar o sofrimento desnecessário. A família, após o óbito da criança, precisa ser acompanhada por um "comitê de luto" da UTIP, composto de profissionais qualificados para tal abordagem. Bioética, ética da vida, é um espaço de diálogo entre os profissionais, entre as diversas disciplinas e culturas na área da saúde e da vida, um grito pelo resgate da dignidade da pessoa humana, dando ênfase na qualidade de vida: proteção à vida humana e seu ambiente.

Os critérios da bioética devem ser aplicados à criança de qualquer condição ou idade, mas com algumas particularidades, por ser um indivíduo em desenvolvimento. Para tanto, deve-se levar em consideração idade, capacidade intelectual, cognitiva e emocional.

O respeito à autonomia da criança é possível ao se levar em conta o conhecimento da evolução de suas competências nas diversas idades. O profissional de saúde deve deixar de lado a atitude paternalista e autoritária de superioridade na relação com o paciente pediátrico, dando-lhe voz. Os profissionais da saúde devem assumir o compromisso de respeitar os valores e crenças dos pais, mantendo diálogo esclarecedor, contínuo e atualizado, com informações compatíveis com seu nível de compreensão quanto aos benefícios e riscos de cada procedimento proposto.

O tratamento de crianças gravemente doentes em UTIP requer mudança na cultura das organizações de saúde, percebendo a morte como algo natural. É necessário que toda a equipe multiprofissional esteja envolvida no processo de cuidar e, quando não houver acordo quanto ao tratamento, deve-se recorrer ao Comitê de Ética da instituição.

Referências Bibliográficas

1. American AcademyofPediatrics. Informed consente, parental permission, and assent in pediatric practice. Committee on Bioethics.Pediatrics 1995;95(2):314-7. [citado 18 Set 2016]. Disponível em: http://pediatrics.aappublications.org/content/95/2/314.
2. Armijo PP, Hurtado LSJ, Ocares MCM. Implicancias éticas en el manejo delniño gravemente enfermo atendido en una Unidad de Paciente Crítico Pediátrica. Acta bioeth. 2014; 20(1): 51-9. [citado 20 Set 2016]. Disponível em: http://www.actabioethica.uchile.cl/index.php/AB/article/viewFile/31517/33287.
3. Barchifontaine CP. Bioética início da vida. Rev. PistisPrax; 2010; 2(1):41-55.
4. Beauchamp TL, Childress JF. Principles of Biomedical Ethics. 4 ed. New York: Oxford University Press; 1994.
5. Biondo CA, Silva, MJP, Secco LMD. Distanásia, eutanásia e ortotanásia: percepções dos enfermeiros de unidades de terapia intensiva e implicações na assistência. Revista Latino-americana de Enfermagem 2009; 17(5):613-19.
6. Brasil. Estatuto da criança e do adolescente: Lei federal nº 8069, de 13 de julho de 1990. Brasília, 1990. (Acesso em: 15 Set 2016). Disponível em: http://9cndca.sdh.gov.br/legislacao/Lei8069.pdf.
7. Carnevale F. Considerações éticas em enfermagem pediátrica. Rev. Soc. Bras. Enferm. Ped. 2012; 12 (1): 37-47.
8. Clemente RPDS, Santos EH. A não ressuscitação, do ponto de vista da enfermagem, em uma unidade de cuidados paliativos oncológicos. Revista Brasileira de Cancerologia 2007; 53(2): 231-236.

9. Clotet J. O Consentimento Informado: uma questão do interesse de todos. Jornal do Conselho Federal de Medicina. n.122/23 Brasília: CFM, 2000. (Acesso em: 19 Set 2016). Disponível em: http://www.portalmedico.org.br/jornal/10_112000/Bioetica.htm.

10. Conselho Federal de Medicina – Resolução n° 1.480/97. Brasília; 1997. (Acesso em: 10 de Set 2012). Disponível em: http://www.portalmedico.org.br/php/pesquisa_resolucoes.php.

11. Constantino CF, Hischheimer MR. Dilemas éticos no tratamento do paciente pediátrico terminal. Rev. Bioét. 2005; 13(2). (Acesso em: 20 Set 2016). Disponível em: http://revistabioetica.cfm.org.br/index.php/revista_bioetica/ article/view/110.

12. Costa Junior EO. Ortotanásia, distanásia e eutanásia na consciência médica. Revista Âmbito Jurídico 2012; XV(105). (Acesso em: 17 Set 2016). Disponível em: http://www.ambito-juridico.com.br/site/index.php/%3C? n_link=revista _artigos_leitura&artigo_id=11921.

13. CREMESP. Obstinação terapêutica é armadilha em fase terminal de vida da criança. Jornal do CREMESP. Ed 313-04/2014. (Acesso em: 16 Set 2016]. Disponível em: http://www.cremesp.org.br/?siteAcao=Jornal&id=1869.

14. Diniz MH. O estado atual do biodireito. São Paulo: Saraiva; 2010.

15. Ferreira LAM. A Bioética e o Estatuto da Criança e do Adolescente. Revista Justitia – Matérias aprovadas para publicação futura. (Acesso em: 16 Set 2016). Disponível em: http://www.mpsp.mp.br/portal/page/portal/documentacao_e_divulgacao/doc_publicacao_divulgacao/doc_gra_doutrina_civel/civel%2002.pdf.

16. Gafo JL. Eutanasia: el derecho a una muerte humana. Madrid: Ediciones Temas de Hoy; 1990. p. 62-63.

17. Garcia JBS. Euthanasia, distanásia or orthothanasia. Revista Dor 2011; 12(1):2733-46. (Acesso em: 19 Set 2016). Disponível em: http://www.scielo.br/pdf/csc/v18n9/v18n9a29.pdf.

18. Garros D. Uma boa morte em UTI pediátrica: isso é possível? J Pediatr (Rio J) 2003;79(Supl.2):S243-S254.

19. Harrison C, Kenny NP, Sidarous M, Rowell M. Bioethics for clinicians: envolving children in medical decisions. CMAJ 1997; 156(6):825-8. (Acesso em: 18 Set 2016). Disponível em: http://www.cmaj.ca/content/156/6/825.short.

20. Hirschheimer MR, Constantino CF, Oselka GW. Consentimento informado no atendimento pediátrico Rev Paul Pediatr 2010;28(2):128-33. (Acesso em: 20 Set 2016). Disponível em: http://www.scielo.br/pdf/rpp/v28n2/v28n2a01.pdf.

21. Kipper DJ, Clotet J, Loch JA. Conflito de beneficência e autonomia na prática pediátrica. In: Urban CA (org). Bioética Clínica. Rio de Janeiro: Revinter; 2003. p 390-4.

22. Lawson AD. Futilit. Current Anaesthesia & Critical Care 2004; 15(3): 219-223.

23. Leone C. A criança, o adolescente e a autonomia. Rev. bioét. 1998; 6(1):1-4. (Acesso em: 20 Set 2016]. Disponível em: http://revistabioetica.cfm.org.br/index.php/revista_bioetica/article/view/324.

24. Loch JA. Princípios da bioética. In: Kipper DJ (ed.). Temas de pediatria Nestlé- uma introdução à bioética. Porto Alegre: Nestlé Nutrição Infantil; 2002. p.12-9.

25. Madeira IR. A bioética pediátrica e a autonomia da criança. Residência Pediátrica 2011; (Supl.1):10-4.

26. Magalhães CBA, et al. Temas atuais sobre bioética em terapia intensiva: uma revisão narrativa integrada. Conexão: R. Cient. UNIFOR-MG2013; 8(2):73-86.

27. Mateos C, et al. Cuidados al final de la vida en la unidad de cuidados intensivos pediátrica: revisión de la bibliografía. Anales de Pediatría 2006; 63(2):152-59.

28. Pessini L, Barchfontaine CP de. Problemas atuais de bioética. 10 ed. São Paulo: Loyola; 2012.

29. Pessini L. Distanásia: até quando investir sem agredir? Rev. Bioét. 1996; 4(1):1-11. (Acesso em: 17 Set 2016). Disponível em: http://www.revistabioetica.cfm.org.br/index.php/revista_bioetica/article/view/394.

30. Piaget J. The origins of intelligence in children. New York: The Norton Library; 1962. (Acesso em: 16 Set 2016). Disponívelem: Piaget J. The Origins of Intelligence in Children. New York: The Norton Library; 1962.

31. Urban CA. Introdução à bioética. In: Urban CA (org.). Bioética Clínica. Rio de Janeiro: Revinter; 2003. p. 3-10.

32. Valadares MTM, Mota JAC, Oliveira BM. Cuidados paliativos em pediatria: uma revisão. Rev. Bioét. 2013; 21(3): 486-93.

33. WHO. Definition of palliative care. (Acesso em: 18 Set 2016). Disponível em: http://www.who.int/cancer/palliative/definition/en/.

Cuidados com a Pele: Prevenção e Manejo da Lesão por Pressão em Terapia Intensiva Pediátrica

15

Magda Maria Maia
Luciana de Aguiar Pacheco

No contexto de cuidados críticos pediátricos, a integridade da pele é especialmente comprometida e a sua manutenção é extremamente difícil e deve ser considerada prioridade no cuidado de enfermagem à criança.

A condição aguda de gravidade e de instabilidade, a perfusão prejudicada, a diminuição da percepção sensorial, a mobilidade limitada, a nutrição alterada, a imunossupressão e outras comorbidades contribuem para alteração da integridade da pele em crianças criticamente doentes. O uso contínuo de dispositivos e de adesivos de fixação de sondas e cateteres e a terapia medicamentosa de alto risco são potencialmente danosos e podem causar a ruptura do tecido cutâneo com efeito drástico na absorção de substâncias tóxicas.

O estado hemodinâmico instável da criança grave exige monitorização e terapias altamente invasivas, procedimentos frequentes, tornando-a particularmente vulnerável a lesões iatrogênicas.

Estrutura e Integridade da Pele da Criança

A pele é um órgão sensorial com múltiplas e complexas funções. A sua importante função de barreira cutânea promove a proteção mecânica, química e imunológica; a termorregulação previne a perda insensível de fluidos corporais; e caracteriza-se por ser sensível, fina e frágil. Sua vulnerabilidade depende do estágio de maturidade da epiderme e do estrato córneo.

O processo de maturação da pele é contínuo desde a vida embrionária e a função de barreira cutânea continua a se desenvolver até 12 meses após o nascimento. Esse desenvolvimento depende de diferentes mecanismos moleculares regulatórios e da interação dos sistemas nervoso, imunológico, metabólico e endócrino.

A barreira epidérmica é imatura nos recém-nascidos (RN) e nos lactentes, a permeabilidade cutânea é muito elevada, sobretudo durante a 1ª quinzena de vida. A pele fica mais facilmente exposta ao risco de toxicidade por absorção percutânea de drogas e à ruptura mecânica, como ocorre na área de contato com as fraldas, ou pela utilização de agentes tópicos, que causa remoção repetida e localizada de células do estrato córneo e aumento da permeabilidade cutânea.

A pele da criança apresenta o estrato córneo e epiderme mais finos, fibras colágenas e elásticas, maior conteúdo de água, turgor e textura diferentes em relação à pele do adulto. No entanto, o alto grau de hidratação também representa maior permeabilidade e menor resistência da pele aos agentes externos.

O manto hidrolipídico é uma película superficial sobre a epiderme (glicerídeos, ácidos graxos fração e aminas) cujas funções são proteger a pele da evaporação excessiva e contra agentes externos e bacteriológicos e manter a lubrificação. O potencial hidrogeniônico (pH) ácido propicia resistência da pele, assegura certa capacidade bactericida, servindo como barreira funcional química e biológica.

O pH ligeiramente ácido da pele é essencial para a maturação da barreira epidérmica, para a manutenção da integridade e da coesão do estrato córneo; o pH da pele em adultos e adolescentes é menor do que 5 (pH menor que 5). Ao nascimento, o RN a termo tem um pH cutâneo que varia de 6,3 a 7,5 e, nas quatro primeiras semanas de vida, o pH diminui gradativamente e torna-se ácido (4,2 a 5,9). O valor do pH da pele varia de acordo com a área do corpo, sendo encontrados valores maiores nas axilas e nas regiões genital e interdigital.

A ruptura mecânica e a neutralização do pH da epiderme aumentam a permeabilidade da barreira, diminui a coesão, integridade do estrato córneo ocasionando lesões que predispõem os pacientes em cuidados intensivos à infecção e a piores resultados clínicos. Essas lesões são consideradas um importante evento adverso na unidade de terapia intensiva pediátrica (UTIP). A complexidade e a gravidade dessas lesões estão relacionadas à sua localização, dimensão e profundidade da lesão e à ocorrência de infeção.

Incidência e Prevalência de Lesão por Pressão em Crianças

A prevenção da lesão de pele e o tratamento de feridas, antes preocupações presentes no cuidado a pacientes adultos, tornaram-se um desafio recente e complexo em crianças, principalmente, quando se trata do cuidado das crianças em estado crítico, como mostram alguns estudos de incidência e prevalência na população pediátrica que revelam dados preocupantes.

A incidência de úlcera por pressão (UP) relatada em lactentes e crianças criticamente doentes é de 18 a 27% (Schindler, 2007). As taxas de prevalência de úlceras de pressão de até 27% em UTIP e até 23% em unidades de cuidados intensivos neonatais (UTIN) têm sido relatadas (Curley e Quigley, 2003). A ocorrência das lesões por pressão (LP) foi associada ao estado nutricional, mobilidade e nível de consciência.

Em lactentes e crianças, as lesões por pressão ocorrem com maior frequência na região cefálica e nos calcanhares, sendo que, 32% das LP mais significativas envolvem a cabeça e 57% de todas as úlceras foram detectadas durante a primeira avaliação da pele no 2º dia na UTIP (Willock, 2000 ou 2016; Noonan, 2006).

Quanto à sua classificação, a maioria das UP encontrava-se em estágio I (63,34%) e estágio II (32,07%); o estágio III representou 3,68% e o estágio IV, 0,9%. Os locais mais comuns foram: nádegas (16,86%); pescoço (10,42%); períneo (6,36%); occipital (6,02%); sacra (5,96%). Os locais diferem na maioria das UP em virtude da pressão no tecido sobre uma proeminência óssea, como o occipital, o cóccix ou o quadril e foram relacionados ao contato "prolongado" com uma superfície firme, como um colchão padrão. No entanto, o alto risco de ocorrência de UP relacionada à incontinência deve ser diferenciado da dermatite na fralda em crianças (Schindler, 2011).

O termo **úlcera por pressão** foi recentemente trocado para **lesão por pressão** que define, não somente o dano na pele e nos tecidos moles subjacentes sobre uma proeminência óssea, mas também, inclui as lesões relacionadas à dispositivos médicos ou outros.

A lesão pode apresentar-se em pele íntegra ou como uma úlcera aberta, pode ser dolorosa e ocorre como resultado da pressão intensa e/ou prolongada ou de pressão em combinação com cisalhamento. O microclima, a condição nutricional, a perfusão, as comorbidades, e a condição do próprio tecido afetam a tolerância do tecido mole à pressão e ao cisalhamento (NPUAP).

Neste capítulo, o termo UP será mantido nas citações e a LP será discutida de acordo com a atual classificação, enfatizando-se a avaliação dos fatores de risco e medidas preventivas e tratamento das lesões de pele em cuidados críticos pediátricos.

Fatores de Risco e Medidas Preventivas no Contexto de Cuidados Críticos

Em um ambiente, como uma UTIP, a imobilidade e a instabilidade fisiológica são comuns e afetam todos os pacientes, que, independentemente da idade ou do nível de desenvolvimento, podem sofrer lesão por pressão no início da hospitalização (Curley, 2003).

Os maiores fatores **preditores** de risco para lesão por pressão em pacientes na UTIP incluem necessidade de ventilação assistida, idade ≤ 2 anos, período de permanência na UTIP maior ou igual a 4 dias, necessidade de ventilação assistida e suporte inotrópico, parada cardíaca após a cirurgia cardiotorácica, uso de oxigenação por membrana extracorpórea (ECMO) em neonatos, perda de peso expressiva, ausência de superfície de suporte, nenhuma alteração na posição do corpo, déficits nutricionais, edema, baixos níveis séricos de albumina e exposição à pressão prolongada de aparelhos ou de tubos de dispositivos.

Os **dispositivos médicos** são frequentemente utilizados quando o paciente é admitido em uma UTIP, estudos recentes mostraram que os procedimentos terapêuticos associados ao maior risco de LP incluem:

- Ventilação por pressão positiva não invasiva (BiPAP e CPAP), ventilação mecânica convencional, ventilação de alta frequência e a oxigenação por membrana extracorpórea;
- Exposição à ventilação prolongada; o uso de maiores ou menores níveis de sedação e o bloqueio neuromuscular aumentam o risco de lesão por pressão;

O uso de sensores de oximetria de pulso, de vias respiratórias artificiais e de máscaras para a pressão positiva (BiPAP) contribuiu com mais de 50% das lesões cutâneas relacionadas à pressão.

Os dispositivos frequentemente usados quando o paciente é admitido em uma UTIP contribuem também para a ocorrência de lesões secundárias à **remoção de fita e de adesivo usados para fixação de tubos endotraqueais** (nasal e oral), tubos nasogástricos e cateteres de acesso vascular aumentam o risco de ruptura da pele.

Algumas condições clínicas graves como a necessidade de suporte inotrópico, a cirurgia cardiotorácica, os déficits nutricionais, o edema e as doenças imunológicas, hematológicas e neurodegenerativas. A avaliação do escore de gravidade e o Peadiatric Mortality Index (PIM 2) são preditivos de mortalidade frequentemente utilizados nas UTIP que tiveram os seus escores associados ao risco de LP (Schindler, 2013).

Estima-se ainda que a diminuição da oxigenação e a perfusão tecidual, presentes na maioria dos pacientes críticos, constituem-se em um dos fatores de risco mais determinantes para a ocorrência de lesão de pele numa UTIP.

As principais intervenções para a prevenção de lesão nos pacientes em risco consistem na sistematização dos cuidados locais com a pele e na **avaliação rotineira e sistematizada da pele**, considerando-se o quadro clínico da criança, o histórico médico, os exames laboratoriais, as doenças associadas, as condições gerais de instabilidade e a implantação de protocolos assistenciais, fatores que auxiliarão os profissionais na tomada de decisão sobre a implementação de medidas preventivas e utilização dos recursos disponíveis.

O adequado preparo da pele para receber dispositivos e o cuidado para reduzir o traumatismo epidérmico na sua retirada constituem duas das principais intervenções para os pacientes em risco de LP.

No entanto, um estudo multicêntrico americano revelou que a maioria dos pacientes pediátricos é avaliada quanto ao risco de LP, porém as intervenções para prevenção da lesão precisam ser melhoradas entre os pacientes nas UTI (Razmus e Bergquist-Beringe). Os eventos adversos em cuidados intensivos são comuns e graves por sua natureza complexa. Porém, os danos são evitáveis se seguidos os cuidados preventivos recomendados.

Recomendações para prevenção de lesão de pele

As medidas de prevenção de lesão de pele consistem primariamente na identificação dos pacientes expostos ao risco de LP utilizando-se uma abordagem estruturada com base no julgamento clínico e em informações relevantes sobre os fatores de risco. As diretrizes estabelecidas por especialistas (NPUAP/EPUAP) propõem recomendações fundamentais para a prevenção de lesão de pele:

- **Avaliar a pele** diariamente;
- Avaliar o risco de **lesões por pressão** utilizando-se uma escala válida e confiável adequada à idade, à condição nutricional, ao uso de superfícies de apoio e ao reposicionamento corporal, além das medidas específicas para pacientes no bloco operatório;
- Priorizar as iniciativas para nortear as ações condizentes com o risco avaliado individualmente para cada paciente.

Os poucos estudos disponíveis e seus níveis de evidência norteiam as **reco-mendações específicas estabelecidas para população pediátrica**:

- A avaliação de risco em neonatos e crianças deve ser realizada na admissão e, a partir de então, periodicamente, porém, considerando-se os **fatores de risco** não incluídos em ferramentas de avaliação, como prematuridade, peso ao nascer, temperatura e umidade, uso de dispositivos médicos, doenças críticas, perfusão e oxigenação, déficits neurológicos e duração da internação hospitalar (classe B);
- O uso de uma **ferramenta estruturada de avaliação de risco de LP** confiável e válida para pacientes pediátricos que serão avaliados (classe C);
- Considerar que as crianças com **dispositivos médicos e maior tempo de internação** estão em risco de úlceras por pressão (classe B);
- Considerar a avaliação do **estado nutricional** de RN e crianças criticamente doentes que tenham ou estão em risco de uma LP e que as recomendações nutricionais desenvolvidas para adultos não são apropriadas crianças (classe C).

Escalas pediátricas de avaliação de riscos de lesão por pressão

A utilização de instrumentos validados especificamente para a população pediátrica e a avaliação preditiva do risco de desenvolvimento de LP são duas das estratégias para a implantação de **medidas de prevenção** da ocorrência de lesões. Recomenda-se a avaliação de risco para LP nas primeiras 24 horas de admissão na UTIP, assim como a utilização de instrumentos validados especificamente para a faixa etária pediátrica.

Atualmente, 10 escalas pediátricas de avaliação do risco de úlcera de pressão foram publicadas na literatura. No entanto, entre essas escalas, apenas a Braden Q, a Glamorgan e a Neonatal Skin Risk Assessment Scale (NSRAS) foram testadas quanto à sensibilidade e especificidade.

A **escala de Braden Q (Anexo 15.1)**, versão pediátrica da escala de Braden, foi desenvolvida por Curley e Quigley, para identificar o risco de úlcera de pressão em crianças com idade entre 21 dias e 8 anos. A pontuação tem variação de 7 a 28, sendo que um escore menor ou igual a 16 indica um paciente de alto risco e deve ser documentado a cada 12 horas.

A Braden Q contém as seis subescalas originais e uma sétima subescala para oxigenação tecidual e perfusão adequadas à pediatria. A validade preditiva da Braden Q foi estudada em pacientes na UTIP, porém a amostra excluiu pacientes com circulação cardíaca ou doença cardíaca congenital não compensada, limitando a sua ampla utilização. Em 2011, foi traduzida e adaptada para a língua portuguesa por Maia et al; desde então, tem sido amplamente utilizada em nosso meio.

A **escala Glamorgan** é baseada em uma revisão da literatura, na avaliação de especialistas e nas características clínicas de pacientes pediátricos hospitalizados na UTIP e inclui 11 fatores de risco de úlcera de pressão pediátrica estatisticamente significativos: capacidade de movimentação em virtude da condição clínica, idade reduzida, uso de dispositivos e superfície de pressão ou fricção na pele, baixo nível de albumina sérica e hemoglobina inferior a 9 g/dL, pirexia persistente (temperatura superior a 37,5 °C por mais de 12 horas), perfusão periférica prejudicada (extremidades frias/tempo de enchimento capilar superior a 2 segundos/pele morteada e fria), nutrição, peso inferior ao percentil 10 e incontinência (se inadequada para a idade).

A escala de Glamorgan apresenta maior sensibilidade, especificidade e validade preditiva comparada à escala de Braden Q, no entanto não foi validada em língua portuguesa.

A **NSRAS** teve como modelo a escala de Braden (Huffines e Logsdon, 1997), porém foi constituída por seis subescores específicos para neonatos: condição física geral (idade gestacional); estado mental; mobilidade; atividade; nutrição; e umidade. Os escores variam entre 6 e 24 pontos, e os mais baixo são representativos de risco menor de lesão da pele e os mais altos indicam risco elevado de lesão da pele.

Intervenções para Prevenção de Lesões

As **intervenções para prevenir LP** consistem em reduzir ou inibir fatores que podem causar lesões ou perda de tecido considerando que fatores de risco para LP podem ser diferentes para neonatos e crianças em relação aos adultos e que as pesquisas são escassas em crianças. Assim, a maioria das intervenções em crianças tem como base a prática clínica e o uso de produtos desenvolvidos para adultos.

Apesar de recomendadas por especialista, a eficácia e a segurança das intervenções associadas ao menor risco de desenvolvimento de LP não foram minuciosamente investigadas na população pediátrica. As Intervenções para prevenção de LP/dispositivos específicas para a população pediátrica consistem no **uso da superfície de suporte, reposicionamento de rotina, gerenciamento de umidade, suporte nutricional e avaliação contínua da pele e de tecido.**

Uso de superfície de suporte

As áreas do corpo em risco de LP em crianças diferem das dos adultos em relação aos seus diferentes pontos de pressão. Os colchões de espuma padrão são mais rígidos do que os tecidos moles do corpo do lactente e da criança que pode, assim, não se ajustar ou se adequar a tubos acidentalmente mal colocados.

◀ Recomendações

- Selecionar uma superfície de redução de pressão para crianças com alto risco de LP;
- Utilizar como superfície de suporte em berços, incubadoras e camas de densidade adequada apenas colchão de espuma apropriado para idade e peso da criança.

As superfícies de camas e de colchões de berço padrão mostraram interface de alta pressão (superior a 100 mmHg), os colchões de espuma são mais rígidos do que os tecidos moles do corpo do lactente e da criança, assim destaca-se a necessidade de uma superfície alternativa de apoio para o alívio de pressão ajustável e adaptável a RN e crianças criticamente doentes.

- Medidas de proteção indicadas à redistribuição da pressão: o uso de placas de hidrocoloides e de espuma de poliuretano com silicone suave sob os dispositivos nas áreas tais como nariz, pescoço e dedos, onde as lesões por pressão são mais frequentes e provocadas pelo uso de dispositivos médicos, sondas nasais, oxímetro, máscara facial, que comprometem a perfusão tecidual em virtude da pressão.

O uso preventivo de coberturas ajuda a reduzir as forças de cisalhamento e de fricção e o risco de danos à pele (Butcher e Thompson, 2009).

Reposicionamento e mobilização precoce

- Mudar o decúbito e reposicionar os pacientes pelo menos a cada 2 a 4 horas, dependendo do risco do paciente ou do uso de superfícies de suporte;
- Na presença de edema, minimizar o uso de faixas e roupa que possam aumentas a fricção e o cisalhamento;
- Manter a elevação de cabeceira da cama em até 30 graus e usar almofadas de gel para diminuir a pressão occipital;
- Reposicionar frequentemente a cabeça de neonatos e lactentes quando sedados e ventilados de UTIP e avaliar os escores de sedação;
- Usar travesseiros e almofadas para evitar o contato entre as proeminências ósseas;
- Certificar-se de que os calcanhares estejam livres da superfície da cama;
- Reposicionar o equipamento médico;
- Usar escalas de reposicionamento para monitorar o cuidado.

O reposicionamento do equipamento médico também é importante para reduzir a pressão dos tecidos e prevenir LP relacionada a dispositivos respiratórios, sensores de oximetria, placas e tubos.

Controle da umidade

Poucos produtos foram testados em neonatos e em crianças; a pele imatura é propensa à absorção de produtos tópicos e tem um risco aumentado de infecção e um risco aumentado de perdas transepidérmicas de água.

Os princípios básicos dos cuidados locais com a pele devem enfatizar:
- O **manejo da umidade** para manutenção da integridade da pele inclui a limpeza suave da pele com agentes não alcalinos (pH de 5,5), a remoção de resíduos e de sujidades sem alteração significativa na barreira cutânea e modificação do pH da superfície da pele mantém o equilíbrio da microflora, a acidez e previne infecções;
- A **hidratação adequada** da pele proporciona proteção e cria uma barreira oclusiva capaz de impedir a passagem de líquido de dentro para fora do estrato córneo e previne o contato com resíduos de urina, fezes ou microrganismos;
- A **aplicação de película líquida à base de copolímero acrílico** é uma opção para a formação de **barreira protetora** e reduz a agressão enzimática, da umidade e da fricção sobre a pele;

- As **soluções de limpeza e antissépticas** à base de álcool (clorexidina e iodopovidona) podem causar necrose da pele e a sua indicação deve ser criteriosa e, quando usadas antes de procedimentos de inserção de cateteres ou drenos, devem ser removidas da pele com água estéril, imediatamente após o procedimento. O uso desses produtos deve ser evitado em neonatos. A clorexidina aquosa a 0,5% é o antisséptico tópico considerado eficaz e a alternativa mais segura para uso em neonatos a termo sem toxicidade percutânea conhecida.

Prevenção da dermatite de fralda

- Uso de fraldas com géis superabsorventes ou poliacrilato de sódio e o uso de cateter urinário (com indicação clínica);
- Mudança da fralda: recomenda-se que em RN a troca deva ser horária e em crianças com 3 a 4 horas de intervalo ou quando necessário, minimizando o efeito oclusivo da fralda descartável;
- A higienização da pele da área da fralda apenas com água morna e algodão é suficiente na limpeza da urina. O uso de sabão várias vezes por dia é desnecessário, pois pode acarretar dermatite de contato. Para a remoção das fezes, utilizam-se agentes de limpeza líquidos e suaves, enxague após o uso;
- O uso de lenços de limpeza deve ser evitado, pois causa remoção repetida e localizada de células do estrato córneo e aumenta, por sua vez, a permeabilidade cutânea;
- O uso rotineiro de preparações tópicas para prevenir dermatite da área das fraldas não é recomendado para crianças com pele íntegra, pois os aditivos dessas preparações têm potencial risco de causar sensibilização de contato, irritação e/ou toxicidade percutânea;
- Utilizam-se cremes de barreira ou pastas mais espessas e aderentes à base de oxido de zinco e amido ou cremes com dexpantenol. Esses produtos aderem à epiderme e podem auxiliar na prevenção do contato das fezes com a pele danificada. Porém, não são facilmente removidos com água, sendo indicada a sua remoção com óleos para reduzir a irritação da pele. Alguns aditivos, conservantes e aromatizantes presentes nos cremes protetores podem ter efeito de oclusão, levando, indesejavelmente, à dermatite da área das fraldas.

Avaliação nutricional

O papel da nutrição na prevenção e tratamento de LP em pacientes pediátricos não foi estudado. Os efeitos sistêmicos e imunológicos da desnutrição comprometida limitam ainda mais a tolerância do tecido à pressão, a forças de fricção e do cisalhamento, especialmente na presença de hipoalbuminemia. Cerca de 15 a 20% dos pacientes internados na UTIP estão desnutridos.

Recomendações para minimizar o risco nutricional

- Quando identificado o risco ou a ocorrência de LP, o pediatra e/ou nutricionista pediátrico deve avaliar o risco de desnutrição e estabelecer estratégias para promover o suporte nutricional adequado à idade;

- Estabelecer um plano individualizado de cuidados nutricionais;
- Reavaliar regularmente as condições nutricionais (níveis de proteína; hidratação, necessidades calóricas e vitamínicas);
- Considerar o uso de suplementos nutricionais, suporte nutricional enteral ou parenteral em neonatos e crianças quando a ingestão oral é inadequada, na presença de LP ou em risco de lesão ou em risco de desnutrição.

Avaliação e monitoramento da pele e tecidos

A **avaliação do risco** de LP deve ser realizada na admissão (nas primeiras 24 horas de internação) e periodicamente, mas não diariamente, utilizando-se uma escala de avaliação de risco de LP válida e confiável, adequada à idade (NPUAP).

A **avaliação da pele** e de tecidos faz parte do exame físico de RN e de crianças deve ser realizada e documentada diariamente e reavaliada após procedimentos que possam causar mudanças relacionadas à pressão, fricção, ao cisalhamento, à umidade.

- Inspecionar toda a extensão da pele (da cabeça aos pés) com ênfase nas proeminências ósseas e outras áreas em risco (NPUAP).
- Inspecionar a pele na região occipital em neonatos e crianças.

A LP na região occipital comum em neonatos e crianças menores de 12 meses foi associada à terapia com ventilação mecânica e sedação e esses pacientes foram descritos como agitados. Muitos deles estavam recebendo medicamentos vasoativos (50%) e tinham dispositivos de acesso vascular no pescoço que restringiam o movimento da cabeça (Mary-Jeanne Manning).

- Inspecionar a pele sob e em torno de **dispositivos médicos pelo menos**
- **duas vezes por dia** em busca de sinais de lesão do tecido circundante (NPUAP Quick Reference Guide, 2014).
- Inspecionar particularmente em áreas sob os manguitos de pressão sanguínea, sensores de oximetria de pulso, placas de traqueostomia, tubos gástricos orais e nasais, prongues nasais e máscaras de dispositivos de pressão positiva contínua (CPAP), dispositivos de tração e bordas de gesso (Baharestani; 2007);
- Envolver a família no cuidado da criança ao estabelecer medidas de prevenção;

   "As menores taxas de UP são observadas quando a enfermeira utiliza estratégias de proteção, tais como a avaliação da nutricionista, o uso de fraldas descartáveis absorventes, desenho para indicar o reposicionamento do corpo e aplicação de hidratante" (Baharestani, 2007).

- Prevenir queimaduras térmicas em neonatos secundárias ao calor dos eletrodos e sensores de monitoramento de oxigênio (O_2) e gás carbônico (CO_2) transcutâneo, a temperatura deve ser efetivamente reduzida (inferior a 44 °C), o tempo de aplicação deve ser limitado e, sempre que possível, alterar o local pelo menos a cada 2 a 4 horas;

Cuidados Intensivos Pediátricos

- Prevenir as queimaduras neonatais relacionadas ao uso de luz fria para identificação de veias e artérias para inserção de cateteres e minimizar o tempo de exposição a luz.

Manejo das Feridas

A falta de evidências e de um consenso sobre as estratégias especificas de manejo de feridas nas populações neonatal e pediátrica e o grande número de produtos e tecnologias disponíveis para o cuidado das feridas tornam as decisões da prática clínica desafiadora. Deve-se tomar como referência a literatura publicada e a expertise dos profissionais e de especialistas; igualmente importante é estabelecer algoritmos de avaliação das lesões e protocolos de cuidados com feridas.

Os princípios do cuidado de feridas na população neonatal e pediátrica são semelhantes aos aplicáveis para adultos e baseiam-se nos mesmos critérios básicos estabelecidos para adultos. O processo de cuidado das feridas deve ser dinâmico e depende de vários fatores relacionados a condição clínica e comorbidades do paciente. Além das medidas preventivas e da eliminação dos possíveis fatores contribuintes, outro aspecto importante do cuidado envolve a avaliação rotineira da pele e a identificação da lesão.

Classificação das lesões

Quando identificadas, as lesões podem ser organizadas de acordo com uma estrutura padrão recomendada por especialistas para as classificar por pressão – NPUAP (**Anexo 15.2**):

- Estágio 1: pele íntegra com eritema que não embranquece;
- Estágio 2: perda da pele em sua espessura parcial com exposição da derme;
- Estágio 3: perda da pele em sua espessura total;
- Estágio 4: perda da pele em sua espessura total e perda tecidual;
- Lesão Não Classificável: perda da pele em sua espessura total e perda tecidual não visível;
- Lesão Tecidual Profunda: descoloração vermelho escura, marrom ou púrpura, persistente e que não embranquece;
- LP Relacionada a Dispositivo Médico e LP em Membranas Mucosas.

Assim, a avaliação das características da ferida abrange a condição do leito da lesão, como a profundidade e a quantidade de exsudato, incluindo a presença de infecção, tecido de granulação excessivo ou a presença de tecido desvitalizado que possam interferir com a cicatrização da ferida.

O manejo das feridas inclui a limpeza da ferida, o desbridamento do tecido desvitalizado, quando apropriado; a promoção da umidade no leito da ferida e a cicatrização, a identificação e o tratamento de infecção associada; a proteção da pele íntegra que envolve a ferida, evitando a maceração da pele, além do manejo da dor e da condição nutricional do paciente.

Avaliação do processo de cicatrização

Estabelecer critérios padronizados para avaliação do processo de cicatrização por meio do Instrumento para Avaliação de Úlceras por Pressão – UP PUSH 3.0 – versão adaptada (Gouveia).

O processo de cicatrização de feridas envolve quatro fases básicas determinantes para **preparação do leito da ferida** (Tabela 15.1) e tratamento adequado: a coagulação e a hemostasia; a inflamação; a proliferação e a reparação; e a maturação e a remodelação do leito da ferida.

➡ **Tabela 15.1.** Princípios de preparação do leito da ferida – Conceito TIME

T – Gestão do tecido
I – Controle da inflamação e infecção
M – Gestão do exsudato
E – Avanço das bordas da ferida

Fonte: International Wound Bed Preparation Advisory Board da EWMA. (Falanga V, 2004).

Tratamento Tópico de Feridas

As diretrizes do NICE 2014 estabelecem as seguintes recomendações gerais para o tratamento de feridas:

- **Desbridamento autolítico:** considerar para o desbridamento com curativos autolítico (enzimas endógenas do corpo e umidade para reidratar, liquefazer o tecido desvitalizado) usando-se um curativo umidificante, tal como um hidrogel, coberto por um curativo absorvente oclusivo, à semelhança de uma espuma de poliuretano como uma espuma de poliuretano, ou em alguns casos, pode ser usado um curativo com algumas dessas propriedades, como um hidrocoloide;
- **Terapias adjuvantes:** o uso rotineiro de terapia por pressão negativa (terapia vácuo) para tratar úlcera de pressão não é recomendado para crianças, com exceção de algumas situações, como casos de crianças com mielomeningocele em que a terapia de ferida por pressão negativa é o tratamento prévio para enxerto de pele e fechamento de retalho;
- A cirurgia plástica é, em geral, considerada em casos particularmente graves de LP ou aqueles que pioraram apesar do tratamento;
- **Curativos antimicrobianos:** considerar o uso de curativos antimicrobianos tópicos quando clinicamente indicado (p. ex.: contexto da celulite disseminada), bem como antibióticos sistêmicos para evidências clínicas de infecção local ou sistêmica em RN, lactentes, crianças e adultos jovens
- **Não recomendar o uso rotineiro de antissépticos ou antimicrobianos** para tratar uma UP com base na baixa qualidade das evidências.

O tratamento tópico de feridas em crianças deve ter critérios e considera-se que os potenciais riscos dos produtos, que não foram testados em crianças, devem ser avaliados, como: a toxicidade tecidual local e sistêmica em virtude de maior permeabilidade dos tecidos presentes nas feridas pediátricas, a hipersensibilidade e a resposta inflamatória aos diversos componentes químicos das coberturas ou sensibilização durante seu uso prolongado e, ainda, a escolha de um curativo deve visar redução da experiência dolorosa, prejudicial à condição psicológica da criança.

A etiologia das feridas mais comumente encontradas entre os RN e crianças hospitalizadas incluem remoção da epiderme, lesões por extravasamento intravenoso, feridas cirúrgicas, lesões da pele associadas à umidade, lesões químicas e térmicas, feridas secundárias a anormalidades congênitas e LP e as taxas de prevalência variáveis. Atualmente, apesar da disponibilidade de novos produtos e tecnologias (**Anexo 15.3**), o número de diretrizes clínicas publicadas para a avaliação e tratamento de feridas nas populações neonatais e pediátricas é limitado.

Lesão por remoção epidérmica

A **lesão epidérmica** frequentemente **resulta da remoção dos adesivos** utilizados para fixação dos dispositivos médicos em pacientes admitidos em uma UTIP. Os adesivos asseguram monitoramento e dispositivos de suporte de vida, como cateteres intravenosos, tubos endotraqueais, eletrodos de ECG e monitores transcutâneos.

A lesão epidérmica secundária à remoção de um curativo adesivo é mais comum em RN com idade gestacional inferior a 27 semanas e **a principal causa de lesão de pele iatrogênica em neonatos e lactentes que pode estar relacionada ao** aumento da morbidade de RN de baixo peso e comprometimento imunológico. A remoção única de um adesivo é capaz de remover de 70 a 90% do estrato córneo e o uso repetido de agentes adesivos ou a remoção pode resultar em lesões ainda mais profundas.

A escolha de um curativo adequado à fixação segura na pele sensível e/ou em áreas de maior tensão minimiza o traumatismo da pele durante a sua remoção. Além do cuidado diário para a manutenção da integridade da pele, as recomendações especificas para a prevenção da lesão de pele secundária à remoção de um curativo adesivo incluem:

- Aplicar um filme de barreira líquida sem álcool na pele sob os curativos adesivos tem sido indicado para proteger a pele e minimizar a remoção epidérmica em adultos, crianças e neonatos com mais 30 dias de idade;
- Utilizar curativos de filmes transparente para fixação de dispositivos intravenosos que permitam a visualização local;
- Usar curativos à base de silicone suave é indicado em neonatos e crianças com fragilidade da pele ou com a barreira epidérmica prejudicada, para minimizar as perdas de água transepidérmica e reduzir significativamente a dor durante as mudanças de curativo.

  Os emolientes são emulsões de lipídeos que evitam a perda transepidérmica de água e protegem a integridade do estrato córneo, apresentam ação umectante e oclusiva, formando um filme lipídico que impede a evaporação da água. O uso desses produtos de barreira antes da aplicação do curativo pode minimizar a remoção epidérmica, no entanto o uso de emolientes sob um curativo adesivo de silicone suave pode interferir na aderência do curativo.

- Para minimizar trauma da pele, recomenda-se a remoção dos curativos pelo método de estiramento horizontal ou o com o uso de removedores de adesivos, entre os quais os mais indicados são à base de silicone, em *spray*, sem álcool. Porém, o uso de agentes removedores de adesivo deve ser evitado em neonatos com menos de 30 dias, pois esses produtos podem potencializar o risco de remoção epidérmica e a absorção percutânea de tóxica;
- As malhas tubulares e as bandagens de retenção livre de látex são indicadas para manter a fixação segura do curativo primário em substituição às fitas adesivas comuns e reduzem o trauma da remoção do curativo.

Uma vez que a lesão tenha ocorrido, as estratégias para promover a reepitelização podem incluir aplicação de creme de barreira e o uso de curativos de silicone suave. O curativo com adesivo de silicone suave é indicado para proteger as áreas de onde a pele foi removida, locais emaciados e lesões bolhosas e é bem tolerado por RN e crianças com fragilidade da pele ou barreira epidérmica prejudicada. Esse curativo tem sido associado à diminuição significativa da dor durante as mudanças de curativo e minimiza o trauma da pele durante a remoção, tem adesão sustentada e boa fixação em áreas de alta tensão, assim como, a fixação de curativos primários com malha elástica tubular.

Lesões por pressão

Úlceras de pressão são comuns em RN hospitalizados, lactentes e crianças, com estimativas de prevalência pontual variando de 10 a 35% e são mais comuns em unidades de cuidados intensivos.

Os locais mais comuns para o desenvolvimento de LP **relacionada à imobilidade** em neonatos e crianças são as regiões sacral/cóccix (mais comuns em crianças maiores) e a occipital e o calcâneo em lactentes.

Mais de 50% das UP em crianças hospitalizadas estão relacionadas à pressão de dispositivos e equipamentos, incluindo manguito de pressão arterial; cânulas de traqueostomia, conectores e tubulação dispositivos de distribuição de oxigênio acometem mais frequentemente **a cabeça e o pescoço** em associação com a presença de uma traqueostomia ou na interface de dispositivos de ventilação de pressão positiva não invasiva, **no dorso** em associação com colocação de sensores de eletrocardiograma e nas **regiões digitais** em associação com o uso de sensores de oximetria de pulso.

Os curativos mais utilizados no tratamento de lesões por pressão na população pediátrica incluem hidrocoloides, hidrogeis, espumas de poliuretano e filmes transparentes.

A prevenção de LP relacionadas à traqueostomia é auxiliada pela avaliação clínica frequente do local da traqueostomia e o uso de uma interface para a redução da umidade e da pressão. O uso de um curativo de espuma de poliuretano com um adesivo de silicone suave, sob a cânula de traqueostomia, é preferível ao uso de hidrocoloides em virtude do aumento do risco de remoção epidérmica e irritação da pele em razão do adesivo presente nos curativos hidrocoloides, e uso de um curativo com prata é útil para feridas de traqueostomia colonizadas. O uso de fixadores de segurança para as cânulas de traqueostomia e conectores de ventilador também podem ser eficazes na redução da fricção e do cisalhamento.

Feridas cirúrgicas

As feridas cirúrgicas são comuns na população pediátrica, mas não há diretrizes claras para o manejo pós-operatório de rotina. As complicações da ferida pós-operatória incluem a deiscência e a infecção e são preditores da cicatrização. Os protocolos de cuidados devem incluir monitorização frequente dos sinais e sintomas de infecção.

Os curativos de hidrogel e de hidrofibra, as espumas e coberturas de silicone suave têm sido indicados no manejo de feridas cirúrgicas abertas não infectadas e o filme de barreira líquido para proteger a pele perilesão. Os hidrogéis amorfos têm sido utilizados na manutenção da umidade no leito da ferida para tratar vários tipos de feridas cirúrgicas em crianças, incluindo anomalias congênitas com mucosa exposta, como na extrofia cloacal ou de bexiga e outras malformações em neonatos.

As infecções no local da incisão cirúrgica ocorrem em 2,5 a 6,7% da feridas pós-operatórias e são mais comuns em locais cirúrgicos previamente contaminados e infectados. Prevenção de colonização e infecção de feridas é um componente importante do tratamento pós-operatório da ferida.

Os curativos de prata nanocristalina e prata iônica contêm agentes antimicrobianos tópicos com propriedades bacteriostáticas ou bactericidas frequentemente utilizados para o tratamento de feridas colonizadas e/ou infectadas. Há relatos de resultados clínicos positivos no tratamento de ferida cirúrgica com deiscência e lesões decorrentes de quimioterápicos em pacientes pediátricos, porém suas toxicidade e segurança não foram avaliadas na população neonatal e pediátrica, o uso de produtos contendo a prata para o cuidado de feridas em crianças deve ser limitado a 2 semanas consecutivas quando possível e os níveis de prata sérica têm de ser monitorizados.

Os fatores de risco de deiscência da ferida após laparotomia em crianças incluem idade inferior a 1 ano, presença de infecção da ferida, incisão mediana e cirurgia de emergência e predispõem neonatos e crianças a um aumento significativo do risco de morbidade e de mortalidade pós-operatórias.

Os curativos comumente usados para o tratamento da deiscência de feridas incluem alginatos, hidrofibras, hidrogéis, hidrocoloides e espumas, dependendo das características da ferida. Em feridas de deiscência de espessura total com grandes quantidades de drenagem, podem ser usados coletores de drenagem de feridas ou bolsas de ostomias. A indicação da terapia de feridas com pressão negativa (TFPN) pode ser apropriada no tratamento de feridas cirúrgicas crônicas e/ou complicadas e no gerenciamento das úlceras de pressão das fases III e Fase IV.

Lesão de pele associada à umidade

A lesão de pele associada à umidade resulta da exposição prolongada da pele a fluidos corporais como urina, fezes, saliva, muco e exsudato da ferida, e, em combinação com outros fatores, como fricção, microrganismos e irritação química, resulta em inflamação da pele. A dermatite da área de fralda é o tipo mais comum das lesões associadas à umidade observada na população de pacientes pediátricos hospitalizados, com uma prevalência conhecida de 24% (Heimall, et al, 2012). O aumento da temperatura e da umidade local provoca maceração da pele, que se torna mais susceptível à irritação ocasionada pelo contato prolongado com urina e fezes.

- **A dermatite da área das fraldas irritativa primária** caracteriza-se por apresentar lesão eritematosa confluente, brilhante e com aspecto úmido, que varia de intensidade ao longo do tempo. Pode manifestar-se por meio de pápulas eritematosas associadas a edema e leve descamação. A erupção, geralmente localizada na região do períneo (conhecida como "dermatite em W"), se não tratada, pode alastrar-se para fora da zona da fralda. As alterações cutâneas variam de leve a grave e quando associadas à doença diarreica. A alteração do pH da pele pode desencadear o desenvolvimento de infecções oportunistas.

A lesão infectada pode evoluir para a maceração e exsudação, formação de pápulas, vesículas ou bolhas, erosão ou ulceração da pele, infecção do pênis ou vulva e infecção do trato urinário. Além disso, podem ocorrer sinéquias ou cicatrização dos órgãos genitais.

O diagnóstico diferencial específico deve ser estabelecido para a **dermatite de contato alérgica** ao material plástico da fralda (muito rara) e outras dermatites que podem ser exacerbadas pelo uso da fralda (como psoríase, dermatite atópica, dermatite seborreica, miliaria, candidose).

O creme barreira tem como principal função proteger a pele contra a inflamação causada por químicos irritantes como a amônia libertada pela urina, por trauma repetido e pela fricção, principalmente na altura das pregas e da área da fralda (Wong, 2016).

Em casos de dermatite com eritema intenso e persistente, pode-se associar corticosteroide tópico de baixa potência, como hidrocortisona a 1%, no máximo duas vezes ao dia por 2 a 7 dias a fim de aliviar a inflamação.

A dermatite de fralda é tratada de acordo com a integridade da epiderme e a presença ou ausência de infecção de pele por *Cândida albicans* (**Tabela 15.2**). Na presença de infecção de pele por *Cândida albicans* deve ser aplicada uma pomada antifúngica. As infecções bacterianas são mais raras e podem ser tratadas com neomicina, gentamicina ou mupirocina tópicas a 2%. Entretanto, o uso de antibióticos orais pode afetar a flora intestinal e devem ser observados os riscos de nefrotoxicidade.

As outras lesões de pele relacionadas à umidade são comuns em crianças com tubos de gastrostomia e incluem formação de tecido de granulação, infecção e irritação da pele como resultado de vazamento.

▶ Tabela 15.2. Tipo de dermatite de fralda

Tipo 1 - Epiderme intacta e ausência de infecção por candidíase.
Tipo 2 - Epiderme intacta e infecção por candidíase.
Tipo 3 - Epiderme não intacta e ausência de infecção por candidíase.
Tipo 4 - Epiderme não intacta e infecção por candidíase.

Fonte: Noonan C, 2006.

◀ Recomendações

Uso de um curativo de hidrocoloide ou de espuma de poliuretano com silicone para proteger a pele em torno da gastrostomia e minimizar a irritação por vazamento;

Curativo de hidrofibra de maior capacidade de absorção e indicado caso ocorra quantidade significativa de drenagem e pasta protetora composta por hidrocoloides para preencher irregularidades da pele periestomas ou fistulas impedindo vazamentos. O curativo de hidrofibra pode prevenir a formação de tecido de hipergranulação em torno da gastrostomia (King, 2014) e no tratamento da dermatite no local de ileostomia e de colostomia.

Lesões por extravasamento/infiltração

A incidência relatada de lesão de extravasamento em neonatos e crianças é de 0,1 a 15% e ocorre com maior frequência em neonatos com menos de 26 semanas de gestação, dados a fragilidade e o pequeno calibre das veias periféricas. A prevenção e o tratamento das lesões resultantes de extravasamento inadvertido de fluido vesicante de uma veia para o tecido mole circundante. Os estágios das lesões por infiltração e de extravasamento intravenoso foram descritos na **Tabela 15.3**. Para evitar esse tipo de lesões na pele, recomenda-se o uso de curativos estéreis e transparentes sobre os dispositivos intravenosos, o que permite a **inspeção do local pelo menos a cada hora.**

▶ **Tabela 15.3.** Escala de classificação de infiltração e extravasamento

Grau	Características
0	Sem sinais clínicos
1	Pele fria e pálida, edema menor que 2,5 cm, em qualquer direção, com ou sem dor local.
2	Pele fria e pálida, edema entre 2,5 e 15 cm, em qualquer direção, com ou sem dor local.
3	Pele fria, pálida e translúcida, edema maior que 15 cm em qualquer direção, dor local variando de média a moderada, possível diminuição da sensibilidade.
4	Pele fria, pálida, translúcida, edema maior que 15 cm em qualquer direção, dor local variando de moderada a grave, diminuição da sensibilidade, comprometimento circulatório. Ocorre na infiltração de derivados sanguíneos, substâncias irritantes ou vesicantes (extravasamento).

Fonte: *Infusion Nurses Society* (INS; 2001).

Embora, não haja consenso sobre as melhores práticas para o tratamento das lesões por extravasamento, recomenda-se a aplicação de hidrogéis no leito da ferida sob um curativo de silicone ou um curativo primário de hidrofibra coberto por um hidrocoloide fino e proteger a pele perilesão com filme de barreira líquida. Na presença de tecido necrótico, além do desbridamento autolítico, sempre deve ser solicitada uma avaliação da equipe cirúrgica (Baharestani, 2007).

Avaliação da Qualidade da Assistência

Os indicadores de qualidade assistenciais estão diretamente ligados à assistência de enfermagem, possibilitam ao enfermeiro gestor da unidade melhor visão das suas práticas e influenciam a sua tomada de decisão pela melhoria dos respectivos resultados. A partir de 1996, foram desenvolvidos pela American Nurses Association (ANA) os processos que orientam a construção de indicadores de estrutura, processo e resultados, utilizados para avaliar a qualidade da assistência de enfermagem e as suas etapas discutidas detalhadamente no Capítulo 18.

Portanto, deve-se considerar, na avaliação dos resultados dessas ações, a importância da implantação de protocolos de prevenção de lesão de pele, avaliação de risco, medidas de prevenção de lesão e cuidados com a pele das crianças na UTIP. A mensuração dos indicadores de lesão de pele (epiderme) decorrente da remoção de adesivos de fixação de BiPAP, cânula e cateter; lesão de pele decorrente da terapia intravenosa.

Os **indicadores monitorados**: incidência de flebites, LP, extravasamento de contraste, extravasamento de droga antineoplásica em pacientes internados.

O rastreamento da qualidade dos cuidados é imperativo para prevenir e identificar problemas e possibilita a reavaliação do processo assistencial e Benchmarking com outros hospitais.

O ambiente de cuidados intensivos traz desafios especiais para prevenir o desenvolvimento de lesões por pressão. As crianças criticamente doentes estão expostas a maior risco de LP em virtude da gravidade dos pacientes e da natureza altamente invasiva das intervenções e terapias.

A avaliação e a prescrição de cuidados com a pele são atribuições do enfermeiro, ainda que a participação da equipe multiprofissional seja fundamental na elaboração da prescrição e no planejamento dos cuidados com o paciente. A implantação de medidas preventivas e protocolos de tratamento que tragam novas tecnologias à prática dos cuidados de feridas e atendam às necessidades específicas da população neonatal e pediátrica.

O sistema de classificação atualizado inclui definições e ilustrações da Tabela deste **Anexo** e das **Figuras 15.1 a 15.5**.

Em 2016, o *National Pressure Ulcer Advisory Panel* (NPUAP) anunciou a mudança na terminologia "úlcera por pressão" para "lesão por pressão" e a atualização da nomenclatura dos estágios do sistema de classificação. Considerando a importância dessas informações para os profissionais, os membros da SOBEST e da SOBENDE, de forma colaborativa, realizaram a tradução, a validação desse documento e publicaram a sua versão adaptada culturalmente para o Brasil. O NPUAP descreve de forma mais precisa esse tipo de lesão, tanto na pele intacta como na ulcerada, esclarecendo as dúvidas geradas anteriormente pela descrição das categorias de lesões em pele intacta, lesões abertas e outras lesões. Os estágios foram revisados com base nos questionamentos recebidos pelo NPUAP dos profissionais que tentavam diagnosticar e identificar o estágio das lesões e a classificação destas foi obtida por consenso e votação.

Anexo 15.1 Escala de Braden Q para avaliação do risco de lesão por pressão em crianças

Escala de Braden Q				Escore
Intensidade e duração da pressão				
Mobilidade Capacidade de mudar e controlar a posição do corpo	1. Completamente Imóvel: não faz mudanças, nem mesmo pequenas, na posição do corpo ou das extremidades, sem ajuda.	2. Muito limitado: faz pequenas mudanças ocasionais na posição do corpo ou extremidades, mas é incapaz de fazer mudanças completamente sozinho.	3. Levemente limitado: faz mudanças frequentes, embora pequenas, na posição do corpo ou das extremidades, sem ajuda.	4. Nenhuma limitação: faz mudanças importantes e frequentes na posição do corpo, sem ajuda.	
Atividade Grau de atividade física	1. Acamado: permanece no leito o tempo todo.	2. Restrito à cadeira: a capacidade de deambular está gravemente limitada ou inexistente. Não consegue sustentar o próprio peso e/ou precisa de ajuda para se sentar em uma cadeira ou cadeira de rodas.	3. Deambulação ocasional: deambula ocasionalmente durante o dia, porém por distâncias bem curtas, com ou sem ajuda. Passa a maior parte do turno no leito ou na cadeira.	4. Crianças jovens demais para deambular ou deambulam frequentemente: deambula fora do quarto pelo menos duas vezes por dia e dentro do quarto pelo menos uma vez a cada 2 horas.	
Percepção Sensorial Capacidade de responder de maneira apropriada ao desconforto relacionado à pressão	1. Completamente limitada: não responde ao estímulo doloroso (não geme, não se encolhe ou se agarra), em virtude da diminuição do nível de consciência, ou sedação ou limitação da capacidade de sentir dor na maior parte da superfície corporal.	2. Muito limitada: responde apenas ao estímulo doloroso. Não consegue comunicar desconforto, exceto por gemido ou inquietação; ou apresenta alguma disfunção sensorial que limita a capacidade de sentir dor ou desconforto em mais da metade do corpo.	3. Levemente limitada: responde aos comandos verbais, mas nem sempre consegue comunicar o desconforto ou a necessidade de ser mudado de posição, ou apresenta alguma disfunção sensorial em uma ou duas extremidades que limita a capacidade de sentir dor.	4. Nenhuma alteração: responde aos comandos verbais. Não apresenta déficit sensorial que limite a capacidade de sentir ou comunicar dor ou desconforto.	

Continua

Continuação

Escala de Braden Q					Escore
Tolerância dos tecidos					
Umidade Grau de exposição da pele à umidade	1. Constantemente úmida: a pele fica constantemente úmida por suor, urina, etc. A umidade é percebida cada vez que o paciente é movimentado ou mudado de posição.	2. Frequentemente úmida: a pele está frequentemente, mas nem sempre, úmida. A roupa de cama precisa ser trocada pelo menos a cada 8 horas.	3. Ocasionalmente úmida: a pele está ocasionalmente úmida, necessitando de troca de roupa de cama a cada 12 horas.	4. Raramente úmida: a pele geralmente está seca, as trocas de fraldas são feitas de rotina e as roupas de cama necessitam ser trocadas apenas a cada 24 h.	
Fricção e Cisalhamento Fricção: a pele se move contra as estruturas de suporte Cisalhamento: a pele e a superfície óssea adjacente deslizam uma sobre a outra	1. Problema importante: a espasticidade, a contratura, o prurido ou a agitação levam a criança a se debater no leito e há fricção quase constante.	2. Problema: necessita de ajuda moderada a máxima para se mover. É impossível se levantar completamente sem deslizar sobre os lençóis do leito ou cadeira, necessitando de reposicionamento frequente com o máximo de assistência.	3. Problema potencial: movimenta-se com dificuldade ou necessita de mínima assistência. Durante o movimento, provavelmente ocorre atrito entre a pele e os lençóis, cadeira, coxins ou outros dispositivos. A maior parte do tempo mantém uma posição relativamente boa na cadeira e no leito, mas ocasionalmente escorrega.	4. Nenhum problema aparente: capaz de se levantar completamente durante uma mudança de posição. Movimenta-se sozinho na cadeira e no leito e tem força muscular suficiente para se levantar completamente durante o movimento. Mantém uma posição adequada no leito e na cadeira o tempo todo.	

Continua

Continuação

Escala de Braden Q				Escore
Tolerância dos tecidos				
Nutrição Padrão habitual de consumo alimentar	1. Muito pobre: em jejum e/ ou mantido com ingesta hídrica ou hidratação IV por mais de 5 dias ou albumina < 2,5 mg/dL ou nunca come uma refeição completa. Raramente come mais da metade de algum alimento oferecido. O consumo de proteínas inclui apenas duas porções de carne ou derivados de leite por dia. Ingere pouco líquido. Não ingere suplemento dietético líquido.	2. Inadequada: dieta líquida por sonda ou NPP que fornece calorias e minerais insuficientes para a idade ou albumina < 3 mg/ dL ou raramente come uma a refeição completa. Geralmente come apenas a metade de algum alimento oferecido. O consumo de proteínas inclui apenas três porções de carne ou derivados de leite por dia. Ocasionalmente ingere suplemento dietético.	3. Adequada: dieta por sonda ou NPP que fornece calorias e minerais suficientes para a idade ou come mais da metade da maioria das refeições. Consome um total de quatro porções de proteínas (carne, derivados de leite) por dia. Ocasionalmente recusa uma refeição, mas geralmente toma suplemento dietético, se oferecido.	4. Excelente: dieta geral que fornece calorias suficientes para a idade. Por exemplo, come/ bebe a maior parte de cada refeição/ alimentação. Nunca recusa uma refeição. Geralmente come um total de quatro ou mais porções de carne e derivados de leite. Ocasionalmente, come entre as refeições. Não necessita de suplementação.	
Perfusão Tecidual e Oxigenação	1. Extremamente comprometida: hipotenso (PAM) < 50 mmHg e < 40 mmHg em recém-nascidos) ou o paciente não tolera mudança de posição.	2. Comprometida: normotenso. Apresenta saturação de oxigênio < 95% ou a hemoglobina < 10 ou o tempo de enchimento capilar > 2 segundos. O pH sérico < 7,40.	3. Adequada: normotenso. Apresenta saturação de oxigênio < 95% ou a hemoglobina < 10 ou o tempo de enchimento capilar > 2 segundos. O pH sérico normal	4. Excelente: normotenso. Apresenta saturação de oxigênio > 95%, a hemoglobina normal e o tempo de enchimento capilar < 2 segundos.	
Escore total				

Versão da escala de Braden Q, Curley e Quigley, 2004 – Tradução e adaptação – Ana Claudia A. R. Maia et al, 2011.

Variação: 7-28 pontos. Escore 28: sem risco de úlcera de pressão; escore 7: risco máximo.

Estabelecer o ponto de corte no escore ≤ 16 da escala de Braden Q para considerar o risco de lesão por pressão.

Anexo 15.2 Classificação das lesões de pele*

Tabela de Classificação das lesões categorizadas em estágios para indicar a extensão do dano tissular

Classificação	Descrição
Lesão por Pressão	Dano localizado na pele e/ou tecidos moles subjacentes, geralmente sobre uma proeminência óssea, ou relacionado ao uso de dispositivo médico ou a outro artefato. A lesão pode se apresentar em pele íntegra ou como úlcera aberta e pode ser dolorosa. Resulta da pressão intensa e/ou prolongada em combinação com o cisalhamento. A tolerância do tecido mole à pressão e ao cisalhamento pode também ser afetada pelo microclima, nutrição, perfusão, comorbidades e pela sua condição.
Lesão por Pressão Estágio 1: Pele íntegra com eritema que não embranquece	Pele íntegra com área localizada de eritema que não embranquece e que pode parecer diferente em pele de cor escura. Presença de eritema que embranquece ou mudanças na sensibilidade, temperatura ou consistência (endurecimento) podem preceder as mudanças visuais. Mudanças na cor não incluem descoloração púrpura ou castanha; estas podem indicar dano tecidual profundo.
Lesão por Pressão Estágio 2: Perda da pele em sua espessura parcial com exposição da derme	Perda da pele em sua espessura parcial com exposição da derme. O leito da ferida é viável, de coloração rosa ou vermelha, úmido e pode também apresentar-se como uma bolha intacta (preenchida com exsudato seroso) ou rompida. O tecido adiposo e tecidos profundos não são visíveis. Tecido de granulação, esfacelo e escara não estão presentes. Essas lesões geralmente resultam de microclima inadequado e cisalhamento da pele na região da pélvis e no calcâneo. Esse estágio não deve ser usado para descrever as lesões de pele associadas à umidade, incluindo a dermatite associada à incontinência (DAI), a dermatite intertriginosa, a lesão de pele associada a adesivos médicos ou as feridas traumáticas (lesões por fricção, queimaduras, abrasões).
Lesão por Pressão Estágio 3: Perda da pele em sua espessura total	Perda da pele em sua espessura total na qual a gordura é visível e, frequentemente, tecido de granulação e epíbole (lesão com bordas enroladas) estão presentes. Esfacelo e/ou escara pode estar visível. A profundidade do dano tecidual varia conforme a localização anatômica; áreas com adiposidade significativa podem desenvolver lesões profundas. Podem ocorrer descolamento e túneis. Não há exposição de fáscia, músculo, tendão, ligamento, cartilagem e/ou osso. Quando o esfacelo ou escara prejudica a identificação da extensão da perda tecidual, deve-se classificá-la como lesão por pressão não classificável.

Continua

Continuação

Classificação	Descrição
Lesão por pressão Estágio 4: Perda da pele em sua espessura total e perda tissular	Perda da pele em sua espessura total e perda tecidual com exposição ou palpação direta da fáscia, músculo, tendão, ligamento, cartilagem ou osso. Esfacelo e/ou escara pode estar visível. Epíbole (lesão com bordas enroladas), descolamento e/ou túneis ocorrem frequentemente. A profundidade varia conforme a localização anatômica. Quando o esfacelo ou escara prejudica a identificação da extensão da perda tecidual, deve-se classificá-la como lesão por pressão não classificável.
Lesão por Pressão Não Classificável: Perda da pele em sua espessura total e perda tissular não visível	Perda da pele em sua espessura total e perda tecidual na qual a extensão do dano não pode ser confirmada porque está encoberta pelo esfacelo ou escara. Ao ser removido (esfacelo ou escara), a lesão por pressão em estágio 3 ou estágio 4 ficará aparente. Escara estável (isto é, seca, aderente, sem eritema ou flutuação) em membro isquêmico ou no calcâneo não deve ser removida.
Lesão por Pressão Tecidual Profunda: Descoloração vermelho escura, marrom ou púrpura, persistente e que não embranquece.	Pele intacta ou não, com área localizada e persistente de descoloração vermelha escura, marrom ou púrpura que não embranquece, ou separação epidérmica que mostra lesão com leito escurecido ou bolha com exsudato sanguinolento. Dor e mudança na temperatura frequentemente precedem as alterações de coloração da pele. A descoloração pode apresentar-se diferente em pessoas com pele de tonalidade mais escura. Essa lesão resulta de pressão intensa e/ou prolongada e de cisalhamento na interface osso-músculo. A ferida pode evoluir rapidamente e revelar a extensão atual da lesão tecidual ou resolver sem perda tissular. Quando tecido necrótico, tecido subcutâneo, tecido de granulação, fáscia, músculo ou outras estruturas subjacentes estão visíveis, isso indica lesão por pressão com perda total de tecido (lesão por pressão não classificável ou estágio 3 ou estágio 4). Não se deve utilizar a categoria lesão por pressão tecidual profunda (LPTP) para descrever condições vasculares, traumáticas, neuropáticas ou dermatológicas.
Lesão por Pressão Relacionada a Dispositivo Médico	Essa terminologia descreve a etiologia da lesão. A lesão por pressão relacionada a dispositivo médico resulta do uso de dispositivos criados e aplicados para fins diagnósticos e terapêuticos. A lesão por pressão resultante geralmente apresenta o padrão ou a forma do dispositivo. Essa lesão deve ser categorizada usando o sistema de classificação de lesões por pressão.
Lesão por Pressão em Membranas Mucosas	Encontrada quando há histórico de uso de dispositivos médicos no local do dano. Em virtude da anatomia do tecido, essas lesões não podem ser categorizadas.

Fonte: National Pressure Ulcer Advisory Panel - NPUAP®) – Traduzido e adaptado culturalmente para o Brasil pelas SOBEST e SOBENDE.

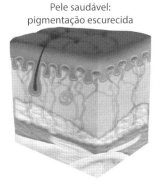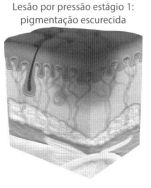

▶ **Figura 15.1** Lesão por pressão estágio 1. Fonte: National Pressure Ulcer Advisory Panel - NPUAP® (acesso livre).

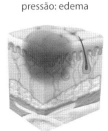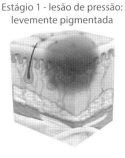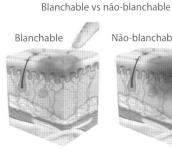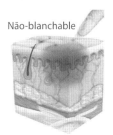

▶ **Figura 15.2** Lesão por pressão estágio 1. Fonte: National Pressure Ulcer Advisory Panel - NPUAP® (acesso livre).

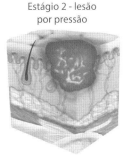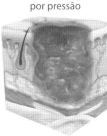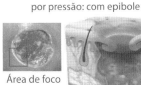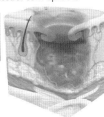

▶ **Figura 15.3** Lesão por pressão estágio 3. Fonte: National Pressure Ulcer Advisory Panel - NPUAP® (acesso livre).

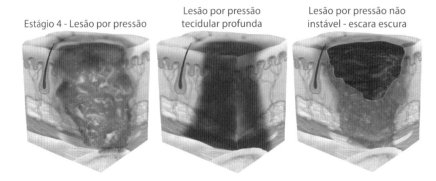

▸ **Figura 15.4** Lesão por pressão estágio 4. Fonte: National Pressure Ulcer Advisory Panel - NPUAP® (acesso livre).

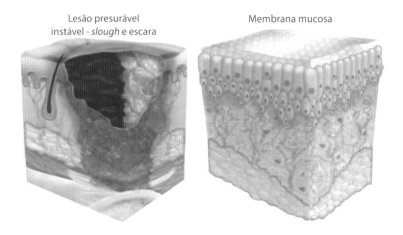

▸ **Figura 15.5** Lesão por pressão em membranas mucosas. Fonte: National Pressure Ulcer Advisory Panel - NPUAP® (acesso livre).

Classificação do curativo	Adesão	Indicação	Ação	Precauções
Filme de poliuretano transparente	Pode conter adesivo	Proteção para feridas secas ligeiramente exsudativas não infectadas: feridas cirúrgicas, enxertos de pele, queimaduras de 1° grau, abrasões e lesão por pressão; fixação cânulas e cateteres; cobertura secundária de curativos absorventes.	Protege à pele lesionada ou intacta contra dano associado à umidade e infecção; Permite a inspeção local.	Prevenção de lesão de pele; Mudança de curativo em até 7 dias; Ao ser removido, pode causar lesão da epiderme.
Silicone (malha de acetato de celulose ou tela de poliamida elástica)	Alguns contêm adesivo de silicone macio	Feridas superficiais com pouco a nenhum exsudato: abrasões, bolhas e lacerações cutâneas, feridas cirúrgicas, queimaduras de 2° grau, úlceras de pé e de perna, áreas de enxertos totais ou parciais, doenças de pele tais como a epidermólise bolhosa, o penfigo bolhoso e outras.	Mantém a umidade no leito da ferida, permite a transferência do exsudato diretamente para o curativo absorvente; Promove a aderência seletiva à ferida e a proteção da pele danificada.	Pode permanecer no local até 14 dias e com troca do curativo secundário sempre que necessário para prevenir a maceração; Sensibilidade ao silicone por uso prolongado.
Hidrocoloide carboximetilcelulose sódica (CMC), poli-isobutileno,	Pode conter adesivo	Feridas com exsudato leve a moderado: prevenção da lesão por pressão e dano aos tecidos e redução da perda de água epidérmica e redistribuição da pressão no tratamento de feridas neonatais e pediátricas	Promove umidade no leito da ferida e o desbridamento autolítico; Favorece a barreira bacteriana e barreira de proteção para a pele sob outros adesivos de fixação.	Pode causar maceração da pele perilesão em ferida exsudativa e infectada; A remoção do curativo que tem adesivo pode causar lesão epidérmica.

Continua

Continuação

Classificação do curativo	Adesão	Indicação	Ação	Precauções
Espuma (poliuretano)	Revestida de silicone suave de aderência seletiva ao ferimento e às bordas da lesão.	Feridas com exsudato moderado e muito exsudativas; Proteção da pele periestoma, lesão por pressão, úlceras de perna/pé diabético não infectadas, áreas doadoras, feridas pós-operatórias e abrasões na pele; **Curativo de espuma com prata** é indicado em feridas infectadas.	Promove umidade no leito da ferida, transferência do exsudato e barreira bacteriana e viral; As espumas variam em espessura e podem ser impregnados com surfactantes, glicerina ou prata.	Pode permanecer no local até 7 dias e com troca do curativo secundário sempre que necessário dependendo da quantidade de exsudato; Contraindicações de uso em lesões bolhosas.
Hidrogel (polímero modificado de carboximetilcelulose e propilenoglicol)	Não aderente	Desbridamento autolítico de áreas necrosadas e/ou com esfacelo e na estimulação do crescimento do tecido de granulação, lesões superficiais ou profundas, incisões cirúrgicas e queimaduras; Remoção de tecido desvitalizado, em feridas superficiais e profundas; Reduz a dor mediante hidratação das terminações nervosas expostas.	Mantém a ferida hidratada; Promove a umidade, o desbridamento autolítico e a epitelização; Preenche o espaço morto e redistribui a pressão nos tecidos e pode ser necessário uso de um curativo de contato primário.	A mudança do curativo diariamente ou quando estiver seco; Usar cobertura secundária para manter a umidade por mais tempo; Deve ser usado com precauções ao redor dos olhos e em feridas profundas (fístulas) e em cavidades

Continua

Continuação

Classificação do curativo	Adesão	Indicação	Ação	Precauções
Hidrofibra (carboximetilcelulose sódica)	Nenhum	Indicada em feridas exsudativas: lesões abrasivas, lacerações, queimaduras de 2º grau, úlceras vasculogênicas, feridas cirúrgicas e traumáticas; A hidrofibra com a prata é indicada em feridas exsudativas e criticamente colonizadas ou infectadas.	Mantém um ambiente úmido e promove a absorção do exsudato, formando um gel que retém o exsudato de forma que a pele perilesão fique protegida contra a maceração.	Uso limitado em feridas com pouca ou nenhuma exsudação ou com crostas • Reidratar antes de remover se seco e aderente; • Mudar a cada 3-4 dias ou quando saturado.
Alginate fibras de algas marinhas (alginato de cálcio e carboximetilcelulose)	Nenhum	Indicado em feridas altamente exsudativas com deiscência e/ou infectadas Lesão por pressão, úlceras de perna, pé diabético, áreas doadoras e feridas traumáticas.	Promove o desbridamento autolítico, transforma-se em um gel não adesivo quando em contato com exsudato; Promove a hemostasia quando associado com íons de cálcio.	Usar cobertura secundária.
Barreira	Nenhum	Dermatite de fralda e área periestoma	Protege a pele contra dano associado à umidade; Protege contra escoriação epidérmica e protege contra irritação de adesivos.	O creme residual ou pomada não deve ser removido antes da reaplicação, o que dificulta a avaliação da ferida.
Filme de barrira liquida (polímeros sem de álcool)	Nenhum	Indicado para adultos, crianças e bebês acima de 1 mês de idade para impedir o contato direto da pele com adesivos médicos, líquidos, fluidos corporais e fezes.	Película protetora sem álcool para proteger locais de aplicação de sondas, curativos ou fitas adesivas, especialmente em pacientes de alto risco e com pele frágil.	

Adaptado de King et al. Dressings and products in pediatric wound care (2013).

Referências Bibliográficas

1. Association of Women's Health, Obstetric and Neonatal Nurses (AWHONN). Neonatal skin care. Evidence-based clinical practice guideline. Washington, DC: Association of Women's Health, Obstetric and Neonatal Nurses (AWHONN); January 2001.
2. Baharestani MM, Ratliff C. Pressure ulcers in neonates and children: an NPUAP White Paper. Advances in Skin & Wound Care. 2007; 20 (4): 208.
3. Baharestani MM. An Overview of Neonatal and Pediatric Wound Care Knowledge and Considerations. Ostomy Wound Manage. 2007;53(6):34-55,
4. Blanes L, Ferreira LM. Prevenção e tratamento de UP. São Paulo: Atheneu; 1-342; 2014.
5. Brienza DM, Geyer MJ, Sprigle S. Seating, positioning and support surfaces. In: Baranoski S, Ayello EA. Wound Care Essentials: Practice Principles. Philadelphia, PA: Lippincott Williams & Wilkins. 2004,187-212.
6. Butler CT. Pediatric skin care: guideline es for assessment, prevention, and treatment. Pediatr Nurs. 2006, 32:443-50.
7. Cho SH, Ketefian S, Barkauskas VH, Smith DG. The effects of nurse staffing on adverse events, morbidity, mortality, and medical costs. Nurs Res. 2003;52:71-79.
8. Cohen E, Kuo DZ, Agrawal R, Berry JG, Bhagat SK, Simon TD, Srivastava R. Children with medical complexity: an emerging population for clinical and research initiatives. Pediatrics; 2011, 127, 529-538.
9. Curley MAQ, Quigley SM, Ming L. Pressure ulcers in pediatric intensive care: incidence and associated factors. Pediatr Crit Care Med. 2003;4:284-290.
10. De Nardi AB, Rodaski S, Sousa RS, Baudi DLK, Castro JHT. Secondary cicatrization in dermoepidermal wounds treated with essential fatty acids, vitamins A and E, soy lecithin and polynylpyrrolidone-iodine in dogs. Arch Vet Sci. 2004;9:1-16.
11. Edsberg LE, Black JM, Goldberg M, McNichol L, Moore L, Sieggreen M. Revised National Pressure Ulcer Advisory Panel Pressure Injury Staging System: Revised Pressure Injury Staging System. Journal of Wound, Ostomy, and Continence Nursing. 2016;43(6):585-597. doi:10.1097/WON.0000000000000281.
12. European Pressure Ulcer Advisory Panel (EPUAP), National Pressure Ulcer Advisory Panel (NPUAP), and Pan Pacific Pressure Injury Alliance (PPPIA). Pressure Ulcers: Quick Reference Guide. 2014. Disponível em: www.npuap.org/wpcontent/uploads/2014/08/Quick-Reference-Guide-DIGITAL-NP.
13. Falanga V. Wound bed preparation: science applied to practice. Wound Bed Preparation in Practice EWMA Position Document. London, (2004). Medical Education Partnership LTDA.
14. Freundlich K. Pressure injuries in medically complex children: a review. Children 2017, 4, 25; doi:10.3390/children4040025.
15. Heyneman A, Beele H, Vanderwee K, Defloor T. A systematic review of the use of hydrocolloids in the treatment of pressure ulcers. J Clin Nurs 2008;17(9):1164-73. http://www.npuap.org/resources/educational-and-clinicalresources/pressure-injury-staging-illustrations/.
16. Institute for Healthcare Improvement (IHI). How to Guide Pediatric Supplement: Preventing Pressure Ulcers. 2014. Disponível em: www.ihi.org/resources/Pages/Tools/HowtoGuidePreventPressureUlcersPediatr.
17. King A, Stellar JJ, Blevins A, Shah KN. Dressings and Products in Pediatric Wound Care. Adv Wound Care (New Rochelle) 2014 Apr 1; 3(4): 324-334.
18. Kiss EA, Heiler M. Pediatric skin integrity practice guideline for institutional use: a quality improvement project. J Pediatr Nurs. 2014; 29:362-7.
19. Kottner, J, Wilborn D, Dassen T. Frequency of pressure ulcers in the pediatric population: a literature review and new empirical. International Journal of Nursing Studies. 2010; 47: 1330-40.
20. Kuller J, Raines DA, Ecklund S, Folsom MS, Lund C, Rothwell DM. Evidence-Based Clinical Practice Guideline. Neonatal Skin Care. Washington, DC: Association of Women's Health, Obstetric and Neonatal Nurses. National Association of Neonatal Nurses, 2001.
21. Kuo CY, Wootten CT, Tylor DA, Werkhaven JA, Huffman KF, Goudy SL. Prevention of Pressure Ulcers After Pediatric Tracheotomy Using a Mepilex Ag Dressing. Laryngoscope 2013, 123, 3201-3205.
22. Maia ACAR, Pellegrino DMS, Blanes L, Dini GM, Ferreira LM. Tradução para a língua portuguesa e validação da escala de Braden Q para avaliar o risco de úlcera por pressão em crianças. Rev. Paul. Pediatr. 2011;29:406-14.
23. McLane K.M, Bookout K, McCord S, McCain J, Jefferson LS. The 2003 national pediatric pressure ulcer and skin breakdown prevalence survey: a multisite study. J. WOCN 2004, 31, 168-178.

24. Nikolovski J, Stamatas G, Kollias N, Wiegand B. Infant skin barrier maturation in the first year of life. J Am Acad Dermatol. 2007;56 (Suppl. 2).
25. National Pressure Ulcer Advisory Panel (NPUAP) and European Pressure Ulcer Advisory Panel (EPUAP). International Guideline: Pressure Ulcer Treatment Technical Report. 2009. Disponível em: www.npuap. org/wp-content/uploads/2012/03/Final-2009-Treatment-Technical.
26. Noonan C, Quigley S, Curley, M. Skin integrity in hospitalized infants and children: a prevalence survey. Journal of Pediatric Nursing. 2006;21: 445-453.
27. Norman G, Dumville JC, Moore ZE, Tanner J, Christie J, Goto S. Antibiotics and antiseptics for pressure ulcers. Cochrane Database Syst. Rev. 2016, 4.
28. Peterson J, Adlard K, Walti BI, Hayakawa J, McClean E, Feidner SC. Clinical nurse specialist collaboration to recognize, prevent, and treat pediatric pressure ulcers. Clin. Nurse Spec. 2015, 5, 276–282.
29. Pinheiro LS, Borges EL, Donoso MTV. Uso de hidrocoloide e alginato de cálcio no tratamento de lesões cutâneas. Rev Bras Enferm. 2013;66: 760-70.
30. Quigley SM, Curly MA. Skin integrity in the pediatric population: preventing and managing pressure ulcers. J Soc Pediatr Nurs 1996;1:7-18.
31. Santos VLCG, Azevedo MAJ, Silva TS, Carvalho VMJ, Carvalho VF. Adaptação transcultural do pressure ulcer scale forhealing (PUSH) para a língua portuguesa. Rev Latino-am Enfermagem. 2005;13:305-13.
32. Schindler CA, Mikhailov TA, Fischer K, Lukasiewicz G, Kuhn E, Duncan L. Skin integrity in critically ill and injured children. Am J Crit Care. 2007;16(6):568-574.
33. Schindler CA, Mikhailov TA, Kuhn EM, Christopher J, Conway P, Ridling D, Scott AM, Simpson VS. Protecting fragile skin: nursing interventions to decrease development of pressure ulcers in pediatric intensive care. Am J Crit Care. 2011;20:26-34.
34. Schindler CA, Mikhailov TA, Cashin SE, Malin S, Christensen M, Winters JM. Under pressure: preventing pressure ulcers in critically ill infants. J Spec Pediatr Nurs. 2013 Oct;18(4):329-41. doi: 10.1111/jspn.12043. Epub 2013 Jul 30.
35. Shwayder T, Akland T. Neonatal skin barrier: structure, function and disorders. Dermatol Ther. 2005;18:87-103.
36. Slater A, Shann F, Pearson G. PIM 2: a revised version of the Paediatric Index of Mortality. Intensive Care Med. 2003;29(2):278-285.
37. Stamatas GN, Nikolovski J Luedtke, MA, Kollias N, Wiegand BC. Infant skin microstructure assessed in vivo differs from adult skin in organization and at the cellular level. Pediatric Dermatology. 2010; 27: 125-131.
38. Sillevis-Smitt JJ, Woensel J, Bos A. Skin lesions in children admitted to the paediatric intensive care unit: an observational study. European Journal of Pediatrics. 2011; 170:1263-1265.
39. Theaker C, Mannan M, Ives N, Soni N. Risk factors for pressure sores in the critically ill. Anaesthesia. 2000;55(3):221-224.
40. Willock J, Hughes J, Tickle S, Rossiter G, Johnson C, Pye H. Pressure sores in children: the acute hospital perspective. J Tissue Viability. 2000;10:59-62.
41. Willock J, Habiballah L, Long D, Palmer K, Anthony D. A comparison of the performance of the Braden Q and the Glamorgan paediatric pressure ulcer risk assessment scales in general and intensive care paediatric and neonatal units. J. Tissue Viability 2016, 25, 119-126.
42. Wong JK, Amin K, Dumville JC. Reconstructive surgery for treating pressure ulcers. Cochrane Database Syst. Rev. 2016, 12.

Choque 16

Graziela de Araujo Costa Zanatta
Juliana Regina Campana Mumme
Karolayne Priscilla Morais Dias

O choque é uma condição clínica marcada por perfusão e fluxo sanguíneos inadequados para suprir as demandas metabólicas. Ocorrem alterações no débito cardíaco (DC) e insuficiência circulatória, resultando em hipóxia tecidual, isquemia e lesão progressiva dos tecidos, podendo evoluir para disfunção de múltiplos órgãos e morte.

Embora os últimos anos tenham sido marcados por importantes avanços nos diagnóstico e tratamento precoces, o choque ainda é bastante comum nas unidades de terapia intensiva pediátrica (UTIP) e apresenta elevada morbimortalidade. Assim, a melhora no prognóstico está estreitamente relacionada ao rápido reconhecimento dos sinais e sintomas, além da abordagem adequada.

Fisiopatologia

O sistema circulatório pleno é capaz de transportar oxigênio (O_2) e substratos até os tecidos orgânicos a fim de atender a demanda metabólica tecidual. Esse fluxo sanguíneo com concentração adequada de O_2 ejetado pelo ventrículo esquerdo numa unidade de tempo é chamado de débito cardíaco (DC), sendo determinado pela fórmula:

Débito Cardíaco = Volume Sistólico × Frequência Cardíaca **(por minuto)**

(DC = VS × FC)

O DC, com consequente distribuição de O_2, pode se modificar rapidamente em resposta aos mecanismos de controle intrínsecos (miocárdicos e intravasculares) ou extrínsecos (neuronais). O baixo DC, como consequência da diminuição do retorno sanguíneo para o coração, resulta em baixas pressão venosa central (PVC) e hipotensão. Com isso, os centros vasomotores na medula são sinalizados, causando um aumento compensatório por meio das contrações cardíaca e dos vasos venosos e arteriais, aumentando a resistência vascular periférica (RVP) (Tabela 16.1).

Tabela 16.1. Mecanismos compensatórios dos tipos de choques

Tipo de choque	Pré-carga	Contratilidade cardíaca	Pós-carga	Mecanismo compensatório
Hipovolêmico	Diminuída	Aumentada ou normal	Aumentada	• taquicardia e aumento da contratilidade cardíaca • aumento da RVP
Distributivo (séptico, anafilático e neurogênico)	Normal ou diminuída	Normal ou diminuída	Variável	• aumento do fluxo sanguíneo na periferia • alteração da resistência vascular sistêmica • liberação de mediadores inflamatórios e substâncias vasoativas • ativação da cascata de complemento • trombose microcirculatória • perfusão esplâncnica inadequada • depleção de volume • ácido láctico acumulado
Cardiogênico	Variável	Diminuída	Aumentada	• aumento compensatório na resistência vascular sistêmica • aumento na frequência cardíaca e na pós-carga ventricular esquerda • redução no volume sistólico conforme aumento da pós-carga • aumento do tono venoso • fluido renal retido • edema pulmonar
Obstrutivo	Variável	Variável	Variável	• baixo DC • perfusão tecidual inadequada • aumento compensatório da resistência vascular sistêmica

Fonte: PALS – Pediatric Advanced Life Suport - American Heart Association. Outubro/2011; 69-108.

Outra consequência do baixo volume sanguíneo é o aumento das catecolaminas, hormônio antidiurético, adrenocorticosteroides e aldosterona visando a manutenção dos líquidos orgânicos. Há também um fluxo sanguíneo reduzido para pele, rins, músculos e vísceras, consequente ao desvio do sangue disponível para órgãos nobres, como cérebro e coração. Como resultado, a pele mostra-se fria e pegajosa, com enchimento capilar diminuído, podendo evoluir para redução na filtração glomerular e no débito urinário.

A hipóxia tecidual prolongada por decorrência da perfusão tecidual inadequada leva à disfunção orgânica progressiva, gerando um acúmulo de ácido láctico depletado nas células teciduais mudando o metabolismo para anaeróbico e gerando dióxido de carbono (CO_2), o que resulta em lesões celulares e orgânicas irreversíveis.

As hipóxias teciduais podem ser classificadas em quatro categorias:
- Anêmica, com baixa quantidade de concentração de hemoglobina circulante, que gera incapacidade de transporte de O_2 sanguíneo;
- Citotóxica, com comprometimento no uso do O_2 celular-mitocondrial;
- Hipovolêmica, com diminuição de O_2 arterial;
- Isquêmica, com distribuição inadequada de O_2 aos tecidos por insuficiência de fluxo sanguíneo.

A acidose metabólica presente em todas as formas de choque decorre da sobrecarga pulmonar à medida que o organismo tenta a compensação aumentando a frequência respiratória para eliminar o CO_2. A vasoconstrição prolongada leva à dilatação vascular, que gera um represamento maciço sanguíneo venoso.

Classificação dos Tipos de Choques

Os choques podem ser classificados em quatro tipos principais de acordo com suas origens e características, podendo ser hipovolêmico, distributivo (séptico, anafilático e neurogênico), cardiogênico e obstrutivo.

Choque hipovolêmico

É o mais comum na pediatria e responde por uma mortalidade entre 23 e 75% dos acometidos (KRÜGER, et al; 2014). A principal característica é o baixo volume intravascular que, quando mais de 15% da volemia encontra-se comprometida, resulta em fração de ejeção ventricular reduzida e baixo DC. Esse choque pode ser dividido em hemorrágico e não hemorrágico (**Tabela 16.2**).

➡ **Tabela 16.2.** Classificações do choque hipovolêmico

Hemorrágico	Não hemorrágico
• Sangramentos decorrentes de traumas e ferimentos extensos; • Sangramentos internos	• Desidratação; • Queimaduras extensas; • Drenagem de grandes volumes; • Deslocamento de líquidos entre compartimentos corpóreos

Fonte: PALS – Pediatric Advanced Life Suport – American Heart Association. Outubro/2011; 69-108.

A gravidade desse tipo de choque depende, também, da velocidade da perda líquida, pois o estado abrupto de hipoperfusão gera alterações celulares, metabólicas e hemodinâmicas, podendo evoluir para disfunção de múltiplos órgãos e morte.

O tratamento do choque hipovolêmico tem como objetivo restaurar a volemia, assim como a transferência de O_2 para os tecidos e otimizar o equilíbrio entre a demanda metabólica e a perfusão tecidual. As soluções salinas isotônicas são preferidas no choque não decorrente de sangramentos e sua administração de modo rápido é indicada na maioria dos casos.

Choque distributivo

Engloba os choques séptico, anafilático e neurogênico e é caracterizado por uma inadequação da distribuição do volume sanguíneo decorrente da alteração da resistência periférica. A venodilatação e o extravasamento de líquidos levam a um volume intravascular inadequado e a redução da pré-carga. Consequentemente à má distribuição do fluxo sanguíneo, a perfusão tecidual encontra-se comprometida e os tecidos hipóxicos geram ácido lático resultando na acidose metabólica.

Embora os sinais dos choques sejam semelhantes, o choque distributivo diferencia-se dos demais por apresentar:

- Pulsos periféricos finos ou amplos;
- Tempo de enchimento capilar maior que 2 segundos (alerta para choque séptico);
- Pele fria e enrubescida perifericamente, com hipotensão e pressão de pulso larga no choque quente;
- Pele fria e moteada, com vasoconstrição, além de hipotensão com pressão de pulso estreita no choque frio.

◀ Choque séptico

A sepse é considerada causa importante de hospitalização e de óbitos em UTIP, provocada por organismos infecciosos que atuam estimulando o sistema imunológico e provocando a liberação e/ou ativação de mediadores inflamatórios (**Figura 16.1**).

O choque causado pela sepse apresenta redução ou aumento da resistência vascular sistêmica, resultando na má distribuição do fluxo sanguíneo. Há uma estagnação do sangue no sistema venoso decorrente da vasodilatação além da perda do plasma no espaço vascular em virtude de maior permeabilidade capilar, aumentando a gravidade da hipovolemia.

Os principais fatores de risco para o seu desenvolvimento são:

- Idade menor do que 1 ano;
- Procedimentos e/ou dispositivos invasivos;
- Desnutrição;
- Uso prolongado e indevido de antibiótico de amplo espectro;
- Doenças crônicas;
- Doenças imunológicas ou que comprometam o estado imunológico.

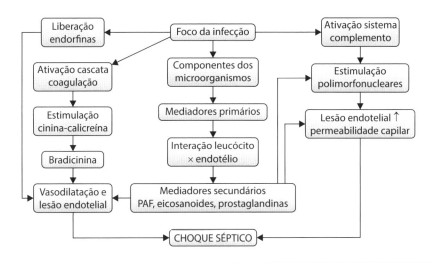

Figura 16.1. Fisiopatologia da resposta inflamatória do choque séptico. Fonte: Padilha KG, et.al. Enfermagem em UTI: Cuidando do paciente crítico. 2 ed. Barueri: Atheneu; 2016; 111-91.

A sepse grave ocorre quando a criança evolui para disfunção orgânica secundária dos sistemas cardiovascular, respiratório, hematológico, renal, metabólico e/ou hepático. É classificada em hipodinâmica (mudanças de perfusão sistêmica e/ou disfunção miocárdica) e hiperdinâmica (associada à síndrome da resposta inflamatória sistêmica (SRIS)), as quais dependem da dinâmica da mudança do volume de líquido no intravascular e da função cardíaca.

Síndrome da Resposta Inflamatória Sistêmica

A SRIS é um conjunto de sinais e sintomas que traduz uma resposta inflamatória do organismo, podendo ou não ser de origem infeciosa (metabólica ou traumática), e, quando associada a um quadro infeccioso, é denominado de sepse.

É caracterizada por eventos fisiológicos no organismo e mediadores químicos inflamatórios como citocinas, fator de necrose tumoral, entre outros, os quais podem alterar o metabolismo celular gerando a perda de capacidade de homeostase do organismo e, consequentemente, a evolução para a disfunção ou falência de múltiplos órgãos.

O tratamento se baseia em suporte ventilatório, reposição volêmica, vasopressores, controle e erradicação da infecção e monitorização da resposta à terapia.

◀ Choque anafilático

É uma reação alérgica grave que pode ser causada por vacina, alimento, planta, veneno, fármaco ou algum outro antígeno. A reação é rápida, podendo ocorrer segundos ou minutos após o contato com determinado antígeno.

Nesse choque, há venodilatação, seguida de vasodilatação arterial, em que a permeabilidade capilar fica aumentada, gerando vasoconstrição pulmonar. Além disso, ocorrem reduções das pré e pós-carga do ventrículo esquerdo e aumento da pós-carga do ventrículo direito.

Os sinais e sintomas presentes são:

- Ansiedade;
- Agitação;
- Náusea e vômito;
- Edema de rosto, lábios e língua (angioedema);
- Hipotensão;
- Taquicardia;
- Urticária;
- Desconforto respiratório com estridor ou sibilo.

◀ Choque neurogênico

Caracteriza-se por perda generalizada de tônus muscular, geralmente após uma lesão cervical alta da medula espinhal que pode ou não romper a inervação do sistema nervoso simpático (SNS) nos vasos sanguíneos e no coração. O SNS perde subitamente a capacidade de emitir sinais para o músculo liso nas paredes vasculares, resultando, assim, na vasodilatação descontrolada.

Nesse choque, o DC torna-se diminuído resultante de venodilatação e vasodilatação arterial, aumento da permeabilidade capilar e vasoconstrição pulmonar. Com isso, o principal sinal é hipotensão com pressão de pulso larga, associada à alteração na frequência cardíaca. Nesse choque, não há presença de taquicardia como mecanismo compensatório.

Choque cardiogênico

É o estágio final da disfunção ventricular esquerda, com perfusão tecidual inadequada decorrente da disfunção cardíaca, em que o DC é baixo e a resistência vascular é aumentada, refletindo na redução de perfusão tecidual.

O quadro clínico caracteriza-se por alteração do nível de consciência, oligúria, extremidades frias, dispneia por congestão pulmonar e dor torácica. Ocorre elevação do segmento ST no eletrocardiograma e, como complicação grave, pode-se desenvolver edema agudo de pulmão, com quantidades excessivas de sangue que se acumulam no lado esquerdo do coração e nas veias e capilares pulmonares.

Os critérios hemodinâmicos do choque cardiogênico podem ser determinados pela inserção de um cateter arterial pulmonar de Swan-Ganz – pouco disponível nos serviços pediátricos. Os vasopressores, tais como dopamina, norepinefrina, dobutamina e milrinone, são indicados para os pacientes que não respondem às medidas gerais, sendo as duas últimas drogas utilizadas na falência ventricular.

Choque obstrutivo

É uma emergência cardiovascular ocasionada por uma obstrução ou uma compressão dos grandes vasos ou até mesmo do próprio coração, podendo, assim, ser revertido por meio de drenagem torácica/pericárdica ou desobstrução pulmonar com trombolíticos por meio de cateterismo.

Esse choque é resultado da obstrução no fluxo do sistema cardiovascular e caracteriza-se por baixo débito cardíaco, redução do volume de ejeção e hipotensão. O choque obstrutivo pode decorrer de diversas causas, porém algumas são consideradas mais relevantes como o tamponamento cardíaco, pneumotórax hipertensivo e o tromboembolismo pulmonar.

No tamponamento cardíaco, há uma descompensação da compressão cardíaca, secundária a um acúmulo de líquido entre as camadas do pericárdio (parietal e visceral), gerando, consequentemente, um aumento da região cardíaca pericárdica, comprimindo-a e comprometendo, dessa forma, sua dilatação na diástole e interferindo no volume diastólico final, o qual será baixo, assim como o sistólico por consequência, diminuindo então o débito cardíaco e evoluindo para o choque.

O pneumotórax hipertensivo é uma emergência de característica aguda por aumento considerável da pressão intratorácica, o que pode desviar todas as estruturas torácicas, inclusive a veia cava. Decorrente de uma lesão torácica que gera um mecanismo unidirecional (o ar entra no espaço pleural na inspiração, impedindo a saída do ar na expiração). Desse modo, a pressão intrapleural aumenta, gerando um grave comprometimento respiratório e circulatório, evoluindo, então, para a hipotensão – comprometimento do retorno venoso – e choque.

No tromboembolismo pulmonar (TEP), há a presença de um trombo na rede venosa que, quando deslocado do seu local de formação, gera um bloqueio da artéria pulmonar ou um de seus ramos. Com a rede significantemente obstruída – baixo débito cardíaco – não há retorno venoso eficaz, evoluindo para instabilidade hemodinâmica e, consequentemente, choque.

Identificação da gravidade do choque

A presença de hipotensão, com pressão arterial sistólica (PAS) menor do que o percentil 5 para a idade, não é necessária para a identificação do choque. Porém, sua presença é um sinal de mau prognóstico, pois reflete a péssima clínica do choque, conforme **Tabela 16.3**.

Em relação à pressão arterial, os choques apresentam os seguintes estágios:

- Compensado: os mecanismos intrínsecos mantêm a PAS suficiente para garantir fluxo sanguíneo adequado para coração e cérebro, podendo ocorrer fluxo sanguíneo desigual e mal distribuído na microcirculação;

Tabela 16.3. Progressão clínica do choque de acordo com o estágio do choque

Choque compensado	Choque hipotensivo	Choque irreversível
• taquicardia • enchimento capilar diminuído • pressão arterial normal • palidez • irritabilidade • oligúria	• pulsos filiformes • enchimento capilar diminuído • diminuição do pulso arterial • taquipneia • extremidades frias • diminuição do nível de consciência • sonolência • oligúria • acidose metabólica	• pulsos fracos ou ausentes • hipotensão • apneia • estado comatoso • anúria

Fonte: PALS – Pediatric Advanced Life Suport – American Heart Association. Outubro/2011; 69-108.

- Descompensado ou hipotensivo: os mecanismos compensatórios falham e há hipotensão, caracterizando-se por perfusão tecidual inadequada (hipóxia tecidual, acidose metabólica e disfunção orgânica) necessitando de intervenção imediata;
- Refratário: há persistência de sinais de hipoperfusão periférica, hipotensão por mais de 1 hora, apesar da reposição volêmica, correção da acidose metabólica, sustentação inotrópica e oxigenação adequada. O choque refratário tende a levar a insuficiência de múltiplos órgãos com elevada mortalidade;
- Irreversível ou terminal: ocorre comprometimento de órgãos vitais, tais como coração e cérebro, independentemente da intervenção terapêutica.

Principais cuidados nas abordagens dos diferentes tipos de choque

A identificação precoce do choque, seguida de sua abordagem, visa restabelecer o DC e evitar complicações tais como lesão miocárdica, renal e cerebral, além de impedir a falência orgânica irreversível. Isso ocorre por meio da avaliação dos sinais clínicos, anamnese e exame físico completo e minucioso, seguidos de raciocínio clínico a fim de detectar os possíveis problemas e subsidiar as intervenções.

Uma das primeiras condutas a serem adotadas é a monitorização contínua e adequada da criança, conforme **Figura 16.2**, que inclui utilização de monitor cardíaco de cinco derivações, com configuração de traçado em DII, pressão arterial não invasiva inicialmente (se necessário, após estabelecimento de cateterismo intra-arterial, instalar sistema de monitorização arterial invasivo), saturação de oxigênio, frequência respiratória, temperatura corporal e, caso a criança esteja em ventilação mecânica, instalar sistema de capnometria e controle de diurese com cateterismo vesical (2 a 3 mL/kg/h).

A abordagem inicial também envolve o estabelecimento de um acesso venoso para a restauração rápida do volume sanguíneo por meio de solução cristaloide isotônica (solução fisiológica 0,9%, Ringer-lactato ou soluções balanceadas como

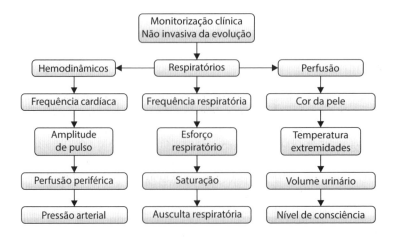

▪ **Figura 16.2.** Monitorização clínica do choque. Fonte: Padilha KG, et.al. Enfermagem em UTI: cuidando do paciente crítico. 2 ed. Barueri: Atheneu; 2016; 111-91.

plasmalight) ou de coloides, como a albumina. Inicialmente, costuma-se obter acesso venoso periférico, porém, uma vez realizada a estabilização clínica, com aumento da PA e do DC, além da redução da FC e da melhora do débito urinário, deve-se implantar um acesso venoso central a fim de garantir a terapia medicamentosa.

Os principais medicamentos utilizados para melhorar o DC e a circulação sistêmica são as cetocolaminas (dopamina, dobutamina, norepinefrina ou epinefrina) e os vasodilatadores (nitroprussiato sódico ou milrinona). Essas drogas devem ser administradas em acesso venoso central (preferencialmente na via distal do cateter) e com o uso de bomba infusoras, a fim de evitar o extravasamento de medicações, com lesões teciduais, e atraso na recuperação da criança. Além disso, de acordo com o tipo de choque, a abordagem inclui:

- **Hipovolêmico:** administração rápida de fluídos cristaloides isotônicos nos casos de perdas não hemorrágicas. Nas perdas sanguíneas por hemorragia, se faz necessária a transfusão de hemocomponentes;
- **Distributivo:** reposição rápida de volume intravascular para preenchimento do vascular dilatado e uso de vasopressores se persistência do quadro;
- **Cardiogênico:** administração de ventilação com pressão positiva, infusão lenta de fluídos, tratamento inotrópico e vasodilatador;
- **Obstrutivo:** fornecimento de suporte cardiovascular e reversão da causa mediante administração de fluídos e drogas vasoativas.

Havendo necessidade de utilizar um acesso venoso periférico para a administração de alguns medicamentos, a equipe de Enfermagem deve verificar constantemente sua permeabilidade. Outra alternativa para a abordagem emergencial é o acesso intraósseo, que deve ser mantido até a obtenção de outro acesso mais duradouro.

O enfermeiro deve planejar a assistência a cada turno, considerando os controles de sinais vitais e balanço hídrico do período e, assim, garantir a qualidade do cuidado do paciente crítico. Deve saber detectar os problemas relacionados a cada tipo de choque e direcionar as intervenções que podem ser o controle da velocidade do volume infundido c uso dc bombas de infusão durante a administração da terapia medicamentosa, monitorização dos sinais vitais e oferta de O_2 se for necessário.

Balanço Hídrico

O equilíbrio hídrico é um processo dinâmico indispensável para a vida com mecanismos de adaptação que regulam esse processo, o qual depende da ingestão e eliminação de água, de sua distribuição no organismo e da regulação das funções renais e pulmonares. Crianças criticamente doentes encontram-se vulneráveis para alterações nesse equilíbrio, o que demanda controle rigoroso.

O balanço hídrico (BH) é uma ferramenta muito útil para ser utilizada em UTIP por sua importância no acompanhamento clínico do paciente. Representa a monitorização detalhada de líquidos administrados e eliminados pelo indivíduo hospitalizado em um tempo determinado. Os líquidos ingeridos são contabilizados como ganhos e os líquidos eliminados são classificados como perdas, conforme **Tabela 16.4**. A diferença entre os ganhos e as perdas resulta em balanço positivo (retenção de líquidos), negativo (perda de líquidos) ou zerado (igualados).

Cuidados Intensivos Pediátricos

Tabela 16.4. Características dos itens a serem mensurados

Ganhos (entrada)	Perdas (saída)
Dietas	Eliminações vesicais e intestinais
Terapia medicamentosa (via oral ou endovenosa)	Êmese
	Secreções
Irrigações de sondas	Drenagens

Fonte: Padilha KG, et al. Enfermagem em UTI: cuidando do paciente crítico. 2 ed. Barueri: Atheneu; 2016; 111-91.

Crianças com BH persistentemente positivo estão mais sujeitas a repercussões clínicas desfavoráveis, como congestão hepática, edema de alças intestinais com íleo paralítico, má absorção, hipertensão intra-abdominal/síndrome compartimental abdominal, edema miocárdico com distúrbios de condução e disfunção diastólica, congestão pulmonar com piora na complacência e trocas gasosas, edema cerebral, edema renal e edema de tecidos periféricos com cicatrização inadequada de feridas e infecções.

As alterações do equilíbrio hidreletrolítico são encontradas com relativa frequência em pacientes críticos em razão da dificuldade na regulação homeostática, exigindo um controle rigoroso do BH. O conhecimento da intensidade das possíveis alterações pode revestir-se de grande importância no diagnóstico e no tratamento de distúrbios complexos do equilíbrio hidreletrolítico, especialmente porque pequenas variações podem causar enormes descompensações em vários órgãos.

O enfermeiro precisa estar atento ao BH, promovendo a exatidão das informações anotadas a fim de garantir a qualidade da assistência. Deve realizar avaliação precisa do equilíbrio hídrico para descobrir possíveis alterações, antecipando os cuidados de enfermagem que possam ser necessários.

Referências Consultadas

1. Angus DC, Linde-zwirble WT, Lidicker J, et al. Epidemiology of severe sepsis in the United States: analysis of incidence, outcome, and associated costs of care. Crit Care Med, 2001;29; 1303-10.
2. Araújo SD. Balanço hídrico: importância e precisão. In: Viana RAMPP, Whitaker I. Y. Enfermagem em terapia intensiva: práticas e vivências. Porto Alegre: Artmed; 2011.
3. Ávila MON, et al. Balanço hídrico, injúria renal aguda e mortalidade de pacientes em unidade de terapia intensiva. J Bras Nefrol 2014;36(3):379-88.
4. Dellinger RP, Levy MM, Rhodes A, Annane D, Gerlach H, Opal SM, et al. Surviving sepsis campaign: international guidelines for management of severe sepsis and septic shock: 2012. Critical Care Medicine. 2013; 41 (2): 580-637.
5. Évora PRB, Reis CL, Ferez MA, Conte DA, Garcia LV. Distúrbios do equilíbrio hidreletrolítico e do equilíbrio acidobásico: uma revisão prática. Medicina. 1999; 32: 451-69.
6. Felice CD, et al. Choque: diagnóstico e tratamento na emergência. Revista da AMRIGS, Porto Alegre, abr.-jun. 2011; 55 (2): 179-96.
7. Guimarães HP, et al. Manual de bolso de UTI. 4 ed; São Paulo: Atheneu; 2013; 144-9.
8. Hall JE. Guyton & Hall: Tratado de Fisiologia Médica. 12 ed; Rio de Janeiro: Elsevier, 2011; 289-302.
9. Higa EMS, et.al. Guias de medicina ambulatorial e hospitalar – UNIFESP/Escola Paulista de Medicina. São Paulo: Manole; 2004; 117-27.
10. Junior CAM, Souza LS. HU Revista. Juiz de Fora. v. 40, n.1 e 2, jan/jun, 2014. 73-8.
11. Kleinpell R. Working out the complexities of severe sepsis. Nursing Management, 2004; 24 (5): 2-15.
12. Knobel E. Terapia intensiva – pediatria e neonatologia. São Paulo: Atheneu; 2005; 275-81.

13. Krüger W, Lundman Shock AJ. Core knowledge in critical care medicine. Springer, 2014; 159-271.
14. Oliveira RG. Blackbook – enfermagem. Belo Horizonte: Blackbook Editora; 2016; 264-73.
15. Oliveira SKP, Guedes MVC, Lima FET. Balanço hídrico na prática clínica de enfermagem em unidade coronariana. Rev. Rene, Fortaleza. abr./jun.2010; 11(2): 210-2.
16. Padilha KG, et.al. Enfermagem em UTI: cuidando do paciente crítico. 2 ed. Barueri: Atheneu; 2016; 111-91.
17. PALS – Pediatric Advanced Life Suport – American Heart Association. Outubro/2011; 69-108.
18. Potter PA, Perry AG. Equilíbrio hidreletrolítico e acidobásico In: Potter PA, Perry AG (eds.). Grande tratado de enfermagem prática. São Paulo: Santos, 2004; 801-46.
19. Sales Junior JA, David CM, Hatum R, et al. Sepse Brasil: estudo epidemiológico da sepse em unidades de terapia intensiva brasileiras. Rev. Brasileira Terapia Intensiva, 2006;18: 9-17.
20. Silva E, Pedro Mde A, Sogayar AC, et al. Brazilian Sepsis Epidemilogical Study (BASES study). Crit Care, 2004; 8: 251-260.
21. Siqueira BG, Schmidt A. Choque circulatório: definição, diagnóstico e tratamento. Medicina, Ribeirão Preto 2003; 36:145-50.
22. Smeltzer SC, Bare BG. Líquidos e eletrólitos: equilíbrio e distúrbios. In: Brunner & Suddarth. Tratado de enfermagem médico-cirúrgica. Rio de Janeiro: Guanabara Koogan; 2009; 192-232.
23. Souza DC. Epidemiologia da sepse em crianças internadas em unidades de terapia intensiva pediátrica da América Latina [Tese]. São Paulo: Faculdade de Medicina da Universidade de São Paulo; 2016.
24. Stape A, et al. Manual de normas – terapia intensiva pediátrica. 2 ed. São Paulo: Sarvier; 2011; 187-207.
25. Utiengel C, Brunkhorst FM, Bone HG, et al. Epidemiology of sepsis in Germany: results from a national prospective multicenter study. Intensive Care Med, 2007; 33: 606-18.
26. Wong DL, Hockenberry MJ, Wilson D, Winkelstein ML. Editora Marilyn – tradução de Danielle Corbett, et.al. Rio de Janeiro: Elsevier; 2006; 932-7.
27. Yohannes S, Chawla LS. Evolving practices in the management of acute kidney injury in the ICU (Intensive Care Unit). Clin Nephrol 2009; 71: 602-7.

Indicadores de Qualidade 17

Edi Toma

A primeira lei relacionada com a qualidade da assistência à saúde encontra-se no Código de Hamurabi, rei da Babilônia no século XVIII a.C, que ressaltava a prevenção da má prática e compensava aquele que sofria seus efeitos. Nessa lei, a qualidade dependia exclusivamente do profissional médico.

A mudança desse conceito teve início no século XIX, com Florence Nightingale, que criou modos inovadores de cuidados, durante a Guerra da Crimeia (1854), e responsabilizou o hospital pela garantia da qualidade assistencial. Em 1855, com base em dados de mortalidade das tropas britânicas, propôs mudanças organizacionais e na higiene dos hospitais, mudanças estas que resultaram em expressiva redução no número de óbitos dos pacientes internados. Entre diversas outras atividades que exerceu ao longo de sua vida, também esteve envolvida com a criação das primeiras medidas de desempenho hospitalar.

O trabalho de Florence é considerado o precursor dos programas de qualidade em serviços de saúde, atualmente representado pelos processos de acreditação e colocou em evidência, pela primeira vez, o papel do enfermeiro nesse cenário.

O Colégio Americano de Cirurgiões, em 1917, liderado pelo Dr. Codmam, criou o Programa de Padronização de Hospitais (PPH) com o objetivo de estabelecer padrões de qualidade para a avaliação de hospitais nos Estados Unidos. O processo de acreditação de organizações de saúde, que se originou em 1910 naquele país, contemplava apenas as condições necessárias ao exercício das atividades médicas, sem considerar a necessidade de dimensionamento da equipe de Enfermagem e a estrutura física necessária para prestar a assistência.

A partir de 1951, devido ao aumento de hospitais, as atividades do PPH foram ampliadas com a participação de outros colégios e associações norte-americanas, e a Joint Commision on Accreditation of Hospitals (JCAH) foi fundada.

O gerenciamento do processo de trabalho na saúde voltado para a qualidade, que se encontra na área de serviços, e sua consequente auditoria e avaliação são recentes (1960), se comparados ao início desta na indústria, na área de produção de bens (1930), com diversas fases. Inicialmente houve preocupação com padrões mínimos, porém voltados para a estrutura e aspectos técnicos, finitos em si mesmos.

Na década de 1960, com maior atuação da JCAH, os hospitais americanos conseguiram atingir os padrões mínimos preconizados inicialmente, e a *Joint* passou a modificar o grau de exigência. Em 1970, foi publicado o *Accreditation Manual for Hospital*, que continha os padrões ótimos de qualidade, considerando também processos e resultados da assistência.

Avedis Donabedian foi um dos primeiros autores a escrever sobre avaliação da qualidade em saúde. A partir da década de 1980, passou a publicar diversos trabalhos retratando sua preocupação com a qualidade e em como avaliar esta nos serviços de saúde. Esse autor considerava que o objetivo da monitorização da qualidade era exercer vigilância contínua, de modo que desvios dos padrões pudessem ser precocemente detectados e corrigidos. Propõe o conceito de qualidade pautado em sete pilares, que são:

1. **Eficácia:** compreendida como a capacidade de se produzirem melhorias no setor saúde, significa o melhor que se pode fazer nas condições mais favoráveis dado o estado do cliente;
2. **Efetividade:** definida como o grau em que o cuidado, cuja qualidade está sendo avaliada, alça o nível de melhoria da saúde, cujos estudos de eficácia tenham estabelecido como alcançáveis;
3. **Eficiência:** medida do custo com o qual uma dada melhoria na saúde é alcançada. Se duas estratégias de cuidado são igualmente eficazes e efetivas, a mais eficiente é a de menor custo;
4. **Otimização:** relação entre custos e benefícios das atividades;
5. **Aceitabilidade:** relacionada à adaptação do cuidado às necessidades do paciente;
6. **Legitimidade:** refere-se a cultura da sociedade e os serviços prestados pela instituição;
7. **Equidade:** princípio pelo qual se determina o que é justo ou razoável na distribuição do cuidado e de seus benefícios entre os membros de uma população. A equidade é parte daquilo que torna o cuidado aceitável para os indivíduos e legítimo para a sociedade.

Somente na década de 1980 começou a era da "melhoria contínua da qualidade", que considera outros aspectos além da estrutura e valoriza o envolvimento de todos os participantes do processo assistencial. A avaliação da qualidade passou a ser um tema prioritário nessa época em virtude dos elevados custos da assistência, do aumento dos processos contra os erros médicos e a exigência dos usuários por um serviço de qualidade.

Em 1988, nos Estados Unidos, foi criada a Joint Commission on Acreditation of Health Care Organization, de natureza privada, que buscava colaborar com as organizações para melhorias da qualidade dos serviços de saúde prestados à população. A qualidade que antes era considerada como fator desejável passou a ser indispensável e um elemento diferenciado no processo de atendimento dos clientes e usuários nos serviços de saúde, o que exigiu que as instituições de saúde alcançassem padrões mais elevados de qualidade no cuidado em saúde.

Brasil

No Brasil, a busca pela qualidade nos serviços de saúde teve início por volta de 1980, decorrente da elevação dos custos assistenciais, avanços tecnológicos e mudança no perfil dos usuários dos serviços de saúde, que assumiram postura ativa, exigindo maior qualidade nos cuidados prestados. A implantação de um sistema de acompanhamento da qualidade dos serviços de saúde se iniciou a partir dos anos 1990, quando as instituições públicas e privadas no país passaram a desenvolver programas para garantia da qualidade.

Em junho de 1995, a Acreditação Hospitalar passou a ser discutida no âmbito do Ministério da Saúde com a criação do Programa de Garantia e Aprimoramento da Qualidade em Saúde (PGAQS) e a partir daí surgiu a necessidade de se estabelecer um consenso para alcançar padrões de avaliação comuns a todos. Em 1998, foi elaborado o *Manual Brasileiro de Acreditação Hospitalar*, com base no *Accreditation Manual for Hospital* norte-americano e, em 1999, a Organização Nacional de Acreditação (ONA) foi criada, iniciando-se a implantação das normas técnicas do Sistema Brasileiro de Acreditação Hospitalar.

A ONA é uma organização cujo objetivo é implementar um processo permanente de avaliação e de certificação da qualidade dos serviços de saúde no Brasil para garantia da qualidade na assistência à saúde. Qualidade em saúde é um conjunto de atributos que inclui um nível de excelência profissional, uso eficiente de recursos, um mínimo de risco ao usuário e alto grau de satisfação pelos clientes.

A qualidade da assistência, mais especificamente, é constituída por três dimensões:

1. **Estrutura:** corresponde aos recursos humanos, financeiros, materiais, físicos e ao modelo organizacional da instituição;
2. **Processo:** refere-se às atividades prestadas na produção geral e no setor saúde, nas relações entre profissionais e clientes na busca da assistência desde o diagnóstico até o tratamento.,
3. **Resultado:** consiste na obtenção das características desejáveis, retratando os efeitos da assistência da saúde e avançando na avaliação da satisfação do usuário com o atendimento recebido.

Para a Organização Mundial da Saúde (OMS), a qualidade da assistência à saúde é definida em função de um conjunto de elementos, que são: alto grau de competência profissional, eficiência na utilização dos recursos, mínimo de riscos e satisfação dos pacientes. Portanto, espera-se que as instituições, para garantir qualidade, devam ter área física, recursos humanos, materiais, financeiros e modelo organizacional, bem como relações entre prestador e receptor dos cuidados e clareza das características desejáveis dos produtos.

A obtenção da qualidade da assistência à saúde é atualmente a meta das instituições, sendo que esse conceito deve estar incorporado à missão e ao anseio dos profissionais que nelas atuam. Para a avaliação da qualidade da assistência prestada, é fundamental considerar os **indicadores de qualidade de enfermagem**.

Indicador

A palavra "indicador" significa "que indica, que dá a conhecer, que serve de guia" ou seja, reflete uma característica e revela informações sobre o que se busca. O indicador em saúde é conceituado como uma unidade de medida quantitativa que pode ser empregada como um guia para monitorar e avaliar a qualidade dos cuidados providos ao usuário e as atividades dos serviços.

Os indicadores são utilizados para medição do desempenho de funções, sistemas ou processos, ou seja, um valor estatístico que indica o alcance de metas ao longo do tempo. São construídos em sua maioria mediante uma expressão matemática, em que o numerador representa o total de eventos predefinidos e o denominador, a população de risco selecionada, observando-se a confiabilidade, a validade, a sensibilidade, a especificidade e o valor preditivo dos dados.

Por sua importância, os indicadores devem obedecer a alguns atributos, conforme a **Tabela 17.1**.

Tabela 17.1. Atributos de um bom indicador

Atributos	Definições
Disponibilidade	Os dados necessários para o cálculo do indicador devem ser de fácil obtenção para diferentes áreas e épocas.
Confiabilidade	Os dados utilizados para o cálculo do indicador devem ser fidedignos, isto é, devem ser capazes de reproduzir os mesmos resultados se medidos por diferentes pessoas em diferentes meios e diferentes épocas, quando aplicados em condições similares.
Validade	O indicador deve ser em função das características do fenômeno que se quer ou se necessita medir. Se o indicador reflete as características de outro fenômeno deixa de ter validade, pois pode levar a uma avaliação não verdadeira da situação.
Simplicidade	Significa facilidade de cálculo a partir das informações básicas. Preferencialmente, um indicador deve ser formado apenas por um numerador e um denominador, ambos compostos por dados de fácil obtenção. Quanto mais simples de buscar, calcular e analisar, maiores são as chances e oportunidades de utilização.
Discriminatoriedade	O indicador deve ter o poder de refletir diferentes níveis epidemiológicos ou operacionais, mesmo entre áreas com particularidades distintas.
Sensibilidade	O indicador deve ter o poder de distinguir as variações ocasionais de tendência do problema numa determinada área.
Abrangência	O indicador deve sintetizar o maior número possível de condições ou fatores diferentes que afetam a situação que se quer descrever.
Utilidade	Todo indicador deve ter um objetivo claro, aumentando a fidedignidade do que se busca.

Continua

Continuação

Atributos	Definições
Baixo custo	Indicadores com altos custos financeiros inviabilizam sua utilização rotineira, sendo deixados de lado.
Objetividade	Os processos de coleta e processamento dos dados disponibilizam um enorme arsenal de informações que devem ser utilizados para a tomada de decisão de quem coleta ou de quem gerencia o serviço.

Fonte: D'Innocencenzo, Feldman LB, Fazenda NRR, Helito RAB, Ruthes RM. Indicadores, auditorias, certificações. São Paulo: Martinari; 2006.

A partir de 1996, foram desenvolvidos pela American Nurses Association (ANA) indicadores de estrutura, processo e resultados. O processo utilizado pela ANA para desenvolver um indicador inclui as seguintes etapas:

- Revisão de literatura para determinar quais indicadores mostram-se relevantes para a enfermagem e se foram realizados estudos confiáveis;
- Discussões com peritos no assunto para identificar elementos de mensuração e informações adicionais que devam ser coletadas para embasar relatórios e análises;
- Desenvolvimento de instrumento de coleta de dados;
- Comentários das instituições participantes sobre a viabilidade da coleta de dados proposta e, também, sobre a utilidade dos indicadores;
- Conduzir estudos piloto em hospitais voluntários para testar as diretrizes e os instrumentos de coleta de dados;
- Revisar tanto o instrumento de coleta de dados quanto os relatórios;
- Criar um banco de dados com tutorial, tela para inserção das informações e consultas administrativas;
- Comunicar aos hospitais participantes;
- Conduzir análise dos dados e desenvolvimento de relatórios trimestrais.

A utilização de indicadores permite o estabelecimento de padrões, bem como o acompanhamento de sua evolução ao longo dos anos. Mais detalhadamente, possibilita que os profissionais monitorem e avaliem os eventos que acometem os usuários e os trabalhadores, mostrando, como consequência, se os processos e os resultados vêm atendendo as necessidades e as expectativas.

Os resultados de desempenho da qualidade em saúde estão diretamente ligados à assistência de enfermagem, o que torna a equipe de Enfermagem responsável em grande parte pela melhoria desses resultados. Os indicadores de qualidade da assistência permitem a compreensão de fenômenos complexos, tornando-os quantificáveis, de maneira que possam ser analisados em conjunto com outros para a compreensão do processo de trabalho e se os objetivos almejados estão sendo alcançados.

Os indicadores de qualidade assistenciais possibilitam ao enfermeiro, gestor da unidade, melhor visão dos seus resultados baseando-se na tomada de decisão. Como processo, o uso de indicadores na assistência de enfermagem é visto como cuidados prestados ao paciente que estão frequentemente ligados aos resultados e às atividades relacionadas à infraestrutura. São ferramentas importantes para avaliação das atividades realizadas ou mensuração do grau de risco de uma ocorrência, e, a partir dos dados obtidos, pode-se realizar uma avaliação minuciosa da assistência prestada. Quando necessário, deve-se intervir para manutenção da qualidade.

Podem constituir, ainda, um instrumento de força e poder para mudar processos internos de trabalho, quando a coleta e os resultados são tratados adequadamente. Contudo, a seleção de indicadores para o processo avaliativo deve levar em consideração aspectos como as políticas assistenciais, educacionais e gerenciais em saúde; a missão e a estrutura organizacional; os programas e as propostas de trabalho das instituições de saúde; os recursos humanos, materiais, financeiros e físicos disponíveis e as expectativas da clientela atendido.

De acordo com o referencial teórico de Donabedian (XX), os indicadores foram classificados em:

- **Indicadores de Processo:** refere-se ao conjunto de atividades desenvolvidas na produção em geral e no setor de saúde, nas relações estabelecidas entre os profissionais e os clientes, desde a busca pela assistência até o diagnóstico e o tratamento. Exemplos: incidência de queda do paciente, de úlcera por pressão (UP), de flebite, de não conformidade da administração de medicamentos, de extubação não programada, e de obstrução de cateter venoso central, taxa de acidente de trabalho de profissionais de enfermagem e perda de sonda nasogastroenteral;
- **Indicadores de Estrutura:** implica as características relativamente estáveis das instituições, como área física, recursos humanos, materiais, financeiros e modelo organizacional. Exemplos: distribuição de técnicos e auxiliares de enfermagem x leito, distribuição de enfermeiros x leito, horas de treinamento de profissionais de Enfermagem, taxa de absenteísmo de Enfermagem, média de permanência, taxa de rotatividade de Enfermagem;
- **Indicadores de Resultado:** é a obtenção das características desejáveis dos produtos ou serviços, retratando os efeitos da assistência na saúde do cliente da população. Exemplos: taxa de mortalidade e taxa de ocupação, taxa de infecção hospitalar, satisfação do cliente/paciente, média de permanência.

O Programa de Controle de Qualidade Hospitalar (CQH) mantido pela Associação Paulista de Medicina (APM) e pelo Conselho Regional de Medicina do Estado de São Paulo (CREMESP) foi criado em 1991 com a finalidade de avaliar a qualidade dos serviços prestados aos usuários dos hospitais do Estado de São Paulo. Posteriormente, esse programa foi ampliado para outros estados da federação.

A operacionalização desse programa e efetiva por meio do encaminhamento mensal pelos hospitais participantes dos resultados de indicadores relacionados à sua gestão, os quais são analisados estatisticamente pelo CQH e apresentados em forma de gráficos em relatórios. Trimestralmente, esses documentos são enviados aos hospitais que integram o programa, para que possam conhecer o seu desempenho e, consequentemente, a sua performance.

O Núcleo de Apoio à Gestão (NAGEH) é um subgrupo do CQH e que desenvolve atividades voltadas para a melhoria da gestão hospitalar, com indicadores na área de Enfermagem. Em 2006, publicou a primeira edição do Manual de Indicadores de Enfermagem, revisado em 2012, quando os indicadores foram subdivididos em duas categorias: indicadores assistenciais e indicadores de gestão de pessoas.

Os indicadores de Enfermagem, acompanhados pelo NAGEH, são:

- Incidência de Quedas

$$Incidência = \frac{N^o \text{ de quedas} \times 1.000}{N^o \text{ de pacientes/dia}}$$

- Incidência de Úlcera por Pressão (UP)

$$Incidência = \frac{N^o \text{ de casos novos de pacientes com UP em determinado período} \times 100}{N^o \text{ de pessoas expostas ao risco de UP no período}}$$

- Incidência de Saída Não Planejada de Sonda Oro/Nasogastroenteral para Aporte Nutricional

$$Incidência = \frac{N^o \text{ de saídas não planejadas de sonda oro/nasogastroenteral} \times 100}{N^o \text{ de pacientes com sonda oro/nasogastroenteral/dia}}$$

- Incidência de Flebites

$$Incidência = \frac{N^o \text{ de casos de flebite} \times 100}{N^o \text{ de pacientes/dia com acesso venoso periférico}}$$

- Incidência de Erro de Medicação

$$Incidência = \frac{N^o \text{ de erros relacionados à administração de medicamentos} \times 100}{N^o \text{ de pacientes/dia}}$$

- Incidência de Quase Falha Relacionada à Administração de Medicação

$$Incidência = \frac{N^o \text{ de quase falhas relacionadas ao processo de administração de medicamentos} \times 100}{N^o \text{ de pacientes/dia}}$$

- Incidência de Extubação Não Planejada de Cânula Endotraqueal

$$Incidência = \frac{N^o \text{ de extubações não planejadas} \times 100}{N^o \text{ de pacientes intubados/dia}}$$

- Incidência de Lesão de Pele

$$Incidência = \frac{N^o \text{ de casos de lesão de pele} \times 100}{N^o \text{ de pacientes/dia}}$$

- Incidência de Perda de Cateter Central de Inserção Periférica (CCIP);

$$Incidência = \frac{N^o \text{ de perdas de cateter de inserção periférica} \times 100}{N^o \text{ de pacientes/dia com cateter central de inserção periférica}}$$

- Incidência de Perda de Cateter Venoso Central (CVC)

$$Incidência = \frac{N° \text{ de perdas de cateter venoso central} \times 100}{N° \text{ de pacientes com cateter venoso central}}$$

- Incidência de Extravasamento de Contraste

$$Incidência = \frac{N° \text{ de casos de extravasamento de contraste} \times 100}{N° \text{ de pacientes que receberam contraste endovenoso}}$$

- Incidência de Extravasamento de Droga Antineoplásica em Pacientes em Atendimento Ambulatorial

$$Incidência = \frac{N° \text{ de casos de extravasamento de droga antineoplásica} \times 100}{\text{Somatória dos atendimentos ambulatoriais de pacientes que receberam droga antineoplásica}}$$

- Incidência de Extravasamento de Droga Antineoplásica em Pacientes Internados

$$Incidência = \frac{N° \text{ de casos de extravasamento de droga antineoplásica} \times 100}{N° \text{ de pacientes que receberam droga antineoplásica}}$$

- Incidência de Instrumentais Cirúrgicos com Sujidade

$$Incidência = \frac{\text{Instrumentais cirúrgicos com sujidades no processo de inspeção} \times 100}{\text{Total de instrumentais cirúrgicos inspecionados}}$$

Os indicadores NAGEH de gestão de pessoas são:
- Horas de Assistência de Enfermagem (unidades de internação)

$$\frac{\text{Horas de assistência em unidades de internação}}{} = \frac{N° \text{ de horas prestadas de assistência de enfermagem}}{N° \text{ de pacientes/dia}}$$

- Horas de Enfermeiro (unidades de internação)

$$\frac{\text{Horas de enfermeiros (unidades de internação)}}{} = \frac{N° \text{ de horas de assistência prestada por enfermagem}}{N° \text{ de pacientes/dia}}$$

- Horas de Técnicos/Auxiliares de Enfermagem (unidades de internação)

$$\frac{\text{Horas de técnicos/auxiliares de enfermagem (unidades de internação)}}{} = \frac{N° \text{ de horas de assistência prestada por técnicos/auxiliar de enfermagem}}{N° \text{ de pacientes/dia}}$$

- Horas de Enfermeiros em Unidades de Terapia Intensiva (UTI)

$$\frac{\text{Horas de enfermeiros em UTI}}{} = \frac{N° \text{ de horas de assistência prestada por enfermeiros}}{N° \text{ de pacientes/dia}}$$

Capítulo 17 Indicadores de Qualidade

- Horas de Técnicos e Auxiliares de Enfermagem em Unidades de Terapia Intensiva (UTI)

$$\text{Horas de técnicos/auxiliares em UTI} = \frac{\text{N}^o \text{ de horas de assistência prestada por técnicos/auxiliares de enfermagem}}{\text{N}^o \text{ de pacientes/dia}}$$

- Índice de Treinamento de Profissionais de Enfermagem

$$\text{Tempo de treinamento} = \frac{(\text{N}^o \text{ de trabalhadores ouvintes no curso 1} \times \text{carga horária curso 1}) \times 1.000}{\text{N}^o \text{ de horas homem trabalhadas}}$$

- Taxa de Rotatividade de Profissional de Enfermagem (Turn Over)

$$\text{Rotatividade de profissionais de enfermagem (}turn\ over\text{)} = \frac{(\text{N}^o \text{ de admissões} + \text{n}^o \text{ de demissões})/2 \times 1.000}{\text{N}^o \text{ de trabalhadores ativos no período/mês}}$$

- Taxa de Acidente de Trabalho de Profissionais de Enfermagem

$$\text{Taxa de acidente de trabalho} = \frac{(\text{N}^o \text{ de acidentes de trabalho}) \times 100}{\text{N}^o \text{ de trabalhadores ativos no período/mês}}$$

- Taxa de Absenteísmo de Profissionais de Enfermagem

$$\text{Taxa de absenteísmo de profissionais de enfermagem} = \frac{(\text{N}^o \text{ de horas/homem ausentes}) \times 100}{\text{N}^o \text{ de horas/homem trabalhadas}}$$

O indicador deve ser escolhido de modo a apontar problemas de qualidade relevantes para os tomadores de decisão. Para cada realidade, é preciso examinar os mais apropriados para atender às necessidades do serviço.

Outros indicadores específicos utilizados em instituições são:
- Indicador de trauma mamilar;
- Indicadores de gerenciamento da dor infantil;
- Indicadores de gerenciamento da dor em adultos;
- Indicadores relacionados à dermatite perineal;
- Indicadores clínicos de gravidade e risco de mortalidade para área infantil;
- Indicadores clínicos de gravidade no paciente crítico adulto;
- Indicadores de controle de infecções relacionadas aos serviços de saúde;
- Indicadores administrativos de gestão em enfermagem;
- Indicadores nos serviços auxiliares de diagnóstico e terapêutica;
- Indicadores em centro cirúrgico;
- Indicadores de monitoramento em centro cirúrgico.

Muitos são os dados e os indicadores disponíveis, no entanto nem sempre eles atendem às necessidades específicas de determinada situação. O papel do enfermeiro como gestor local é cada vez mais evidente, com atribuições específicas na administração da estrutura, dos recursos humanos e materiais disponibilizados.

O gerenciamento da qualidade é abordado das mais diversas formas e situações, com destaque no ambiente empresarial, nos modelos gerenciais, nas políticas de recursos humanos e na organização de processos de trabalhos. Isso também se reflete no trabalho de prestação de serviços, que é o caso da saúde e, consequentemente, para os profissionais que administram esses serviços, como o enfermeiro.

Administrar uma unidade hospitalar requer do enfermeiro competências específicas, que são traduzidas em seus conhecimentos, habilidades e atitudes, uma vez que determinam a capacidade de analisar uma situação, apresentar soluções e resolver problemas, promovendo inovação e competitividade das instituições. Em um tempo de mudança contínua, adquirir nova competência significa abandonar a outra que se tornou ultrapassada. O segredo está na aquisição e no desenvolvimento de competências duráveis, que são conhecimento e atualização constante, perspectiva, visão de futuro e atitude proativa.

A transformação do gestor em agente de mudanças e inovações é necessária, pois o gerenciamento da qualidade envolve, de modo marcante, as pessoas da organização, seja por depender da participação delas, seja por espelhar em seu resultado o potencial do grupo envolvido. Gestão participativa implica distribuir as responsabilidades e, ao mesmo tempo, dar voz aos indivíduos da organização. Assim, o enfermeiro tem papel de destaque na motivação da sua equipe e no gerenciamento dessas informações por meio dessas novas ferramentas.

O Manual Brasileiro de Acreditação, ferramenta criada pela ONA para mensurar qualidade de assistência em hospitais brasileiros, não identifica especificamente quais indicadores a Enfermagem deve mensurar para avaliar a qualidade da sua assistência, mas define claramente que os serviços hospitalares, incluindo a Enfermagem, devem se utilizar de indicadores para analisar o próprio desempenho.

Indicadores clínicos e de gestão devem fazer parte da rotina diária de avaliações que permeiam a prática gerencial do enfermeiro, com foco na construção da realidade da Enfermagem brasileira. Dados numéricos coletados sistematicamente por meio de indicadores, monitorados ao longo do tempo, são essenciais para a construção do *benchmarking*, interno ou externo, por meio das suas variações medianas. Esses indicadores comuns a todos os que participam do processo estabelecem comportamentos para a ocorrência de determinados eventos de interesse, que viabilizam ações que permitem o estabelecimento de melhorias da qualidade dos processos.

No *benchmarking*, dados são coletados e comparados em grande variedade de atividades com o objetivo de se alcançar o ideal. Quando a "melhor prática" é evidenciada, pode ser empregada pelas organizações ou setores participantes, que, assim, avaliam e aprimoram seus processos. Um dos enfoques atuais de gestão da segurança possivelmente mais destacados é o desenvolvimento de sistemas de indicadores de monitoramento, com o objetivo de comparar instituições, identificar problemas e situações suscetíveis de melhoria, além de controlar o efeito das eventuais intervenções.

O monitoramento de indicadores pode ser definido como uma atividade planificada e sistemática para identificar problemas ou situações que devem ser estudados de modo profundo ou ser objeto de intervenção para melhorar. Pode ser uma porta de entrada para a dinâmica dos ciclos de melhoria e um componente inevitável das atividades de desenho ou planificação da qualidade.

A Enfermagem exerce um papel fundamental no sistema de informação em saúde, tanto por contribuir significativamente com informações que integram os conhecimentos técnicos, de controle de qualidade e de documentação clínica e administrativa dos serviços prestados, quanto por necessitar de informações sobre o desenvolvimento científico, dos recursos institucionais disponíveis e relacionadas às necessidades dos pacientes para a tomada de decisões.

Um dos grandes obstáculos encontrados relacionados aos eventos adversos associados à assistência à saúde advém do comportamento vigente de omitir ou esconder os eventos indesejáveis que ocorrem, comprometendo a confiabilidade dos bancos de dados em virtude da ausência de notificações, configurando cenários que não retratam a realidade dos serviços. O histórico de punição aos profissionais de saúde frente à ocorrência de erros, acompanhadas frequentemente de exposições públicas, provocando sentimentos de medo e vergonha, têm sido apontados com um dos responsáveis pelas inconsistências dos dados disponíveis.

Para que se alcance um cenário de segurança é necessário que os serviços adotem um comportamento de aprendizagem contínua, em que a notificação de eventos e a análise de suas causas atuem como elementos disparadores de melhoria dos processos assistenciais de modo a evitar a recorrência das situações indesejáveis e de danos aos pacientes.

As escolhas dos indicadores para o monitoramento das práticas em saúde, inclusive o processo de trabalho em Enfermagem, devem ser precedidas de uma avaliação cuidadosa quanto aos critérios e a sua validade, por meio de parâmetros técnico-científicos que viabilizarão a real avaliação e que incluem medidas de intervenção. Para a implementação de um sistema de indicadores é necessária uma infraestrutura que inclui não somente treinamento formal daqueles que coletarão, analisarão e comunicarão os dados, mas também dos gerentes e do quadro de profissionais diretamente envolvidos. A instituição, portanto, deve estar capacitada para manter um ambiente que ofereça suporte à implementação do sistema de avaliação.

Cultura de Segurança nos Sistemas de Saúde

A cultura de segurança impulsiona os profissionais a serem responsáveis pelos seus atos por meio de uma liderança proativa, na qual se potencializa o entendimento e se explicitam os benefícios, assegurando a imparcialidade no tratamento dos eventos adversos, sem tomar medida de punição frente à sua ocorrência. As instituições devem aprender com os erros para buscar novas oportunidades de melhorar seu desempenho.

A aprendizagem deve ser valorizada por todos os profissionais. A cultura de aprendizagem cria uma consciência de segurança e promove um ambiente que propicia oportunidades de aprendizado.

A instituição de saúde que analisa seus dados e indicadores tem a oportunidade de não somente aprender com os erros, mas também com o sucesso. Os profissionais da saúde que prestam cuidado ao paciente, principalmente os enfermeiros, são elementos-chave no processo de evitar erros, impedir decisões ruins referente aos cuidados e, também, de assumir um papel de liderança no avanço e no uso de estratégias para promover a segurança e qualidade do cuidado.

A equipe de Enfermagem tem como característica permanecer 24 horas ao lado do paciente e seus familiares, organizar a assistência prestada e ser o canal de comunicação entre as equipes multiprofissionais. Portanto, a imagem do hospital está profundamente atrelada à equipe de Enfermagem. Além disso, a Enfermagem tem a função objetiva de disseminar a transformação do paradigma da assistência de qualidade e do processo de acreditação à medida que participa ativa e compulsoriamente dessa transformação, que é a acreditação em qualidade de uma instituição de saúde.

A evidência dessa situação está nos padrões estabelecidos no *Manual Internacional de Padrões de Acreditação Hospitalar da JCI*, em que se percebe a presença da Enfermagem em todos os padrões, ora como produtora das ações de qualidade, ora como consumidora ou na interface dessas ações. Por isso, é necessário capacitar, e apoiar, os enfermeiros para identificar e utilizar práticas baseadas em evidências relacionadas à segurança do paciente.

O cuidado ao paciente se tornou uma atividade complexa, pois o próprio sistema de saúde está exercendo pressão com relação ao uso de boas práticas, impondo condições não reembolsáveis de custos relacionados aos cuidados pós-queda, infecções urinárias, lesão por pressão, entre outros. Com isso, uma das maneiras de evitar o erro humano é buscar estratégias que reduzam a dependência de memória de curto prazo, que somente deve ser utilizada para executar tarefas básicas. Diretrizes clínicas, protocolos, orientações e lembretes são ferramentas que visam assegurar uma melhor comunicação e evitar erros humanos.

Os protocolos e diretrizes clínicas representam um dos métodos de modificação do comportamento de profissionais de saúde mais amplamente utilizados. São instruções desenvolvidas com o objetivo de auxiliar as decisões sobre os cuidados de saúde adequados para as condições clínicas específicas e que têm potencial de grande impacto na segurança do paciente, pois podem facilitar a disseminação de práticas eficazes na redução de erros.

Embora o desenvolvimento e a implementação de protocolos e diretrizes clínicas tenham tradicionalmente enfocado a garantia de um padrão de cuidado, a ênfase crescente tem sido dirigida aos resultados dos cuidados e à segurança do paciente. Assim, a utilização dos indicadores como ferramenta de trabalho tem como objetivo garantir que toda não conformidade gere uma ação corretiva, sempre com objetivo de alcançar padrões de excelência e atingir o máximo controle de todos os processos assistenciais que envolvem riscos para os pacientes.

A implementação de estratégias de melhorias da gestão, orientadas para a excelência da qualidade para os clientes na área da saúde está no topo das prioridades em todo o mundo. Com esse novo modelo assistencial, as instituições de saúde garantem uma atuação de modo eticamente adequado quando perseguem seus objetivos e metas, de modo a respeitar os valores e os direitos do paciente e ainda assegurar o bem comum com a observação de procedimentos idôneos e de fomento à cooperação, solidariedade e corresponsabilidade.

Os indicadores de segurança reforçam e implementam os princípios básicos assistenciais, pois enfatizam a importância de executar qualquer atividade de maneira correta, para prevenir qualquer probabilidade de exposição a riscos de danos ao paciente. Mesmo diante da atual racionalidade econômico-empresarial, o domínio da questão da qualidade assistencial é indispensável para uma gestão hospitalar com maior eficiência e eficácia, conduzida por princípios éticos e valores humanitários.

Referências Bibliográficas

1. American Nurse Association. Nursing-sensitive quality indicators for acute care settings and Ana's safety & quality initiative. Disponível em: www.nursingworld.org.Acesso em 18/10/2016.
2. Associação Paulista de Medicina. Programa Compromisso com a Qualidade Hospitalar (CQH). Manual de Indicadores de Enfermagem-NAGEH, [2012].
3. Brasil. Ministério da Saúde Portaria GM/MS n° 538, de 17 de abril de 2001. Diário Oficial da União.2001;19 abr, n°76-E, p.12, Seção1.
4. Consórcio Brasileiro de Acreditação de Sistemas e Serviços de Saúde. Manual Internacional de Padrões de Acreditação Hospitalar. Rio de Janeiro; 2003.
5. Cunha AP, Orofino CLF, Costa AP, Júnior GD. Serviço de enfermagem: um passo decisivo para a qualidade. Revista Nursing São Paulo; 2003;60(6):25-30.
6. D'Innocencenzo, Feldman LB, Fazenda NRR, Helito RAB, Ruthes RM. Indicadores, auditorias, certificações. São Paulo: Martinari; 2006.
7. D'Innocenzo M, Adami NP, Cunha ICKO. O movimento pela qualidade nos serviços de saúde e enfermagem. Rev Bras Enferm. 2006;59(10:84-8).
8. D Donabedian A. Basic approaches to assessment: structure, process and outcome. In: Donabedian A. Explorations in Quality Assessment and Monitoring. Michigan (USA): Heart Administration Press; 1980.
9. Donabedian A. The quality of medical care. Science.1978;200(4344):856-86.
10. Donabedian A. The role of outcomes in quality assesment and assurance. Qual Ver Bull.1992;20(6).975-92.
11. Feldman LB, Gatto MAF, Cunha ICKO. História da evolução da qualidade hospitalar: dos padrões a acreditação. Acta Paul Enferm.2005;18(2):213-9.
12. Fusco SFB, Spiri WC. Análise dos indicadores de qualidade de centros de material e esterilização de hospitais públicos acreditados. Texto Contexto Enferm. 2014; 23(2):426-33.
13. Galhardi NM, Escobar EMA. Indicadores de qualidade de enfermagem. Rev Cienc Med. maio/agosto.2015;24(2):75-83.
14. Joint Commission International. Joint Commission International Accreditation Standards for Hospitals. [Internet] 2014 (Acesso em 27 Out 2016). Disponível em: https://www.jcrinc.com/assets/1/14/JCIH14_Sample_ Pages.pdf. 3.
15. Kurgant P, Tronchin DMR, Melleiro MM. A construção de indicadores de qualidade para a avaliação de recursos humanos nos serviços de enfermagem: pressupostos teóricos. Acta Paul Enferm.2006;19(1):88-91.
16. Kurgant P. Gerenciamento em enfermagem. 2 ed. Rio de Janeiro: Guanabara Koogan; 2011.
17. Labaddia LL, Matsushita MS, Piveta MV, Viana TA, Cruz FSL. O processo de acreditação hospitalar e a participação da enfermeira. Revista de Enfermagem da UERJ. Rio de Janeiro 2004;12:83-87
18. Leão ER, Silva CPR, Alvarenga DC, Mendonça SHF. Qualidade em saúde e indicadores como ferramenta de gestão. São Paulo: Yendis; 2009.
19. Ministério da Saúde (BR). Secretaria de Assistência à Saúde. Manual Brasileiro de Acreditação Hospitalar. 5 ed. Brasília: Ministério da Saúde; 2006.
20. Neves SJA, Motta KM. Características específicas da implementação de estratégias de melhoria da gestão na área da saúde. RAS 2002;4(16).
21. Organização Nacional de Acreditação. Conheça a ONA. São Paulo: Organização Nacional de Acreditação; 2014 (Acesso 2016 Abr 25). Disponível em:http//www.ona.org.br/Página/23/Historico.
22. Programa de Qualidade Hospitalar (PQH). Manual de Indicadores de Enfermagem NAGEH-2012 [Internet]. São Paulo: APM/CREMESP; 2012. (Acesso 10 Out 2016). 40 p. Disponível em: http://www.cqh.org.br/files/Manual%20de%20Indicadores%20NAGEH%20-%20V.FINAL.pdf.
23. Reis CT, Martins M, Laguardia J. A segurança do paciente como dimensão da qualidade do cuidado de saúde: um olhar sobre a literatura. Ciênc Saúde Colet.2013;18(7):2029-36.
24. Rodrigues EAA. Uma revisão da acreditação hospitalar como método de avaliação de qualidade e da experiência brasileira [dissertação]. Rio de Janeiro: Fiocruz; 2004.

25. Saturno PJ. Qué, como y cuándo monitorizar. Marco conceptual y guia metodológica. Revista del Calidad Assistencial.1998;13:437-443.
26. Silva CPR. Indicadores para avaliação de programas de controle de infecção hospitalar: construção e validação. [dissertação] São Paulo (SP); Escola de Enfermagem da Universidade de São Paulo; 2005.
27. Siqueira UTA, Kurgant P. Satisfação no trabalho: indicador de qualidade no gerenciamento de recursos humanos em enfermagem. Rev Esc Enferm USP.2012;46(1):151-7.
28. Tanaka OY, Melo C. Avaliação de programas de saúde do adolescente: um modo de fazer. São Paulo: Edusp; 2004.
29. Tronchin DMR, Melleiro MM, Takahasshi RT. A qualidade e a avaliação dos serviços de saúde e de enfermagem. In: Kurcgant P, organizadora. Gerenciamento em enfermagem. 2 ed. Rio de Janeiro: Guanabara Koogan; 2010. p.77-107. 4.
30. Zoboli ELCP, Fortes PAC. Ética empresarial e responsabilidade social: a interface com a administração hospitalar. O Mundo da Saúde 2002;(26):2.

Cuidado Centrado na Família na Unidade de Terapia Intensiva Pediátrica

18

Mariana Lucas da Rocha Cunha
Graziela Fernanda Teodoro Bonfim

Cuidado Centrado na Família (CCF)

O cuidado centrado na família (CCF) ou serviço centrado na família (SCF), segundo alguns estudiosos citados por Franck e Callery (2004), como Nethercott (1993), Ahmann (1994), Bond et al. (1994), Shelton e Smith Stepanek (1995), revela a concepção atual de que o envolvimento da família é essencial para a saúde das crianças. Os termos são muitas vezes utilizados de modo indiferente e os conceitos tornaram-se amplamente aceitos como parte da filosofia da prestação de cuidados na área da saúde das crianças, tanto em ambientes hospitalares como comunitários.

O CCF pode ser definido nas instituições de cuidado de várias maneiras como participação, parceria ou colaboração dos pais nos cuidados de saúde; favorecimento da tomada de decisão da família ou, ainda, em ambientes amigáveis para os familiares. E se há confusão no modo como o termo CCF é definido ou se as abordagens são inconsistentes, colocá-lo em prática se torna um desafio ainda maior. No entanto, independente do modelo utilizado, os três principais constructos do CCF são: respeito com a criança e a família; reconhecimento da importância da família para o bem-estar da criança; e parceria entre a equipe de saúde e a criança/família.

O CCF e no paciente como uma abordagem de cuidado em ambientes adultos e pediátricos tem sido apoiada pela maioria das organizações profissionais incluindo o Institute of Medicine (IOM), o Colégio Americano de Medicina de Cuidado Intensivo (ACCM) e pela Academia Americana de Pediatria (AAP).

No que diz respeito ao contexto pediátrico, a AAP define o CCF e no paciente como "uma abordagem inovadora do planejamento, entrega e avaliação do cuidado de saúde que é fundamentado num benefício mútuo da parceria entre pacientes, famílias e profissionais que reconhecem a importância da família na vida do paciente". A política da AAP é baseada no conceito de colaboração entre paciente, familiares, enfermagem, médicos e outros profissionais. Essas relações colaborativas são guiadas por seis princípios do CCFP, que já têm fortes evidências que podem melhorar o resultado dos pacientes, familiares e profissionais de saúde, diminuir os custos da saúde e o uso mais efetivo dos recursos da assistência em saúde (**Quadro 18.1**).

Quadro 18.1 Princípios do CCFP da Academia Americana de Pediatria

1. Ouvir e respeitar cada criança e sua família;
2. Assegurar flexibilidade em políticas, práticas e procedimentos organizacionais;
3. Dividir informações completas, honestas e de forma imparcial com pacientes e familiares;
4. Fornecer e assegurar suporte formal e informal ao paciente e família;
5. Colaborar com pacientes e familiares em todos os níveis de assistência à saúde;
6. Reconhecer e basear-se nas forças individuais de cada criança e família.

Fonte: *American Academy of Pediatrics, Committee on Hospital Care and Institute for Patient- and Family-Centered Care. Patient - and family - centered care and the pediatrician's role. Pediatrics 2012; 129:394-404.*

Entre tantos aspectos considerados quando falamos em CCF e no paciente, abordaremos aqueles de maior relevância e impacto positivo com resultado da assistência ao paciente pediátrico criticamente enfermo e seus familiares.

O CCF é uma filosofia multifacetada, que visa uma relação de igualdade entre os membros da família e os profissionais de saúde. Estimula e favorece a presença dos pais e a participação no cuidado da criança doente, disponibilizando informação honesta. Requer a colaboração entre todos os profissionais de saúde, a criança e sua família. Adotar o CCF significa que a equipe de saúde incorpora ao cuidado, o conhecimento e a convicção de que a família é constante na vida das crianças. Além disso, considera também que as crianças são afetadas pelas relações que estabelecem com os outros e pela inclusão ou participação das famílias nos processos de cuidado.

É fato que a evolução do conceito de CCF, desde os seus primórdios até a presente data, sofreu consequências da própria trajetória de tempo em que os fenômenos família, casamento, sexo, emprego, cuidados de saúde e as necessidades das pessoas se transformaram em resposta às mudanças sociais, econômicas, políticas e culturais que ocorreram neste período.

A definição de família, baseada no modelo de 1950, com dois pais biológicos como cuidadores primários e o principal suporte sendo os avós não é mais exclusiva. A equipe deve perguntar aos pais qual é a própria definição de família que adotam, assim os profissionais têm a clareza de quem deve receber informações, quem deve estar presente e quem deve estar integrado no time assistencial. Recentemente foi veiculada em redes sociais uma campanha que pudesse redefinir o conceito de família para um dicionário e, com base na construção da nova definição feita com a ajuda dos internautas, o termo passa a significar "núcleo social de pessoas unidas por laços afetivos, que geralmente compartilham o mesmo espaço e mantêm entre si uma relação solidária".

É importante compreender a composição legal, assim como a composição informal da família, pois assim a informação é dada aos membros apropriados, e os consentimentos legais e requerimentos são mantidos. Os membros da equipe devem focar nas necessidades da criança e prestar assistência com base na realidade individual, em vez de definir quem deve ou não estar presen-

Capítulo 18 Cuidado Centrado na Família na Unidade de Terapia Intensiva Pediátrica

te. Ouvir os pais e dar suporte a eles é um sinal de respeito e contribui para um relacionamento colaborativo.

Mais do que adotar conceitos ou estabelecer um significado sobre família, aos profissionais de saúde cabe reforçar a importância de conhecer, dos próprios envolvidos no processo saúde-doença e hospitalização, como conceituam a família, pois "a família é quem eles dizem que é".

O CCF na Unidade de Terapia Intensiva Pediátrica

A admissão na unidade de terapia intensiva pediátrica (UTIP) constitui uma crise tanto para o paciente quanto para a sua família. Essa crise é ampliada pelo estresse sentido pelos pais no ambiente de UTIP.

Alguns dos fatores mais relevantes de estresse listados pelas famílias são testemunhar a dor e o sofrimento do filho internado na terapia intensiva, o diagnóstico repentino que gera a necessidade de internação, a possibilidade de separação da criança, a realização de procedimentos invasivos e dolorosos, o risco da criança morrer, o comportamento modificado da criança frente à doença e hospitalização, além da inabilidade dos pais em lidar com esta criança que regrediu ou se encontra mais dependente.

Embora a maioria das famílias seja capaz de se adaptar durante a crise da internação do filho na UTIP, algumas ficam sobrecarregadas quando a internação se faz necessária. Como em qualquer outra situação traumática, há uma pequena porcentagem de famílias para as quais uma crise é capaz de colapsar um sistema familiar já sobrecarregado. Devemos considerar sistemas familiares que apresentem falta de recursos financeiros, físicos, emocionais ou psicológicos para enfrentar a crise da criança hospitalizada. Todos os recursos disponíveis devem ser utilizados para essas famílias no suporte à sua criança doente. Quando apropriado, pode se solicitar assistência social, psicológica ou até religiosa (em comum acordo com os familiares) que ajude a família na resolução de conflitos e preocupações que os distanciem do cuidado do seu filho.

É útil designar um profissional de referência para falar diariamente com a família sobre atualizações do quadro, reduzindo, assim, a oportunidade de confusões e contradições entre a equipe de saúde. As principais razões para o estresse são a interrupção da função desempenhada pelos pais e a separação da criança e seus pais. Adicionalmente a esses fatores, a aparência da criança, o ambiente, os procedimentos executados, o resultado incerto e as interações da equipe contribuem para o estresse. O reestabelecimento da função dos pais em parceria com os profissionais de saúde o mais rápido possível mitiga o medo e a frustração vivenciada pela maioria das famílias. Assim, estabelecer essa parceria é o cerne da filosofia do CCF e exige atenção em todos os níveis.

Processo de admissão

O processo de admissão pode ser assustador para a criança e sua família, especialmente nas admissões de emergência e as não planejadas. Todo esforço deve ser estendido aos pais para ajudá-los na adaptação ao novo ambiente, com compaixão, cortesia e tempo. Os pais relatam uma perda de controle que pode ser insuportável quando separados de seu filho doente. Assim, para dar suporte à criança e aos pais, os profissionais devem convidá-los a faz parte do processo de admissão e incentivá-los a permanecer com a criança.

Se os pais não puderem permanecer à beira do leito em virtude de limitações de espaço ou dos procedimentos a serem realizados pela equipe, um espaço deve ser fornecido para que possam ver seus filhos, e as informações devem ser fornecidas pela equipe o mais breve possível. A ansiedade afeta a memória recente e pais estressados terão dificuldade de assimilar informações detalhadas neste momento. Assim que a criança estiver estabilizada e os profissionais tenham mais tempo para falar com os pais, podem sentar-se com a família ou à beira do leito ou num ambiente mais acolhedor e confidencial para fornecer mais informações.

As informações iniciais devem incluir a condição da criança, o que foi feito até o momento, e o plano de cuidado. Geralmente os pais querem saber sobre o prognóstico da criança. A decisão de se conversar à beira do leito ou num ambiente mais confidencial depende também do nível de consciência e do desenvolvimento da criança, o tipo de informação a ser comunicada e a vontade da família. É essencial o respeito às preferências da família com base na sua cultura e religiosidade. Geralmente, no caso de um escolar ou adolescente consciente, pode ser mais apropriado e respeitoso incluir o paciente nas conversas.

Esse contato inicial deve ter tempo suficiente para os pais fazerem perguntas e compreender a informação que está sendo fornecida. Quando bem-feita, esta primeira conversa pode ser um preditor de uma compreensão tardia do que é comunicado pela equipe de saúde. Deve-se considerar as condições clínicas da criança e a receptividade dos pais para receber informações gerais sobre as rotinas da unidade, por exemplo. O enfermeiro deve ser capaz de avaliar o momento certo para que informações rotineiras sejam fornecidas. Quando a admissão na UTIP é eletiva, essas orientações podem ser feitas antes da admissão (**Quadro 18.2**).

▶ Quadro 18.2: Orientações gerais à admissão na UTIP

1. Acesso à unidade;
2. Comunicação dentro da unidade (telefone, ramais móveis, computadores);
3. Acomodação à beira do leito para familiares e acompanhantes;
4. Protocolos de higiene das mãos;
5. Protocolos de isolamentos e precauções;
6. Normas de visitas;
7. Acomodações para familiares;
8. Identificação dos profissionais;
9. Acesso ao prontuário.

Respeito às diversidades culturais

Cada vez mais, as características populacionais se tornam diversas e, do mesmo modo, os pacientes cuidados nas UTIP. Como os profissionais de saúde não são capazes de ter conhecimento de todas as culturas ou mesmo sobre os maiores grupos organizados de religiões, a unidade deve desenvolver competências de princípios culturais. Deve-se respeitar as diversidades religiosas e culturais, mas ao mesmo tempo, conhecer a necessidade das famílias em relação ao apoio de membros religiosos, assistente social ou outros grupos de interesses especiais. Em adição a esses recursos, um dos modos mais efetivos para se compreender as necessidades da família é perguntar aos seus membros quais são suas reais necessidades.

Cuidado personalizado

Criar uma oportunidade em que as características individuais da criança possam ser expressas quando a criança estiver incapaz promove humanização no ambiente da UTIP. A individualização do ambiente inclui fotos, brinquedos e cobertores ("paninho", "naninha") favoritos, música e áudios dos irmãos e membros da família – o que é uma técnica efetiva. Também pode ser terapêutico para a família criar colagens e pôsteres sobre a criança e sua família. Um exemplo é "O QUE IMPORTA PARA MIM", em que a família pode colocar quais são as principais preferências da criança (**Figura 18.1**).

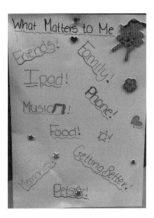

▶ **Figura 18.1:** Exemplo de quadro utilizado para que o paciente e família traduzam para a equipe multiprofissional o que é importante para seu bem-estar durante a hospitalização ("O que importa para você"). Fonte: https://dghealth.wordpress.com/2014/10/31/what-matters-to-me-by-caroline-doidge-and-shazmcgarva/

Visita familiar

O acesso à criança provavelmente é a coisa mais importante para a família com um filho hospitalizado. Para a criança, a família provê uma tranquilidade constante no ambiente pouco familiar da UTIP. Para mitigar a ansiedade experimentada por famílias em crise e a perda da função de pais, o acesso deve acontecer nas 24 horas, com comunicação clara relacionada à importância do envolvimento dos pais. Os pais devem ser vistos como parceiros no cuidado, em vez de visitas à criança.

Historicamente, as UTIP têm políticas para restrição de visitas, permitindo apenas rápidas visitas dos pais e proibindo as de irmãos ou outros membros da família. As preocupações subjacentes a essas políticas restritivas incluíam potencial de propagação de infecções, violação de privacidade e confidencialidade, trauma emocional para os pacientes, pais e irmãos, falta de espaço e equipe para acomodar a família. Entretanto, pesquisa sobre as necessidades de famílias de crianças criticamente enfermas demonstram que elas desejam informações, garantias da equipe e proximidade com os filhos.

Os pais são os cuidadores naturais para seus filhos e, durante a doença grave de seus filhos, a maioria dos cuidados até então prestados por eles é transferida aos profissionais de saúde em razão da complexidade exigida. Essa alteração na função paternal tem sido identificada como a grande fonte de estresse entre os pais, pois querem ser reconhecidos como importantes para a recuperação de seus filhos.

Como resposta à conscientização das necessidades dos pais, muitas UTIP têm adotado políticas de visitas nas 24 horas. A visitação aberta tem sido vista como o primeiro passo na promoção da presença da família no ambiente do cuidado. Porém, o ambiente de UTIP pode representar muitos desafios à visitação aberta. Necessidades ambientais identificadas pelos pais incluem privacidade, proximidade, espaço adequado, controle de estímulos sensoriais (p. ex.: ruídos, luminosidade, cheiro), limpeza, segurança, facilidades para o autocuidado, acesso aos filhos e a presença de pessoas que provêm apoio profissional e pessoal. Ter um lugar para dormir no hospital ou na UTIP tem sido uma necessidade identificada ainda como pouco apoiada pelas instituições.

Os irmãos das crianças criticamente doentes também podem sofrer estresse durante a hospitalização da irmã ou irmão relacionado à ausência dos pais, mudanças nas rotinas diárias e falta de informação. A presença à beira do leito pode ser útil para lidarem com essa situação. Sugestões para facilitar a visita de crianças nas UTIP incluem a educação de enfermeiros para o preparo dos pais e as possíveis questões e reações de seus filhos, o preparo dos irmãos sobre o que eles podem ver ou ouvir por meio de livros ou outros materiais adequados para a idade, manutenção de uma atmosfera adequada, visitas curtas com linguagem adequada e respeito à decisão de não querer visitar o membro doente. Por isso, os psicólogos são recursos valiosos na assistência à visita de irmãos.

A presença dos irmãos à beira do leito deve ser considerada baseada nas necessidades do paciente, família e dos próprios irmãos. Há o receio de que fiquem assustados com o que veem na UTIP, entretanto parecem aceitar o ambiente mais que os adultos. Geralmente, a imaginação dos irmãos sobre uma criança doente é pior do que a realidade.

Durante a visita inicial dos irmãos há a necessidade de tempo para prepará-los, assim como o preparo de pais e do paciente. Qualquer membro da equipe bem treinado pode fazer tal preparo, mas este pode ser mais efetivo se for feito por um assistente social ou especialista em criança (psicólogo). É útil mostrar ao visitante mirim uma foto da criança doente e do ambiente e o que vai ser visto. Deve ser permitida e preparada a visita, mas ela deve sempre ser questionada se realmente deseja fazê-lo face a face e respeitar se mudar de ideia. Durante a visita, um profissional deve estar disponível para dar suporte aos irmãos e responder às perguntas e, depois, é necessário um tempo para o fechamento do encontro e para as crianças expressarem seus sentimentos.

Comunicação

O ambiente altamente tecnológico da UTIP com múltiplos profissionais, combinado com o estresse dos pais, cria uma situação complexa com grande potencial de falha de comunicação. A família estressada é menos capaz de receber, compreender e reter as informações, portanto estas devem ser claras, concisas e repetidas. Uma especial atenção deve ser dada para evitar jargões e abreviaturas médicas.

Além disso, toda comunicação escrita e verbal deve ter respeito no tom e conteúdo, além de concisa e consistente. É útil ter informação numa variedade de formatos e incluir uma explicação sobre por que algumas restrições são necessárias (p. ex.: ambiente seguro e estéril, isolamentos etc.) e alguns comportamentos proibidos (p. ex.: consumo de álcool e fumo). Toda a equipe deve ser lembrada de que a maioria dos pais nunca vivenciou um ambiente de UTIP e não esperar comportamentos de compreensão.

Com as famílias para as quais o português não é a primeira língua, é esperada a condução dificultosa de conversas sem um intérprete. Até aquelas que falam "português muito bem" terão dificuldade de processar as informações durante o período de crise. Hoje, com a tecnologia acessível, o uso de tradutores nos smartphones pode ser útil na otimização da comunicação de famílias que falam outro idioma.

Em adição às conversas com a equipe de saúde, os pais deveriam ser apoiados no que diz respeito ao acesso ao prontuário da criança. O livre acesso a informações, de todos os profissionais envolvidos na assistência, aumenta a confiança e cooperação da família. Além de ser um direito previsto por lei.

Para reduzir confusões ou contradições entre as mensagens da equipe, é útil designar um membro da equipe com o qual a família possa falar todos os dias e, idealmente, este seria o médico diarista. O conteúdo da comunicação deve incluir o estado da criança, resultados de exames, procedimentos, ou consultas, e o plano de cuidado. O contato diário deve ter tempo suficiente para questões e suporte. Os médicos titulares devem comunicar-se diretamente com o diarista antes de falar com a família, pois os pais podem sentir-se sobrecarregados e confusos ao receber diferentes porções de informações de uma variedade de profissionais.

Também é importante a divulgação da ocorrência de eventos adversos ou aqueles não planejados, pois assim é demonstrado o princípio de comunicação de confiança e de imparcialidade, de modo afirmativo e útil. A pessoa responsável por esta comunicação precisa seguir os mesmos princípios de quando se dá uma notícia difícil: relatar aos pais o mais rápido possível num ambiente privado; a comunicação deve ser feita de modo claro, mostrando que todas as análises serão realizadas e que todos os desfechos e ações resultantes serão comunicados aos responsáveis. Deve ser abertamente explicadas as consequências do evento à criança e firmado o compromisso de que tudo será feito para prevenir recorrências, com o envolvimento de toda a equipe multiprofissional.

Discussões centradas na família

O CCF e no paciente pode ser efetivamente enriquecido ao convidar os pais a comparecer e participar das visitas multidisciplinares. Pedir aos pais que saiam quando a equipe multidisciplinar estiver focada no caso de seu filho resulta em falta de confiança e diminui a eficiência. Como uma prática geral, os pais não são convidados para essas visitas, e são intencionalmente excluídos do processo, ou são autorizados a encorajados a ficar, mas não colaborar com as visitas. Os profissionais têm medo de que os pais possam interpretar mal as informações, ficarem preocupados com a competência da equipe ou atrasar as visitas com muitas perguntas. Exceto em raras situações, tais como casos legais de abuso, a participação dos pais nas visitas multidisciplinares melhora a sua satisfação e o trabalho em equipe.

Recomenda-se que discussões médicas e visitas aconteçam à beira do leito da criança criticamente enferma e na presença dos pais. Durante as visitas deve ser dada a oportunidade aos pais de fazerem perguntas, tirar dúvidas e participar do processo de tomada de decisões. Os benefícios dessa presença nas discussões incluem a oportunidade dos pais de dar e receber informações e melhorar suas compreensões sobre a condição e plano de cuidados de seus filhos. Outros benefícios para os pais incluem apoio para suas funções parentais, aumento na capacidade de advogar pelo seus filhos e participação nas decisões clínicas, transparência e confiança nos profissionais de saúde e aumento no respeito entre equipe e família. A presença dos pais nas discussões pode, ainda, reduzir a necessidade de a Enfermagem mediar a comunicação entre médicos e familiares.

Alguns riscos potenciais da presença da família nas discussões incluem: ansiedade parental em virtude de má interpretação dos tópicos discutidos, violação na privacidade e confidencialidade, inibição nas discussões médicas relevantes (p. ex.: *home care* deficiente, erros médicos e prognóstico desfavorável), aumento na duração das discussões etc. Nesse sentido, a educação da equipe sobre os princípios do CCFP e a reconciliação destes com as expectativas e necessidades da equipe são passos importantes em direção à implementação de sucesso nas discussões centradas na família. Além da educação da equipe, a educação dos pais sobre sua presença nas visitas e discussões tem sido reconhecida como um modo de maximizar os benefícios e reduzir os riscos.

Muitos pacientes criticamente doentes estão incapazes de se comunicar com os profissionais de saúde ou participar das decisões sobre seu próprio cuidados em razão da severidade da doença, uso de sedação ou intubação traqueal e, no caso das crianças, em virtude da idade e do desenvolvimento. Por isso, a pais de crianças gravemente enfermas considerar é perguntado o que seria melhor para a criança com base em seus interesses, porém o processo de decisão compartilhada exige compreensão mútua do diagnóstico, opções de tratamento, prognóstico, preferências, valores e desejos. Essa compreensão mútua pode ser alcançada por meio das visitas ou discussões à beira do leito, o que potencialmente privilegia o processo de decisão compartilhada dentro do ambiente de UTIP.

Os pais geralmente são ótimas fontes de informações sobre o próprio filho e podem ajudar a completar informações faltantes nas discussões clínicas. Eles são capazes de expressar como seus filhos respondem ao tratamento ou terapêuticas propostas. Quando esse modelo de decisão compartilhada é adotado por toda a equipe, os pais reconhecem como positiva essa troca, o que resulta numa ótima assistência à criança.

Além das discussões familiares durante a permanência da criança na UTIP, encontros com as famílias após a alta ou a morte pode ser benéfico para alguns pais, com menores taxas de estresse pós-traumático e depressão, além da oportunidade do fornecimento de informações e *feedback* dos pais.

Participação no cuidado

Os pais são capazes de lidar melhor com o estresse quando a sua função de cuidar é mantida. A equipe está acostumada a prestar todo o cuidado e assistência ao paciente e acredita que os pais esperam essa assistência. Ainda que alguns pais possam se sentir alienados porque se sentem incompetentes para

Cuidar dos seus filhos. A equipe, especialmente a enfermagem, pode delinear o tipo de cuidado que os pais podem prestar, e eles podem sentir-se assustados pela aparência de seus filhos e sobrecarregados pela tecnologia e solicitam ajuda para desenvolver sua nova função como pais de uma criança criticamente doente. Pode simplesmente ser o fato de segurar a mão da criança, mas também com uma participação mais efetiva, seja no banho, posicionamento ou massagem.

A presença da família durante a reanimação cardiopulmonar e procedimentos invasivos

No ano 2000, a American Heart Association foi a primeira organização a recomendar a opção da família a permanecer durante o atendimento da parada cardiorrespiratória (PCR) e outros procedimentos invasivos.

A equipe pode ficar receosa com a presença dos pais durante a realização de procedimentos, mas há crescente evidência demonstrando que eles querem estar presentes, o que pode aproximar a equipe e ter bons resultados. Em instituições acadêmicas onde estudantes estão em aprendizado e realizam procedimentos nos pacientes, a equipe pode se sentir desconfortável com a observação dos pais. Como o ensino ocorrerá na presença ou não deles, é honesto apoiar a presença dos pais, se eles desejarem. Como em qualquer evento, os pais devem ser preparados para o que presenciarão, além disso devem ser comunicados sobre quem realizará o procedimento, como eles podem dar suporte para a criança e onde podem permanecer seguramente no quarto.

Quando os pais preferirem não ficar ou não for permitida sua presença durante os procedimentos, devem ser alocados num lugar confortável próximo à UTIP. Deverá haver um plano de comunicação durante o procedimento, além de sua conclusão. Se a criança for sedada para o procedimento, deve ser permitido aos pais permanecerem com a criança até que esteja desacordada e trazê-los de volta à beira do leito no término da intervenção.

Deve ser dada explicação clara e breve do que está acontecendo com a criança e responder às questões dos pais. Este profissional deve ser um mediador entre a equipe de saúde que está envolvida no atendimento direto da criança e os familiares. Deve estar focado nos pais e não estar diretamente envolvido no procedimento. Também deve ser dada a oportunidade aos pais de permanecerem sozinho se esta for a vontade deles.

Em algumas unidades é solicitada a saída dos pais de outros pacientes de onde a reanimação está ocorrendo. No entanto, esta não deve ser uma rotina, a não ser pela limitação de espaço e se os pais interferirem na habilidade da equipe de prestar o cuidado. Os pais devem permanecer cada um com seus filhos e assim confortá-los sobre o que está acontecendo ao redor.

Alguns profissionais de saúde acreditam que a presença dos pais durante a reanimação aumenta a compreensão da família e o senso de controle sobre a situação, pois presenciam tudo o que foi feito e, como consequência, aumenta a harmonia entre médicos, enfermagem e família. Esses profissionais de saúde também acreditam que, quando os pacientes morrem durante a reanimação, a participação da família facilita o luto. Aqueles que se opõe a isso acreditam que essa presença pode aumentar a ansiedade e o medo entre os membros da família, má interpretação dos eventos, interferência nos procedimentos ou na decisão de parar a reanimação, além das violações à privacidade do paciente, ansiedade, distração entre os profissionais e necessidade de mais recursos como profissionais, tempo e espaço.

Muitos fatores estão associados com a aprovação ou oposição dos profissionais de saúde à presença da família durante o atendimento da reanimação ou outros procedimentos invasivos. Em geral, enfermeiros são mais favoráveis do que os médicos, plantonistas mais do que os diaristas e pediatras são mais favoráveis do que médicos que cuidam de adultos. Alguns profissionais de saúde acreditam que a presença da família só deveria ser considerada em procedimentos menos invasivos.

A maioria dos pais acredita que sua presença durante o atendimento à PCR ou em procedimentos invasivos os ajuda e ajuda aos seus filhos. Do mesmo, esses pais consideram que estar presente reduz a ansiedade sobre o procedimento, mas não a ansiedade relacionada à condição da criança. Os pais que acompanham a reanimação da criança tendem a ter menor grau de pensamentos intrusivos, de comportamento de estresse pós-traumático e de sintomas de luto.

Os pais relatam que sentimentos de medo ou ansiedade não se relacionam ao fato de testemunhar ou não o atendimento à PCR, mas sim à possibilidade de seus filhos não sobreviverem. Os profissionais de saúde sugerem que a presença parental durante o atendimento da PCR pode ser mais benéfica para pais de crianças crônicas, entretanto, frequentemente, pais de crianças previamente hígidas é que preferem estar presentes neste momento.

Em 2006, foi publicado um consenso de recomendações em relação à presença da família durante atendimento da parada cardiorrespiratória e procedimentos invasivos pediátricos. Elas aconselham que as políticas para a presença da família durante esses atendimentos devem incluir as definições de membros da família, quais procedimentos podem ser presenciados, quem facilita o processo, como preparar e acompanhar a família, além de como lidar com desentendimentos e como apoiar a equipe.

A presença de um facilitador (p. ex.:emplo um chapelão, assistente social ou enfermeiro) é essencial para maximizar os benefícios da presença da família durante os procedimentos e para manter o ambiente seguro. Esse facilitador convida a família a estar presente, fica com ela durante o evento, fornece explicações e apoio emocional e, se necessário, retira aqueles que interferem na assistência.

Equipe multidisciplinar e recursos de apoio

Uma variedade de disciplinas e profissionais é necessária para o cuidado de crianças criticamente doentes. Os componentes da equipe são dependentes das necessidades da criança, porém um médico e um enfermeiro sempre fazem parte dessa equipe, pois o acompanhamento desses profissionais demonstra diminuir o estresse parental. Durante a permanência da criança na UTIP, a família encontrará muitos membros da equipe de saúde, e é importante saber que um desses membros pode se tornar a fonte primária de informação para a família.

- **Assistente social:** todos os pais devem ter acesso a esse profissional, que pode ser membro da UTIP ou até mesmo da instituição. O assistente social pode prover intervenção na crise, assistência de apoio, orientação na unidade e orientações para necessidades básicas. Pode também ser a ligação com os recursos da comunidade, agências de proteção à criança e com a execuções de leis, se necessário.

- **Psicólogo:** oferece suporte, assim como tratamento psicológico direto para a criança de diferentes modos, tais como ensinar técnicas para lidar com o estresse por meio de distração e histórias, a fim de reduzir dor e ansiedade. Pode propiciar atividades à beira leito que ajudam a criança a superar sua necessidade de brincar.
- **Cuidado espiritual:** apoio espiritual e emocional para os pacientes, seus familiares, equipe de saúde e voluntários. Pode ser oferecido de acordo com a necessidade e atributos de fé de cada família e indivíduo, por meio da escuta e conversação, rituais, rezas, ajuda em decisões éticas, sempre respeitando a individualidade de cada família.
- **Terapia com pets:** há dois modos de se realizar esta terapia na UTIP: com o próprio *pet* da família ou com um profissional. A incorporação do *pet* da família vai ao encontro da filosofia do CCF e os *pets* têm um importante efeito nos seres humanos por meio da diminuição do estresse, estabilização dos sinais vitais e melhora do humor, além de prevenir depressão. Quando não há a possibilidade da utilização do próprio *pet* por logística ou comportamento inadequado, podem ser usados os pets profissionais, com os quais os mesmos objetivos tendem a ser alcançados.
- **Conselho consultivo de pais e familiares:** as famílias trazem uma perspectiva experimental e soluções criativas que ajudam no avanço do melhor cuidado. Alguns hospitais têm conselhos consultivos em que os clientes podem dar recomendações e *feedbacks* em políticas e mudanças organizacionais que afetam a experiência da família.
- **Grupo de suporte aos pais:** enquanto seus filhos estão na UTIP, os pais tentam entender a situação de outros pais que se encontram nas mesmas circunstâncias. A disponibilidade de grupos de suporte aos pais pode atender a essa necessidade. Esses grupos podem ser liderados por um voluntário, ou profissional treinado, e participação ajuda a normalizar a experiência da hospitalização ao dividir estórias contadas num ambiente de apoio.
- **Voluntários:** são de extrema importância para a normalização de atividade para crianças doentes, pois fornecem distração e brincadeiras, tais como leituras, filmes, jogos, etc. Eles podem ser treinados para executar atividades mais avançadas, desde que estas sejam autorizadas pelos pais ou responsáveis pelas crianças.
- **Questões éticas:** são inerentes à prática médica atual e frequentemente são identificadas na UTIP. Torna-se importante ter um representante do Comitê de Ética na equipe multidisciplinar a fim de colaborar com uma discussão mais aberta e na resolução de questões delicadas para toda a equipe.

Cuidado Paliativo

Deveriam estar disponíveis em todas as UTIP, embora geralmente sejam utilizados somente em pacientes com condições que ameacem a sua vida. Esses cuidados não devem ser interpretados como um simples serviço hospitalar porque seus objetivos são muito mais amplos e não limitados a questões de fim de vida.

Os especialistas em cuidados paliativos podem facilitar discussões entre a equipe médica e a família que leva em consideração as preferências e os valores familiares, indicações médicas, promoção da qualidade de vida e questões contextuais tais como apoio cultural, espiritual e da comunidade. Essa discussão é coordenada com profissionais de saúde especialistas e família.

Transferência da UTIP

A transferência da UTIP pode ser um momento de ansiedade e incertezas. Pacientes e familiares, normalmente, referem certa angústia em relação ao fato de não conhecer a equipe que ficará responsável pelo cuidado pós-alta da UTIP. O vínculo estabelecido com a equipe da unidade intensiva revela-se nesta fase como fonte de segurança para o paciente e família. Além disso, outra questão que pode gerar ansiedade é que, ao obterem alta da UTI, os pacientes serão encaminhados para uma unidade onde seus parâmetros vitais não serão continuamente monitorizados e temem as consequências disso.

Se a criança tiver permanecido na UTIP por um logo período ou se os pais estiverem particularmente ansiosos, uma visita à unidade de destino e um encontro com a equipe que receberá a criança, apresentação das metas, do plano de cuidados e respostas às questões que surgem podem ser favoráveis. Informações escritas sobre a transferência parecem ser úteis na redução significante da ansiedade, além de outras atividades para o preparo da transferência (**Quadro 18.3**).

▶ Quadro 18.3: Preparo para alta ou transferência

1. Iniciar a educação do processo de transferência assim que a criança apresentar melhoras do quadro clínico e condições para transferência ou alta hospitalar;
2. Remover a monitorização assim que o paciente tiver condições e houver prescrição de transferência uma vez que o paciente ficará sem monitorização no lugar para o qual será transferido;
3. Apresentar a unidade destino para a família e paciente.

O CCF é uma abordagem do cuidado que tem sido intensamente adotada por muitas organizações de saúde, sobretudo em organizações internacionais, com benefícios já evidenciados para pacientes, família e equipe. O desenvolvimento de políticas e práticas que favoreçam o cuidado centrado na família e paciente devem refletir as necessidades de populações específicas de pacientes e serviços, com a possibilidade de se reduzir estresse ou outros eventos adversos decorrentes da internação pediátrica. O sucesso na implementação do CCF também requer educação e acompanhamento constante de toda equipe.

Referências Bibliográficas

1. American Academy of Pediatrics, Committee on Hospital Care and Institute for Patient and Family-Centered Care Patient and Family-Centered Care and the Pediatrician's Role. Pediatrics. 2012;129:394-404.
2. Aronson PL, Yau J, Helfaer MA, et al. Impact of family presence during pediatric intensive care unit rounds on the family and medical team. Pediatrics. 2009; 124:1119-25.
3. Azoulay E, Chevret S, Leleu G, et al. Half of the families of the intensive care unit patients experience inadequate communication with physicians. Crit Care Med 2000; 28:3044.

4. Brasil. Presidência da República. Casa Civil. Subchefia para Assuntos Jurídicos. Lei n.12.527, de 18 de novembro de 2011. Regula o acesso a informações previsto no inciso XXXIII do art. 5o, no inciso II do § 3º do art. 37 e no § 2º do art. 216 da Constituição Federal; altera a Lei nº 8.112, de 11 de dezembro de 1990; revoga a Lei nº 11.111, de 5 de maio de 2005, e dispositivos da Lei nº 8.159, de 8 de janeiro de 1991; e dá outras providências. Diário Oficial da União, Brasília (DF); 2011 Nov 18; Seção 1.

5. Cypress BS. Family presenceon rounds. A systematic review of the literature. Dimens Crit Care Nurs. 2012; 31(1):53-64.

6. Davidson JE, Powers K, Hedayat KM, et al. Clinical practice guidelines for support of the family in the patient-centered intensive care unit: American College of Critical Care Medicine Task Force 2004-2005. Crit Care Med. 2007;35:605-22.

7. Dingeman RS, Mitchell EA, Meyer EC, et al. Parent presence during complex invasive procedures and cardiopulmonary resuscitation: a systemic review of the literature. Pediatrics. 2007;120:842-54.

8. Eggly S, Meert KL, Berger J, et al. A framework for conducting follow-up meetings with parents after a child's death in the pediatric intensive care unit. Pediatr Crit Care Med. 2011;12:147-52.

9. Eggly S, Meert KL. Parental inclusion in pediatric intensive care unit rounds: how does it fit with patient-and family-centered care. Pediatr Crit Care Med. 2011;12:684-5.

10. Foster M, Whitehead L, Maybee P. The parents', hospitalized child's, and health care providers' perceptions and experiences of family-centered care within a pediatric critical care setting: a synthesis of quantitative research. Journal of Family Nursing. 2016, Vol. 22(1) 6-73.

11. Franck LS, Callery P. Re-thinking family-centred care across the continuum of children's healthcare. Child: Care, Health & Development; 2004. 30 (3): 265-277L.

12. Frazier A, Frazier H, Warren NA. A discussion of family-centered care within the pediatric intensive care unit. Crit Care Nurs Q. 2010;33:82-6.

13. Globo Comunicação e Participações S.A. Campanha incentiva mudança do significado de família no dicionário [Internet]. Globo.com; c2000-2016 (Acessado em 2016 Jun 20). Disponível em: http://g1.globo.com/economia/midia-e-marketing/noticia/2016/04/campanha-incentiva-mudanca-do-significado-de--familia-no-dicionario.html.

14. Gold KJ, Gorenflo DW, Schwenk TL, et al. Physician experience with family presence during cardiopulmonary resuscitation in children. Pediatr Crit Care Med. 2006;7:428-33.

15. Henderson DP, Knapp JF. Report of the National Consensus Conference on Family Presence During Pediatric Cardiopulmonary Resuscitation and Procedures. J Emerg Nurs. 2006;32:23-9.

16. Institute of Medicine. A new health system for the 21st century. National Academy Press; Washington, DC: 2001. Crossing the quality chasm.

17. McPherson G, Jefferson R, Kissoon N, et al. Toward the inclusion of parents on pediatric critical care unit rounds. Pediatr Crit Care Med. 2011;12:e255-61.

18. Meert KL, Clark J, Eggly S. Family-centered care in the pediatric intensive care unit. Pediatr Clin North Am. 2013 Jun;60(3):761-72.

19. Mortensen J, Simonsen BO, Eriksen SB, Skovby P, Dall R, Elkit A. Family-centered care and traumatic symptoms in parents of children admitted to PICU. Nordic College of Caring Science; 2014. 495-500.

20. Ridling DA, Hofmann KT, Deshler J. Family-Centered Care in the Pediatric Intensive Care Unit in Fuhrman BP, Zimmerman J. Pediatric Critical Care, 106-16; 2006.

21. Roets L, Rowe-rowe N, Nel R. Family-Centered care in the paediatric intensive care unit. Journal of Management, 2012; 20:624-630.

22. Wright LM, Leahey M. Enfermeiras e famílias: um guia para a avaliação e intervenção na família. 5 ed. São Paulo: Roca; 2012.

Índice Remissivo

Obs.: números em **negrito** indicam tabelas e quadros; números em *itálico* indicam figuras.

A

Abrangência, **278**
Absorção, atelectasia de, 58
Aceitabilidade, 276
Acesso
    à via tibial direita para punção
        intraóssea, *160*
    peritoneal, 114
    vascular, 128, 159
        para hemodiálise, modelo de
            controle do ICr HCFMUSP, *129*
    venoso profundo, 160
Acompanhante, visita aberta e direito ao, 215
Agentes quimioterápicos com potencial
    para dano pulmonar, 77
Alta, preparo para, **300**
Amamentação, 104
Ambiência, 218
Amiodarona, 164
Analgesia controlada pelo paciente, 102
Anfotericina B, precauções para a
    administração de, **74**
Anóxia neonatal, 175, 176
    cuidados de enfermagem, 177
    equipamentos necessários, 177
    reaquecimento, 178
Anti-inflamatórios não esteroidais, 102
Antimicrobianos em equipo tipo Y, **135**
Arritmia cardíaca, 52
Aspecto bioético no cuidado à criança
    com terapia intensiva, 225

Assistência
    avaliação da qualidade da, 249
    imediata, 2
Assistolia, *152*, 162, *163*
Atividade elétrica sem pulso, *152, 163*
    causas, 163
Atropina, 161
Autonomia, 226
    princípio da, 226
Avaliação
    antropométrica de crianças internadas
        em UTI, 186
    nutricional, 185

B

Baixo custo, **279**
Balanço hídrico, 271
Banho com clorexidina, 210
Barreira
    epidérmica, 234
    máxima para inserção do PICC, *47*
    protetora, 239
Báscula, mecanismo de, 58
Benchmarking, 284
Benchmarks, 27
Beneficência, 226
Bicarbonato de sódio a 8,4%, 161
Boletim de APGAR, **176**
Bolsa pressurizadora, **7**
Braçadeira
    câmara de borracha das, dimensões, **18**

Cuidados Intensivos Pediátricos

técnica para escolha mais apropriada
ao tamanho da criança, *17*
utilizada para monitorização da PANI
em crianças, *18*
Brinquedo terapêutico, 106

C

Cálculo de concentração de glicose, 141
Câncer
infantil, 69
parâmetros de avaliação e cuidados
direcionados à criança com, **72**
Cânula
endotraqueal, escolha do tamanho
da, 156
nasal, vantagens e desvantagens, **60**
orotraqueal
bandagem elástica adesiva para
fixação da, *66*
fixação no RNOT, *66*
fixação na criança, *65*
Capacete, vantagens e desvantagens, **60**
Capnografia, 156
Capnometria, 12
conjunto utilizado para, *13*
cuidados na, 12
tipos, classificação de acordo com a
localização do sensor, *13*
Cardioversão
elétrica, 187
para desfibrilação, diferenças da, 165
Cardioversor/desfibrilador, *165*
Cateter(es)
complicações relacionadas ao uso
do, 128
curativos do, 49
de poliuretano, 37
deslocamento do, 52
desobstrução do, 50
manutenção do, 48
mensuração do comprimento no
membro superior direito, *45*
não tunelizado para hemodiálise,
modelo de, *128*
nasal, vantagens e
desvantagens, **60**
peritoneal, 113
tipos de, 116
permeabilização do, 49
remoção do, 50
ruptura do, 51

umbilical, 209
venoso
de inserção pediátrica, 37
em posição central, *10*
venoso central, 207
de inserção periférica, 27
características das veias
preferencialmente utilizadas para
inserção do, **42**
contraindicação para inserção do, **42**
de poliuretano, descrição do calibre,
comprimento e *priming*, **39**
de silicone, descrição do calibre
comprimento e *priming*, **38**
indicadores para inserção, 40
procedimento para inserção, 41
técnica de inserção, 46
vantagens, 39
veias de escolha para inserção, 41
Cavidade abdominal, 8
Cetamina, 103
Chin lift, 154
Choque, 263
anafilático, 267
cardiogênico, 268
classificação dos tipos de, 265
cuidados nas abordagens dos
diferentes tipos de, 270
distributivo, 266
fisiopatologia, 263
gravidade do, identificação da, 269
hipovolêmico, classificação do, **265**
mecanismos compensatórios dos tipos
de, **264**
monitorização clínica do, *270*
neurogênico, 268
obstrutivo, 268
progressão clínica de acordo com o
estágio, 269
séptico, 75, 266
fisiopatologia da resposta
inflamatória do, *267*
Cicatrização, processo de, avaliação
do, 243
Clínica ampliada, 222
Clorexidina, 209
banho com, 210
Código de Hamurabi, 275
Colorimetria, 156
Coluna de água, monitorização
com, *11*
Comfort Behavior, **100**

Complicações, locais associadas à osmolaridade e ao pH de medicamentos intravenosos, **136**

Compressão
  cardíaca, 157
  medular, 84
    apresentação clínica, 85
    fisiopatologia, 85
    manejo clínico, 85

Conceito TIME, 243

Concentração de glicose, 141

Confiabilidade, **278**

Conselho consultivo de pais e familiares, 299

Contato pclc a pclc, 104

Controle da umidade, 239

Convulsão, 178
  neonatal, 178

Coração, 22

COT (*v. tb*. Cânula orotraqueal)
  bandagem elástica adesiva para fixação da, *66*
  fixação na criança, *65*
  no RNPT, fixação da, *66*
  obstrução da, 65

Criança(s)
  críticas, monitor multiparamétrico para monitorização de, *3*
  em ventilação não invasiva, cuidados relevantes com a, 59
  grave
    abordagem inicial da família da, 4
    admissão da, 2
      preparo do leito, 3
    monitorização da, 4
    sendo monitorada numa UTIP, *3*
    terapia nutricional na, 183
  realizando atividade de pintura durante a internação, *221*

Crise convulsiva, 178

Critério(s)
  da bioética, 231
  RIFLE modificado para pacientes pediátricos, **112**

Cuidado(s)
  básicos da criança durante a internação em UTIP,
    pais assumindo, *216*
  centrado na família, 289
    e no paciente, princípios da Academia Americana de Pediatria, 290

na unidade de terapia intensiva pediátrica, 289

com a pele, 233

críticos com o paciente oncológico pediátrico, 69

intensivo no paciente oncológico pediátrico, 70

nas abordagens dos diferentes tipos de choque, 270

paliativos, 230, 299

personalizado, 293

pós-ressuscitação
  oxigenação, 166
  ventilação, 166

Cultura de segurança nos sistemas de saúde, 285

Curativo(s)
  antimicrobianos, 243
  do cateter, 49

Curva de comprimento/estatura de acordo com sexo e idade, *19*

D

Depleção de eletrólitos, 186

Depressão da ventilação, 58

Derivação ventricular externa, nivelamento da, *175*

Dermatite
  da área das fraldas irritativa primária, 247
  de contato alérgica, 247
  de fralda, tipo de, **247**
  em W, 247

Desbridamento autolítico, 243

Desfibrilação, 165

Diálise
  abdominal automatizada, 119
  peritoneal, 112
    ambulatorial contínua, 119
    automatizada, 119
    complicações
      infecção de óstio de saída do cateter peritoneal, 117
      infecção de túnel de cateter de, 118
      peritonite, 117
      pressão intra-abdominal, 118
    contraindicações, 119
    intermitente, 119
    modalidades, 119

Dieta enteral

306 Cuidados Intensivos Pediátricos

classificação de acordo com sua
composição, **192**
cuidados mínimos durante a
administração de, **192**
Diluição
de medicamentos, 142
intravenoso em pediatria relacionados
ao pH, à estabilidade e ao perfil
flebinogênico, **145**
Diretriz do NICE 2014, 243
Discriminatoriedade, **278**
Discussão centrada na família, 295
Disponibilidade, **278**
Dispositivo(s)
médicos, 235
para medicação intravenosa em Y, *34*
Distanásia na UTIP, 228
Distúrbios de ritmo, 162
Diversidades culturais, respeito às, 292
Doença
de Hodgkin, 75
do enxerto contra hospedeiro
fisiopatologia, 84
manejo clínico, 88
manifestações clínicas, 88
sinais e sintomas, **89**
veno-oclusiva, 89
Domo, *7*
Dor
em unidade de terapia intensiva
pediátrica
etiologia, 92
estratégias não farmacológicas para
alívio da, 104
instrumentos para avaliação de, 92
na prática clínica pediátrica, 91
percepção da, 92
tratamento farmacológico da, 97
Droga(s)
incompatibilidade das, 134
utilizadas na parada cardiorrespiratória
atropina, 161
bicarbonato de sódio a 8,4%, 161
epinefrina, 160
glicose, 161
gluconato de cálcio a 10%, 161
vasopressina, 162

E

Efetividade, 276
Eficácia, 276

Eficiência, 276
Efusões pericárdicas, 75
Eixo flebostático, *11*
Eletrodo, posicionamento de cinco cabos
no tórax, *23*
Embolia, 53
Entonox, 103
Epinefrina, 160
Equidade, 276
Equipe
de referência, 223
multidisciplinar, 298
Equipo, *7*
de PVC, 8
de soro em Y, 8
Escala(s)
analógica visual, 97
de avaliação de
analgesia e sedação, 100
dor, 99
de Braden Q, 237
para avaliação do risco de
lesão por pressão em crianças,
250-254
de classificação de infiltração e
extravasamento, **137, 248**
de coma de Glasgow modificada para
crianças, *173*
de dor no recém-nascido, 98
de pH, 133
de resposta pediátrica, **172**
Glamorgan, 237
Escore(s)
capacidade preditiva dos, 28
de gravidade, 31
Pediatric Logistic Organ Disfunction
(PELOD), 31
preditivo, modelos de, 28
Estado nutricional, definições dos, **18**
Estratégia(s)
e medidas de prevenção de infecção
de corrente sanguínea em
neonatologia e pediatria, 206
não farmacológicas para alívio da dor
amamentação, 104
brinquedo terapêutico, 106
contato pele a pele, 104
música, 106
soluções adocicadas, 105
Estresse oxidativo no cérebro e pulmões
dos recém-nascidos, efeitos do, 56
Eventos adversos da terapia, 70

Índice Remissivo

Extravasamento, 53
Extubação acidental, 64

F

Família
  cuidado centrado na família
    na unidade de terapia intensiva
      pediátrica, 291
        comunicação, 294
        cuidado personalizado, 293
        discussões centradas na família, 295
        equipe multidisciplinar e recursos de apoio, 298
        participação no cuidado, 296
        presença da família durante a reanimação cardiopulmonar e procedimentos invasivos, 297
        processo de admissão, 291
        respeito às diversidades culturais, 292
        visita familiar, 293
  da criança grave, abordagem inicial da, 4
  definição, 290
  discussões centradas na, 295
  presença durante a reanimação cardiopulmonar e procedimentos invasivos, 297
Fármaco, cálculo, 139
Fatores
  estimuladores de colônia, 73
  preditores de risco para lesão por pressão, 235
Febre, neutropenia e a, 74
Fenômeno de sorção, 134
Ferida(s)
  cirúrgicas, 246
  de pele associada à umidade, 246
  em membranas mucosas, produtos indicados para o cuidado em neonatos e crianças, **257-259**
  manejo das, 242
  tratamento tópico de, 243
Fibrilação
  ventricular, 163
  ventricular sem QRS e sem pulso, *163*
FLACC Pain Assessment Tool, 97
Flebite, 51, 136, *137*
  escala de classificação referente à, 137
  grau de severidade, classificação do, **51**

mecânica, 51
química, 51
Fluido, administração de, 162
Flush, 6
Flushing, 49
Folha de prescrição e controle de hemodiálise, *124*
Fusões pleurais, 76

G

Gasping, 154
Gasto energético basal, fator de correção em situações de estresse, **187**
Glicose, 161
Gluconato de cálcio a 10%, 161
Grupo de acompanhante de UTIP, *217*

H

Halo, vantagens e desvantagens, **60**
Hematoma, 52
Hemodepuração
  ambiente, 122
  equipamentos e insumos utilizados para o procedimento, 122
  tipos, 123
Hemodiálise, 120
  circuito de, modelo de hemodialisadora com, *120,*
  folha de prescrição e controle de, *124*
  prescrição de, 120
Hemorragia em pacientes oncológicos pediátricos, 79
Hidratação, 82
  adequada, 239
Hidrocefalia, 174
  na infância, *174*
Higiene de mãos
  e segurança do paciente, 201
  recomendações para, 202
Higienização das mãos, indicações dos cinco momentos para a, **203**
Hipercalemia, 82
Hiperfosfatemia, 81
Hiperglicemia, 185
Hiperleucocitose, 85
  apresentação clínica, 85
  fisiopatologia, 85
  manejo clínico, 86

Hiperóxia, 58
efeitos da, 55
Hiperuricemia, 82
Hipocalcemia, 82
Hipoventilação alveolar, 56
Hipoxemia
fisiopatologia da, 56
mecanismos adaptativos que ocorrem
na presença de, *57*
HME (*heat and moisture exchanger*), 65
Hora(s)
de assistência de enfermagem, 282
de enfermeiro, 282, 282
de técnicos e auxiliares de
enfermagem
em unidades de terapia
intensiva, 283
unidades de internação, 282
Humanização
do cuidado prestado à criança grave e
à família, 213
política nacional de, 214

I

Incidência
de extravasamento de
contraste, 282
de erro de medicação, 281
de extubação não planejada de cânula
endotraqueal, 281
de flebites, 281
de instrumentais cirúrgicos com
sujidade, 282
de lesão de pele, 281
de perda
de cateter
central de inserção periférica, 281
venoso central, 282
de quase falha relacionada à
administração de medicação, 281
de quedas, 281
de saída não planejada de
sonda, 281
de úlcera por pressão, 281
Incompatibilidade das drogas, 134
Incubadora, vantagens e desvantagens, **60**
Indicador(es)
atributos de um bom, 278
comportamentais de dor no recém-
nascido, **96**
de enfermagem, incidência de erro de
medicação, 281

extubação não planejada de cânula
endotraqueal, 281
extravasamento de droga
antineoplásica, 282
flebites, 281
instrumentos cirúrgicos com
sujidade, 282
lesão de pele, 281
perda de cateter central de inserção
periférica, 281
perda de cateter venoso central, 282
quase falha relacionada à
administração de
quedas, 281
saída não planejada de
sonda, 281
úlceras por pressão, 281
de estrutura, 280
de processo, 280
de qualidade, 275
de enfermagem, 277
de resultado, 280
NAGEH, 282
Índice de treinamento de profissionais de
enfermagem, **283**
Infecção(ões)
bacterianas, 87
controle de, 197
da corrente sanguínea relacionada ao
cateter, 51
de óstio de saída do cateter
peritoneal, 117
de túnel de cateter de diálise
peritoneal, 118
em UTIP e neonatal, medidas
adicionais para controle, 209
fúngicas, 87
hospitalar, 199
neonatal precoce por estreptococos do
grupo B, prevenção de, 206
primária de corrente sanguínea em
neonatologia e pediatria, 205
relacionada à assistência à
saúde, 199
classificação em neonatologia, 205
prevenção, 197
Infiltração, 52
Infiltração e extravasamento, escala de
classificação de, **137**
Infiltrado pulmonar, 77
Infusão pericárdica, 52
Injúria renal aguda, terapia renal
substitutiva na, 111

Insuficiência respiratória aguda no paciente oncológico pediátrico, 76

Intubação
  seletiva, 64
  técnica de, 156
  traqueal, 155

IOT seletiva, *64*

Irritação venosa, 136

J

Jaw thrust, 154

Justiça, 226

L

Legitimidade, 276

Leito
  da ferida, princípios de preparação do, 243
  de UTIP, criança brincando no, *221*
  pediátrico, decoração com desenhos infantis, *220*
  preparo do, 2

Lesão(ões)
  classificação das, 242
  de pele, recomendações para prevenção de, 236
  de septo nasal, *62*
  epidérmica, 244
  intervenções para prevenção de, 238
  neurológica, 169
  por extravasamento, 248
  por infiltração, 248
  por pressão, 235, 245
    em membranas mucosas, *256*
    em crianças, incidência e prevalência de, 234
    escalas pediátricas de avaliação de riscos de, 237
    estágio 1, *255*
    estágio 4, *256*
    incidência e prevalência de, 234
    pela interface da VNI, fatores de risco para desenvolvimento de, **63**
    relacionada à imobilidade, 245
  por remoção epidérmica, 244
  provocada na síndrome do bebê sacudido, *171*

Leucemia linfocítica aguda, 75

Leucostase, 85
  pulmonar, 86

Lidocaína, 164

Limitação do suporte de vida em pediatria, 230

Linfoblastos, 81

Líquido peritoneal, modelo de protocolo de coleta de, **118**

M

Mão(s)
  higiene das, recomendações para, 202
  indicações dos cinco momentos para higienização das, **203**, *204*

Máquina cicladora, *114*

Máscara
  de Venturi, vantagens e desvantagens, **60**
  facial
    área da face para escolha da, *154*
    vantagens e desvantagens, **60**
  não reinalante, vantagens e desvantagens, 60
  neonatal, *62*
  total face pediátrica, *62*

Material(is)
  necessários para passagem de sonda, **190**
  usados na passagem do PICC, *45*

Medicamento(s)
  diluições de, 142
  intravenoso
    em pediatria relacionados à solução de infusão, à apresentação e ao tempo de infusão, **143-145**
    em pediatria relacionados ao pH, à estabilidade e ao perfil flebinogênico, diluição de, 145
  off label, 142
  unidades básicas mais utilizadas para cálculos e suas equivalências, **139**

Médico nefrologista, 121

Menina, comprimento/estatura por idade, *19*

Meningite(s), 179
  bacteriana, 180
  cuidados de enfermagem, 180
  infectadas, *179*
  na infância, *179*
    sinais e sintomas de, *180*
  normais, *179*
  tratamento, 180
  viral, 180

Menino, comprimento/estatura por idade, *19*
MET (*Medical Emergency Team*), 150
Método Holliday-Seagar, **187**
Microrganismos mais comuns em UTI, 200
Midazolan, 103
Mobilização precoce, 239
Modelo(s)
    de controle do acesso vascular para hemodiálise, *129*
    de controle da diálise manual realizado em ambiente hospitalar no ICr-HCFMUSP, **119**
    de escores preditivos, 28
    de hemodialisadora com circuito de hemodiálise, *120*
    de prescrição de hemodiálise
        clássica utilizada no ICr-HCFMUSP, *124*
        contínua utilizada no ICr-HCFMUSP, *125*
    de protocolo de coleta de líquido peritoneal, **118**
    preditor de risco em relação ao tempo de permanência em uma UTIP
        experiência proposta de um, 33
Monitor multiparamétrico para monitorização de crianças críticas, *3*
Monitorização(ões)
    cardíaca, 22
    invasiva
        pressão
            arterial invasiva, 9
            venosa central, 9
    não invasiva
        capnometria, 12
        monitorização cardíaca, 22
        oximetria de pulso, 15
        pressão arterial média, 22
        pressão arterial não invasiva, 17
Morte de crianças em UTIP, 231
Música, 106

N

Não maleficência, 226
Necessidade(s)
    energéticas
        de crianças gravemente enfermas, cálculo, **187**
        de crianças saudáveis, cálculo, 187

hídricas
    basais, 187
        do paciente pediátrico de acordo com o peso, cálculo, **188**
    no período neonatal de acordo com o peso, **188**
Neutropenia, 71
    febril, 75
NIPS (*Neonatal Infant Pain Scale*), 97
Nível, de evidência, **202**
Nutrição
    enteral, algoritmo, *189*
    parenteral
        compatibilidade de, **135**
        algoritmo de, *189*
        total, 193
            administração protegida da luz, *194*
            complicações, 194

O

O que importa para você, quadro, *293*
Objetividade, *279*
Obstinação terapêutica, 230
Obstrução, 50
Opioides, 102
Ortotanásia, 229
Osmolaridade
    cálculo, 133
Otimização, 276
Óxido nitroso, 103
Oxigênio, 55
    sistemas de ofertas de, 59
Oxigenoterapia, 57
    indicações da, 58
    riscos da, 58
    vantagens e desvantagens dos dispositivos para, 60
Oximetria
    cuidados na, 15
    de pulso, 15
        acurácia da, 15
    sensor de, receptora do, *15*
    traçado regular da, *16*

P

Paciente
    neutropênico em UTIP, cuidado ao, 71

oncológico pediátrico
  complicações gerais no
    compressão medular, 84
    cuidados ao paciente
      neutropênico na UTIP, 71
    eventos adversos da terapia, 70
    hemorragias, 79
    hiperleucocitose, 85
    insuficiência respiratória
      aguda, 76
    neurológicas, 77
    síndrome da veia cava
      superior, 83
    síndrome de lise tumoral, 81
  cuidados críticos com o, 69
  insuficiência respiratória aguda
    no, 76
  pediátrico crítico, escores preditivos e
  de gravidade
    do, 27
Paracetamol, 101
Parada cardiorrespiratória
  definições, 151
  pediátrica, etiologia, 151
  reconhecimento, 152
Pás para cardioversão ou desfibrilação,
  colocação das, *165*
PCA (*Patient Controlled Analgesia*), 102
Pele
  anatomia e fisiologia da, 39
  avaliação e monitoramento da, 241
  avaliação rotineira e sistematizada
    da, 236
  cuidados com a, 233
  da criança, estrutura e integridade
    da, 233
  lesão de recomendações para
    prevenção de, 236
PELOD (*Pediatric Logistic Organ
  Disfunction*), 31
  variáveis da, **32**
Perda de líquidos, 271
Perfil de dor no recém-nascido pré-termo,
  95
Peritônio, 113
Peritonite, 117
pH, escala de, 133
PICC (*Peripherally Inserted Central
  Catheter*), ver Cateter venoso central de
  inserção periférica
PIM (*Pediatric Index of Mortality*), 28
PIM 2 (*Pediatric Index Morality* 2)

variáveis da, **30**
Plasmalight, 271
Pneumonia causada pelo *Pneumocystis
  Carinii*, 74
Política nacional de humanização, 214
Pontos de assistência, *204*
Prática assistencial segura, estímulo à, 198
Pressão
  arterial
    artéria puncionada para
      monitorização da, *5*
    avaliação rápida da, 22
    diastólica, valores de
      referência, **20**
    invasiva, 5
      cuidados na, 6
      materiais necessários para
        monitorização da, *7*
      traçado normal da, *7*
    média, 22
    monitorização contínua da, 5
    não invasiva, 17
      curva normal da, *17*
    sistêmica, valores da avaliação
      rápida, da, **22**
    sistólica, valores de referência, **20**
  intra-abdominal, 118
    sistema para monitorização indireta
      via cateter urinário, *9*
  intracraniana, aumento da, 78
  venosa central, 9
    cuidados na monitorização
      da, 10
    medida de, 9
    traçado eletrônico normal da, *11*
Principialismo, 226
Princípio da autonomia, 226
PRISM (*Pediatric Risk of Mortality*), 28
  variáveis fisiológicas do, **29**
Procedimento de inserção do PICC, 41-48
Processo infeccioso, 71
  patogênese do, 73
Produtos indicados para o cuidado de
  feridas em neonatos e crianças, **257-259**
Projeto terapêutico singular, 223
Propofol, 103
Protocolo de hipotermia, 176
  terapêutica, recém-nascido sob, *177*
Pulso(s)
  conduta na ausência de, *162*
  palpar os, 157
Punção intraóssea, 160

Q

Qualidade
busca no Brasil, 277
da assistência, 277
de enfermagem, indicadores de, 277
indicadores de, 275
Questões éticas, 299

R

Rash maculopapular nas palmas das mãos
e sola dos pés, 88
Reanimação
fases da, 151
cardiorrespiratória em UTI pediátrica, 149
fases da, 151
quando suspender a, 167
Recém-nascido sob protocolo de
hipotermia terapêutica, 177
Receptor N-metil-D-aspartato, 103
Recurso de apoio, 298
Regra
de Clark, 140
de Law, 140
Reposicionamento, 239
Resposta rápida, times de, 149
Ressuscitação cardiorrespiratória, 149
Retinopatia, 58
Risco nutricional, recomendações para
minimizar, 240
Ritmo
chocável, 158
de PCR pediátrico, 152
decolapso, condutas, 162
distúrbios de, 162
não chocável, 158
RRT (Rapid Response Team), 149

S

Sarcomas, 85
Sensibilidade, **278**
Separação dos leitos de uma UTIP, 218
Sepse, 71
associada à neutropenia, tratamento
da, 73
neonatal, agentes etiológicos
da, **206**
Simplicidade, **278**
Sinal de retorno da circulação
espontânea, 157

Síndrome
da resposta inflamatória sistêmica, 267
da veia cava superior
apresentação clínica, 83
fisiopatologia, 83
manejo clínico, 84
de lise tumoral
apresentação clínica, 82
fisiopatologia, 81, 82
manejo clínico, 82
do bebê sacudido, lesão provocada
na, 171
Sistema(s)
de Codificação da Atividade Facial
Neonatal, 94
de saúde, cultura de segurança nos, 285
manual de diálise peritoneal, 115
conectado ao cateter
peritoneal, 116
para monitorização indireta da PIA via
cateter urinário, 9
PRISMA®, 127
vascular, anatomia e fisiologia
do, 39
Solução(ões)
adocicadas, 105
antissépticas, 240
cálculo, 139
de limpeza, 240
Sonda
de gastrostomia em paciente
estomizado, 189
enteral pós-pilórica à radiografia
de abdome, confirmação do
posicionamento da, 191
materiais necessários para passagem
de, **190**
para alimentação enteral, algoritmo
para passagem de, 191
Sorção, fenômeno de, 134
Sucção não nutritiva, 107
Superalimentação, 184
Superfície de suporte, recomendações de
uso, 238,
Suporte
avançado de vida em pediatria, 153
cardiovascular, 166
nutricional ao paciente crítico, 188

T

Tamponamento
cardíaco, 52, 75

apresentação clínica, 75
    sinais e sintomas clássicos, 75
Taquicardia ventricular, 163
    com pulso, 164
    com QRS, *153*
Taxa
    de absenteísmo de profissionais de enfermagem, 283
    de acidente de trabalho de profissionais de enfermagem, 283
    de rotatividade de profissional de enfermagem, 283
Tecido, avaliação e monitoramento da, 241
Técnica(s)
    da ventilação com bolsa-máscara, *155*
    de inserção do PICC, 46-48
    de intubação, 156
    de Seldinger modificada, 48
    para escolha da braçadeira mais apropriada ao tamanho da criança, *17*
Temperatura, gerenciamento de, 167
Tenckhoff, 113
Tenda de oxigênio, vantagens e desvantagens, **60**
Terapia(s)
    adjuvantes, 243
    com pets, 299
    convectivas, 126
    de substituição renal contínua, 126
    dialítica contínua, 126
    intravenosa
        característica, 132
        complicações e fatores de risco relacionados à, 135
        desvantagens, 132
        história, 131
        indicações, 132
        segurança do paciente pediátrico na, 138
        vantagens, 132
    nutricional
        complicações relacionadas à, **195**
        na criança grave, 183
    nutricional, 188
        escolha da via de administração, 188
        nutrição enteral, 189
        nutrição parenteral total, 193
    renal substitutiva
        na injúria renal aguda, 111
Tiflite, manejo clínico, 81
Times de resposta rápida, 149
Traçado

capnográfico
    anormais, tipos de, *14*
    normal do ETCO2, em mmHg, *13*
    caradíaco normal em ritmo sinusal, *23*
    regular da oximetria, *16*
Transdutor eletrônico, 7
Transferência
    da UTIP, 300
    preparo para, **300**
Transfusão de plaquetas em crianças com câncer, indicações e limiares clínicos para, 79
Transição da vida fetal para pós-natal, 56
Transplante de células tronco hematopoiéticas, complicações relacionadas ao, 86
    doença veno-oclusiva, 89
    doença do enxerto contra hospedeiro, 88
    infecções, 87
    pulmonares, 87
Tratamento, autonomia da criança e família na tomada de, 226
Trauma, 150
Traumatismo cranioencefálico, 169
Tromboflebite decorrente de acesso venoso periférico, *137*
Trombose, 52
Tumores primários na medula espinhal, 85
Turn over, 283

U

Úlcera por pressão, 235
    incidência de, 234
Umidade
    controle da, 239
    lesão de pele associada à, 246
Unidade de terapia intensiva pediátrica, 27
    distanásia na, 228
    grupo de acompanhantes de, *217, 218*
    orientações gerais à admissão, **292**
    pais assumindo cuidados básicos da criança durante a internação em, *216*
    separação dos leitos de uma, *219*
    transferência da, 300
Utilidade, **278**

V

Validade, **278**
Valor de referência para pressão arterial sistólica e diastólica, **20, 21**

Vasopressina, 162
Ventilação
com bolsa-máscara, 154
depressão da, 58
mecânica
ajuste inicial da, **66**
parâmetros iniciais da, 65
não invasiva
definição, 59
indicações, 59
indicação dos modos de, 62
indicações e particularidades
da, **63**
interfaces para, **61**

lesões por pressão pela
interfaceda, fatores de risco para
o desenvolvimento de, **63**
pulmonar mecânica, cuidados
relevantes com a criança em, 63
restabelecer a, 154
Vias aéreas
permeabilizar as, 154
parâmetros iniciais da, 65
Visita familiar, 293
Voluntários, 299

Z

Zero hidrostático, 6, 10